● 全科医学系列教材 ●

丛书主编：单　鸿

丛书副主编：夏瑾瑜　薛　青　李中和

MANAGEMENT OF CHRONIC DISEASE IN GENERAL PRACTICE MEDICINE

全科医学慢性病管理

孙　辽◎主编

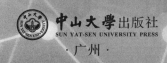

中山大学出版社
SUN YAT-SEN UNIVERSITY PRESS
·广州·

图书在版编目（CIP）数据

全科医学慢性病管理/孙辽主编．—广州：中山大学出版社，2021.12
（全科医学系列教材/单鸿主编）
ISBN 978 - 7 - 306 - 07365 - 5

Ⅰ．①全…　Ⅱ．①孙…　Ⅲ．①慢性病—防治—教材　Ⅳ．①R4

中国版本图书馆 CIP 数据核字（2021）第 253400 号

QUANKE YIXUE MANXINGBING GUANLI

出　版　人：王天琪
项目策划：徐　劲
策划编辑：鲁佳慧
责任编辑：鲁佳慧
封面设计：曾　斌
责任校对：吴茜雅
责任技编：靳晓虹
出版发行：中山大学出版社
电　　话：编辑部 020 - 84111996，84113349，84111997，84110779
　　　　　发行部 020 - 84111998，84111981，84111160
地　　址：广州市新港西路 135 号
邮　　编：510275　传　　真：020 - 84036565
网　　址：http://www.zsup.com.cn　E-mail：zdcbs@mail.sysu.edu.cn
印　刷　者：佛山市浩文彩色印刷有限公司
规　　格：787mm×1092mm　1/16　23.25 印张　560 千字
版次印次：2021 年 12 月第 1 版　2024 年 7 月第 3 次印刷
定　　价：95.00 元

·丛书编委会·

主　　编：单　鸿

副 主 编：夏瑾瑜　薛　青　李中和

编写人员（以姓氏笔画为序）：

于翠香　王　成　王建英　田　琳　孙　辽

李中和　李啸峰　李绍林　张　雷　单　鸿

陈新野　陈红涛　陈　剑　尚斌芳　罗礼云

林岫芳　夏瑾瑜　曹庆东　黄燕霞　赖开兰

薛　青　戴英波

· 本书编委会 ·

主　　编：孙　辽
副 主 编：张　雷　罗礼云
秘　　书：韦晓虹
编写人员（以姓氏笔画为序）：

卫金歧　　王　宏　　韦晓虹　　邓丽斯　　古志强
丛　丽　　伍百贺　　刘　源　　汤美雯　　孙　辽
李慧卿　　吴　建　　张　桦　　张　雷　　林　鹭
林江虹　　罗礼云　　岳计辉　　周智涓　　郑　晶
郑晓滨　　柯剑婷　　徐景勃　　黄明星　　程敏锋
魏玉婷

全科医学系列教材

·序 一·

　　"共建共享、全民健康"是建设健康中国的战略主题。其核心是以人民健康为中心，坚持以基层为重点，以改革创新为动力，预防为主，中西并重。我国于20世纪80年代后期引进全科医学的理念，并一直致力于全科医学教育体系、医疗服务模式和全科医学人才培养模式的建设。国务院办公厅于2020年颁发的《关于加快医学教育创新发展的指导意见》对全科医学学科建设提出了明确的要求：系统规划全科医学教学体系，3年内推动医学院校普遍成立全科医学教学组织机构，加强面向全体医学生的全科医学教育，建设100个左右国家全科医学实践教学示范基地，加强师资培训，推进毕业后医学教育基地认证和继续医学教育学分认证，将住院医师规范化培训结业考核通过率、年度业务水平测试结果等作为住院医师规范化培训基地质量评估的核心指标。

　　加强党的全面领导是新时期教材建设工作的根本遵循。教材是解决培养什么人、怎样培养人、为谁培养人这一根本问题的重要载体，是国家意识在教育领域的直接体现。全科医学教材建设更要面向党和国家对健康事业发展的需求。

　　为了加快培养以岗位胜任力为导向的全科医生队伍，夯实全科住院医师医学理论基础，强化评判性临床思维和临床实践能力培养，在全科医学毕业后教育的不断实践基础上，来自临床实践与教学一线的教材编写团队，在单鸿教授的带领下，根据全科领域的发展现状及国家对全科医生培养的长远要求，不断总结经验，紧扣全科专业住院医师规范化培训的内容与标准，形成理论、实践教学与临床实际有效衔接的课程体系。在全科医学教育教材相对匮乏的当下，有针对性地组织编写这套全科医学系列教材，这一工作值得推荐。

中国工程院院士、教授、主任医师

2021 年 10 月

序 二

以生物医学和前沿技术为支持的专科医学是现代临床医学的主体，体现"以疾病为中心"的指导思想；"以人为本"和"以健康为中心"的理念则是当下社会经济发展与进步的必然，于是，全科医学应运而生，乘势而起。

全科医学从"全科医生"（general practitioner，GP）而来，后演变为"家庭医生"（family physician）和"家庭医学"（family medicine）。1972 年，世界家庭医生组织（The World Organization of National Colleges，Academies and Academic Association of General Practitioners/Family Physicians，WONCA）成立，系统地提出了全科医学的学科概念。我国著名的医学教育家陈竺院士、曾益新院士、付小兵院士及杨秉辉教授等是全科医学理念最早的传播者、设计者与先行者。全科医学历经 30 多载的建设发展，已形成具有鲜明中国特色理论、教育、实践相融合的学科体系，面向人民的生命健康，风帆劲起正当时。

全科医学（general practice medicine，GPM）是现代生物医学、工程与信息科学、社会科学的前沿交叉与高度融合的学科，是现代临床医学的重要组成部分。"以人民健康为中心"是该学科的核心思想，用以指导医生为个人、家庭及社会提供连续性、综合性与专业性的医疗与健康保障服务。

医学教育是卫生健康事业发展的重要基石。在实施健康中国战略的新任务的过程中，我国全科医学教育还存在人才培养结构亟须优化、培养质量亟待提高、创新能力有待提升等问题。为加快全科医学教育的创新发展，本教材编写团队以科学规划全科医学教育、培养服务基层群众的全科医学人才作为抓手，充分发挥广东省全科师资培训基地、广东省重点全科住院医师规范化培训基地的引领示范作用，在积极承担广东省骨干全科师资及全科医生培训任务的实践基础上，认真总结经验，针对全科医生规范化培训特点，组织编写了全科医学系列教材，包括《全科医学慢性病管理》《全科医学临床思维》《全科医学社区护理》《全科医学辅助检查》《全科医学临床操作》五个分册，重点在于提升全科住院医师规范化培训内涵建设及培训质量，加强岗位胜任力培养。后续还将编写关于社区感染防控、智慧医疗方面的两个分册，以完善全科医学系列教材的设置，初步形成具有理论引领与实用操作并重的专业特色教材。

本系列教材的特点是紧扣全科规范化培训大纲和最新基层防治指南，图文并茂，将严谨、规范、实用结合在一起。

各位编委历时 3 年，在完成繁重的临床、教学工作之余，尽心尽力，博采众长，倾囊相授，顺利完成了本书的编写工作。衷心感谢来自中山大学孙逸仙纪念医院的熊小强主任医师、金小岩副主任医师、张璟璐副主任医师，中山大学附属第三医院张扣兴主任医师、周凤丽副主任医师、董睿敏副主任医师，中山大学附属第一医院刘敏主任、陈妙虹副主任护师，中山大学护理学院张利峰副教授，华中科技大学同济医学院附属同济医院王良主任医师，南方医科大学深圳医院陈龙副主任医师、张楠楠副主任医师，深圳市宝安人民医院（集团）吴华主任医师对教材提出的宝贵意见和建议。在编写过程中，中山大学附属第五医院全科医学办公室的老师们进行了大量的素材、图片、表格处理，以及稿件校正、查实文献出处等工作，也一并致以感谢！

　　由于编者学识和经验有限，本系列教材仍会有许多不足之处，希望各位读者及专家予以批评指正。

丛书主编、教授、主任医师

2021 年 10 月

前　　言

2016 年 10 月 25 日，中共中央、国务院印发了《"健康中国 2030" 规划纲要》，提出 "全方位、全周期维护和保障人民健康"；党的十九大报告更是将实施 "健康中国" 纳入了国家发展的基本方略。加强基层医疗卫生服务体系建设和培育、储备优秀的全科医师队伍，是切实推进和实施健康中国建设的重要举措之一。

随着医学科学的发展和人民生活方式的改变，以及人口结构的老龄化，疾病谱已经发生了变化：近年来，以心脑血管疾病、糖尿病、慢性阻塞性肺疾病等为代表的慢性非传染性疾病（non-infectious chronic diseases，NCDs）的发病率、致残率和病死率都呈明显上升趋势，已经成为我国主要公共卫生问题。随着国家分级诊疗政策的开展和落地，"保基本、强基层"，慢性病防治重心逐步下沉到社区卫生医疗机构。全科医师作为居民健康的 "守门人"，强调 "全方位、全人群、持续性和个体化" 的服务理念，在慢性病管理中具有不可替代的基础性作用，是实现健康中国战略的主力军。

慢性病管理是全科医师的核心职能，强调长期的、持续性的医学照顾。本分册作为全科医学系列教材的重要组成部分，从社区常见慢性病的规范化管理入手，围绕全科医师培养的要求和目标，注重理论与社区实践相结合，对疾病的健康宣传教育与预防、高危人群的识别与筛查、非药物与药物的干预措施、随访评估的管理及双向转诊等内容进行深入阐述，对全科医师掌握基层医疗服务技能有很强的针对性和指导作用。在把握教材的深度和难度上，努力与本系列教材中其他分册相呼应，共同为培养目标服务，真正推进我国全科医师队伍的建设，改善我国慢性病防控的现状，早日实现 "健康中国"。

本书可供全科医学专业学生使用，也可作为全科医师转岗培训、基层医疗卫生机构专业技术人员学习的参考教材。

本书的编写得到了编写组全体成员及兄弟单位同道们的热情关心与大力支持，特别是中山大学孙逸仙纪念医院熊小强主任医师、中山大学孙逸仙纪念医院金小岩副主任医师、中山大学孙逸仙纪念医院张璟璐副主任医师，他们提出了许多宝贵的意见和建议，在此表示诚挚的感谢。感谢圆果文创工作室的赵梓云先生为本书绘制各类图表。由于编者学识水平和编写经验所限，教材存在疏漏和不足在所难免。如果读者在使用过程中发现任何问题或错误，恳请批评指正。

2021 年 4 月

目　　录

第一章

高 血 压

第一节 定义与流行病学

高血压（hypertension）是以体循环动脉压升高为主要临床表现的心血管综合征。心排血量、外周血管阻力和血管容量是维持正常体循环动脉压的三大条件，交感神经系统激活、肾素－血管紧张素－醛固酮系统（renin-angiotensin-aldosterone system，RAAS）激活、水钠潴留、血管内皮细胞功能异常等病理机制影响心排血量、血容量和外周血管阻力，从而导致动脉血压升高。

高血压是遗传、环境、生活行为模式、心理应激、药物影响及其他疾病等多因素交互作用的结果。病因和发病机制的复杂性、年龄、病程、血流动力学特征和症状的个体差异均导致高血压临床表现的多样性。随着社会人群年龄结构变化，社会发展导致的生态环境、生活方式、社会心理模式等多方面改变使高血压流行病学特点也发生了变化。《中国心血管病报告 2018》显示：18 岁及以上居民高血压总体患病率为 27.9%，65 岁及以上人群患病率超过 50%，患病率与年龄呈正比。同时，通过对 18 岁以上居民的高血压患病情况的调查发现，高血压正呈现年轻化趋势，在高血压患病群体里，18 ～ 44 岁人群占 23.4%。除年龄因素外，高血压患病率还存在地域、民族和城乡等差异。全国高血压调查显示，高血压的知晓率、治疗率和控制率分别为 51.6%、45.8% 和 16.8%。虽然大数据显示上述高血压防治的三大指标已较 2002 年全国高血压调查数据有明显提高，但每年高血压并发症发生率仍居高不下。通过个人—社区—基层医疗机构—三级医疗机构分层管理，提高高血压的知晓率与普查水平，规范高血压患者健康管理流程，制订并实施科学、合理的综合治疗方案，实现高血压有效防控、有力达标，是遏制心脑血管疾病发展趋势的核心策略。

第二节　高危人群的筛查与管理

重点：
- 识别高血压的高危人群和高危指标。
- 高血压的筛查方法。
- 健康生活方式干预。

一、高血压的高危人群

（1）体检曾发现正常高值血压人群。

（2）成年人群中有高血压家族史者。

（3）已存在冠心病、糖尿病或糖代谢异常、脑血管病、慢性肾脏病、高脂血症基础疾病者，已诊断阻塞性睡眠呼吸暂停低通气综合征（obstructive sleep apnea hypopnea syndrome，OSAS）患者。

（4）存在高血压传统危险因素如高钠低钾饮食、吸烟、大量饮酒、超重与肥胖者，长期精神焦虑、睡眠障碍者。

（5）妊娠期间曾患妊娠高血压的妇女，围绝经期妇女。

（6）儿童、青少年人群中，肥胖、缺乏运动、有不良饮食习惯和吸烟者，早产和低出生体质量者，已诊断代谢综合征、OSAS、慢性肾脏病者，应常规做高血压筛查。

二、高血压危险因素

（1）传统危险因素：①不可逆危险因素，包括高血压家族史（尤其直系亲属中有早发高血压患者），既往存在糖尿病、糖耐量异常、冠心病、脑血管病等基础疾病。②可逆危险因素，包括超重和肥胖，不合理饮食结构如高钠低钾饮食，不良行为模式如懒动、过度饮酒和吸烟，存在焦虑、失眠、情绪障碍等慢性应激状态。

（2）可控危险因素：脂代谢异常、高尿酸血症、OSAS，可通过科学生活方式改善及药物治疗控制，降低其对动脉血压的影响。

（3）其他危险因素：如大气污染、高同型半胱氨酸血症等。

第三节 诊 断 思 路

一、高血压的诊断标准

高血压的发现及诊断以诊室血压水平为标准，在未使用降压药物的情况下，非同日3次诊室血压的平均收缩压≥140 mmHg 和（或）平均舒张压≥90 mmHg；既往有高血压史并已使用降压药物，即使血压≤140/90 mmHg，仍诊断为高血压。根据血压升高水平高血压可分为 1～3 级（按历次测量血压的最高值评级）。家庭血压监测、动态血压监测、远程实时血压监测已成为高血压管理的常用辅助手段，除可客观评估血压控制水平和评价降压药物效果、为高血压随访提供依据外，更有助于筛查反应性高血压、阵发性高血压和特殊类型高血压。

目前，我国成人采用的血压分类和标准见表 1-1。儿童及青少年（3～17 岁）的血压参照标准结合了性别、年龄段和身高的影响，临床上对儿童及青少年首诊采用简化公式进行高血压评估（表 1-2），对于可疑高血压患儿应进一步采用"表格标准"再次评估及诊断（表 1-3）。

表 1-1 成人血压水平分类和标准

血压分类	血压数值		
	收缩压/mmHg	和（或）	舒张压/mmHg
正常血压	<120		<80
正常高值	120～139		80～89
高血压	≥140		≥90
1 级高血压	140～159		90～99
2 级高血压	160～179		100～109
3 级高血压	≥180		≥110
单纯收缩期高血压	≥140		<90

表1-2　中国3～17岁儿童及青少年高血压筛查公式（简化标准）

性别	血压数值	
	收缩压/mmHg	舒张压/mmHg
男	100+2×年龄	65+年龄
女	100+1.5×年龄	65+年龄

表1-3　中国3～17岁儿童及青少年高血压诊断标准

血压分类	血压数值
	收缩压/mmHg 和（或）舒张压/mmHg
正常高值	第90～95百分位或≥120/80 mmHg
1级高血压	第95～99百分位+5 mmHg
2级高血压	≥第99百分位+5 mmHg

二、高血压的诊断规范

高血压的诊断应合理、完整。"合理"指首诊高血压时，切勿仅关注血压数值，诊断前应做到"三思"。"一思"指血压测量是否合乎规范，包括环境是否安静、血压测量计合格与否、测量方法是否准确；"二思"指测量血压时受检者状态，测量前有无平静休息，仔细询问是否合并心理应激、疾病应激、躯体不适等；"三思"指既往血压测量情况及最高水平。"三思"后"三行"。"一行"指根据受检者实际情况选择合适的血压测量计、指导其正确测压方法，制订切实可行的监测方案并做好记录；"二行"指筛查高血压危险因素及导致高血压升高的影响因素；"三行"指客观评估高血压相关靶器官功能及合并疾病。完整的高血压诊断包含主诊断和次级诊断。主诊断包括血压分级、危险分层，次级诊断包括靶器官损伤和并发症。

第四节　防　治　要　点

重点：

- 高血压的健康教育。
- 规范血压测量及家庭血压监测。
- 首次接触高血压的关注点。

一、预防高血压

（一）高血压健康教育

高血压预防以基层医疗机构为主体、家庭为单元，主要针对一般人群和高血压易患人群，强调高血压健康教育、危险人群筛查及个体危险因素的有效控制。健康教育主要包括：①高血压的定义、常见并发症及引起心脑血管疾病的原因。②高血压的影响因素，如日常行为模式、膳食结构、精神心理状况等。③家庭血压测量仪器选择、正确测血压方法。尤其对家庭成员（直系亲属）中有确诊高血压患者的，更应以家庭为单元，基层医务人员与高血压患者和主要家庭成员共同制订健康计划，分步骤设定教育项目、需要达到的目标和效应，定期评估。

（二）个人健康管理

基层医疗机构应倡导 18 岁及以上居民主动参与健康普查、健康教育讲座等活动，提高对高血压的知晓度，树立自我保健意识。社区居民应重视体检，对体检发现的问题，应主动反馈至社区医疗机构并如实填写居民健康档案。基层医师应根据这类人群的健康体检报告，进一步完善高血压危险因素的全面筛查和评估，指导其家庭血压监测的方法。对需要采取干预措施的危险人群，应与其共同制订健康管理计划、执行时限及管理目标，并进行定期跟踪反馈，评价健康管理成效。

二、血压的测量与监测方式

（一）血压计的选择

目前，广泛采用的血压计有水银泵柱测压计、弹簧表式血压计（压力表）和电子血压测量计（包括袖式测压计和腕式测压计），均属于间接血压测量计。水银泵柱测压计适用于人工听诊法测量，主要用于医疗场所，易受环境、测量者的测量手法和主观判断等的影响，不宜用于自测血压。应采用经核准的水银泵柱血压计或电子血压计，部分电子血压计在首次使用前应按照仪器说明书做归零校正与设置。

（二）规范测量血压

1. 测压前的准备

测压前做好被检者的评估，采取"四步走"，即一观状态、二问饮食、三看运动、四查疾病。第一步：观察被检者状态，有无疼痛、紧张、寒冷等不良刺激，及是否存在影响血压测量的其他因素。第二步：询问患者当天的饮食情况，测压前半小时有无吸烟或摄入浓茶、咖啡、引起血压增高的药物（含中草药）。容易引起血压变化的药物有拟交感神经激动剂、激素类药、非甾体抗炎药、抗抑郁药、抗结核药、部分免疫抑制剂、抗生素等。不可忽视的是，部分中草药也有升高血压的作用，如甘草，在中药方剂中被普遍使用，应引起注意。第三步：询问被检者是否刚进行过剧烈运动，有无安静休息至少 15 分钟，上肢有无因外伤或病变而制动，能否配合测压。第四步：询问被检者既往有无心脏及大血管病变如心脏瓣膜病、主动脉缩窄、大动脉炎等，有无外周血管病变或外科手术、介入治疗导致的动脉狭窄或闭塞，尤其要注意单侧或双侧锁骨下动脉、腋动脉、肱动脉狭窄可影响血压值。对因疾病需要行植入式输液港、经上肢外周静脉置入中心静脉导管或行动静脉造瘘术的患者，应避开置管或造瘘侧而选择对侧上肢测量血压。对于行永久起搏器、植入式心电事件监测器、腔静脉滤器、胸主动脉/腹主动脉内覆膜支架植入术的患者，原则上上述器械植入不影响血压测量。观察被检者上肢测压部位有无皮疹、局部红肿、肌肉疼痛或萎缩；检查上肢活动情况，有无抖动、震颤、肌肉不自主抽动情况。对于常规测压部位可疑皮肤或组织感染，以及不明性质肿物、骨折或其他不宜局部加压的情况，应选择对侧上肢测压。当被检者衣袖口过紧或衣物过厚而难以充分暴露测量部位时，应指导其脱袖。注意周围环境温度适宜，避免过热或寒冷影响测压准确性。

根据上述评估结果进一步"五定"："一定"测压时机，"二定"测压计，"三定"测压体位，"四定"测压部位，"五定"监测方案。测量前嘱被检者保持平静，避免在其剧烈活动后、洗澡后、情绪激动时、憋尿状态下测压，活动后需要坐下安静休息15～20分钟方可测压。指导被检者取屈膝坐位，双足平放于地面，保持放松安静状态。被检者无法坐位测量时，可选择平卧位，双下肢伸直平放于床上。测量前了解袖带长度是否适合上臂围。例如，对于儿童或体型高大人群，上臂围周长过小或过大时可选择特殊尺寸的袖带，保证环绕上臂后袖带气囊覆盖至少80%。触诊双侧桡动脉搏动是否对称，听诊双侧肱动脉搏动强度是否一致。

检查水银泵柱测压计和电子血压测量计是否正常使用。水银泵柱测压计使用前应处于关闭状态，打开"开关"后水银柱应在零刻度，无水银泄露，充气后水银柱正常升高，放气则正常回落。电子血压测量计打开"开关"按键后可自动加压。医务人员为被检者测压前可自行测压，检测仪器功能是否正常。

2. 规范测压

正确测压方法：①首次测压应规范测量双上肢血压。②测量时嘱咐被检者勿说话，保持安静，勿抖动测量侧上肢、用力伸展、握拳等。③袖带下不隔衣物，以肘关节为标志袖带下缘距离肘横纹上2.5 cm（约成人两横指），松紧度以可伸入成人一指为宜。④听诊器应放置在肱动脉搏动最明显处。⑤间隔1分钟测量两次血压，观察两次血压差值，如差值不超过5 mmHg，则取两次血压平均值并记录；如两次血压差值大于5 mmHg，应加测第三次血压，取数值最接近的两次的平均值并记录。

记录方法：①记录双上肢收缩压和舒张压的数值，使用"毫米汞柱（mmHg）"作为血压单位。若使用水银泵柱血压计，读数取水银柱凸面顶端对应的偶数，切勿为凑整数笼统记录。②取血压较高侧的上肢肱动脉作为日常血压监测的测压部位。③血压记录应包括测压日期、时间、测压当时被检者有无感觉不适等。

（三）家庭血压监测

高血压易患人群和高血压患者均应接受长期家庭血压监测。电子血压计因无须人工听诊、操作简便、体积小巧、便于携带、灵敏性高，适宜作为家庭自测血压仪器。目前，电子血压计主要分为臂式、腕式及手表式三类，建议选择经过验证的臂式电子血压计作为监测仪器，其稳定性好、误差小，可满足长期家庭自测血压的基本要求。腕式电子血压计、手表式电子血压计因其测量的是脉搏压力值，且测量部位距离心脏较远，老年人、动脉硬化及末梢循环不良者，其脉搏压力值与肱动脉压的差异较大，故血压测量值存在偏差，准确性和可靠性下降，不作为优先推荐。血压计应正确使用，定期校准，校准频率至少每年 1 次。

血压监测时间及频次：①晨起后 1 小时内，排尿后，空腹、服药前安静状态下测血压。②初诊高血压、怀疑"白大衣"高血压、晨峰高血压人群，建议下午或晚睡前加测 1 ~ 2 次血压，观察血压波动规律。③确诊高血压并规律服用降压药者，建议每天测血压 2 ~ 3 次；血压控制良好人群，每周可监测 1 ~ 2 天，自觉不适时建议改为每天监测，连续监测至少 1 周。④血压波动较大、控制欠佳而接受药物方案调整者，应每天定时测血压 2 ~ 3 次，调整药物后至少连续监测血压 1 ~ 2 周，根据血压记录表更新治疗方案，不可频繁调整药物种类及随意调整剂量。⑤精神焦虑者不应频繁测血压，尤其夜间睡眠障碍者，不建议自行做夜间血压监测。

三、首次接触高血压的诊疗关注点

（一）客观看待血压数值

首次在诊室或体检中心发现的高血压，间隔 1 分钟测得的两次血压的平均值仍高于正常值时，应询问被检者是否存在不适，消除测压的紧张感，并检查测压仪器。嘱咐患者保持安静休息 5 ~ 10 分钟后再复测血压，同样间隔 1 分钟，取两次血压的平均值。若两轮血压水平差异较大，建议 5 ~ 10 分钟后加测第三轮血压，取数值接近的两轮血压值的平均值作为参考，切勿仅凭 1 次或 2 次诊室血压测量值就轻易诊断为"高血压"。切勿"一刀切"地启动药物降压治疗，须定期随访并观察血压变化及其总体趋势。

对于反复诊室血压增高而居家自测血压正常者，应注意排除"白大衣"高血压。可详细评估患者的精神和心理状态，排除环境或检查者角色诱发的精神应激。可尝试指导被检者安静休息后，在无医务人员在场时使用全自动电子血压计复测血压，并与人工听诊法测量的血压值对比。同时，指导患者携带家庭用电子血压计，与诊室医用血压计的测量值做比对，排除测量仪器导致的误差。对于无法明确的可疑患者，建议行动态血压监测，用于识别诱发患者血压增高的背景原因。对于阵发性高血压患者，切勿单纯考虑"白大衣高血压"，应仔细询问症状和做相关体格检查，进一步筛查继发性高血压。正常情况下，双上肢血压差小于 20 mmHg，如差异过大应进一步排查锁骨下动脉及远端、同侧桡动脉搏动情况。

（二）原发性高血压和继发性高血压鉴别

继发性高血压患病人数约占高血压人群的 5%。OSAS，慢性肾脏病，内分泌疾病如嗜铬细胞瘤、原发性醛固酮增多症、库欣综合征（Cushing syndrome）、甲状腺功能亢进等，主动脉缩窄，肾动脉狭窄，颅脑病变，药物如糖皮质激素、拟交感神经药、甘草，是引起高血压的常见病因。以下情况应转诊至专科进行继发性高血压的筛查：①早发高血压且属中、重度血压升高人群；②发作性高血压；③临床表现或体征存在可疑之处，血压增高不能解释的症状和体征，如贫血、向心性肥胖、多毛、双上肢血压值或上下肢血压差异大、双侧大动脉搏动不对称或消失；④经过规范降压药物治疗但血压控制不良者。

(三) 高血压危险因素筛查、靶器官损害程度和合并疾病评估

不良生活方式如摄钠过多或吸烟、脂代谢异常、糖代谢异常、胰岛素水平异常、同型半胱氨酸水平增高，可使血管内皮功能损伤、肾脏水钠失衡、激活神经内分泌系统，最终导致高血压，并参与动脉硬化的发生与发展。高血压危险因素应通过规范问诊、体格检查和辅助检查综合评估，应详细询问以下内容：①患者有无高血压相关临床症状，如头痛、头晕、头胀；既往体检情况。②既往疾病是否以慢性病为主，如糖尿病、冠心病、脑血管病、慢性肾脏病、甲状腺功能亢进、高脂血症等。③用药史，尤其注意可引起血压增高的药物（包括中药）。④有无吸烟、饮酒等不良习惯，注意长期吸"二手烟"亦可导致高血压。⑤对育龄女性，注意询问有无妊娠高血压及产后血压水平、平素月经情况等。

体格检查应注意以下内容：①规范测量双上肢血压（必要时加查双下肢血压）、脉搏（注意双侧桡动脉搏动是否一致）、体重、身高，计算体质指数（body mass index，BMI）。②测腰围、臀围，计算腰/臀比。③应常规检查心率、心律、心音（尤其注意主动脉瓣区心音），以及颈静脉充盈情况、双下肢水肿情况。④对于合并视物异常者，应查看眼底。⑤辅助检查以无创检查为主，应结合患者经济情况及社会保险类型考量。

辅助检验及检查有三大目的：①确认是否存在危险因素如血脂异常、高血糖、高尿酸血症。②了解重要脏器功能及形态，如尿白蛋白、血肌酐值、超声心动图/彩色多普勒心脏超声、颈动脉超声等。③了解机体基础状态，排除合并疾病，如进行血常规、肝功能、胸部 X 线片、心电图检查等。

第五节　管　理　策　略

重点：
- 对已确认高血压并进行降压药物治疗的人群的管理建议。
- 社区高血压人群的转诊制度。
- 高血压治疗的关键点。

一、健康人群管理

提高高血压的知晓率和检出率。将血压监测普及至健康管理、健康体检（包括入职体检、高危职业年度体检、入学体检等）。高血压流行病学研究发现，青少年群体高血压发病率逐渐增高，除关注 18 岁及以上成人外，亦需要提高对青少年高血压筛查的重视。

加强高血压预防和健康管理的宣传教育。不合理饮食如高钠或高脂饮食、纤维素和

维生素摄入不足，不良行为模式如熬夜、懒动，不良社交模式如过量饮酒、吸烟，以及紧张高压的工作模式已成为高血压发病的危险因素。医疗保健知识获取途径缺乏、对自身健康关注程度欠缺等因素也是影响高血压知晓率和控制率的原因。对高血压高危人群和已存在高血压危险因素人群，应加强健康宣教，指导其正确认知高血压及其危害，建立科学、健康的生活习惯和行为模式，重视并主动干预心理疾患。指导健康人群理解家庭血压监测的必要性，学会合理使用测压计和正确测量血压的方法。

二、初诊高血压人群的管理

对社区人群进行机会性筛查，将初诊高血压人群纳入规范管理。建立社区—家庭—个人血压管理环，全面筛查高血压危险因素，指导初诊高血压人群自我监测与管理的方法，指导其正确测量血压与规范记录。当诊室血压和家庭血压不一致时，优先采用诊室血压进行诊断，对诊室血压与居家血压差异较大、可疑"白大衣"高血压、清晨高血压或夜间高血压等特殊类型人群时，建议采用 24 小时动态血压监测进行评估。同时，应关注该类人群个人认知、家庭关系、社交、经济、心理等各方面情况，减轻其顾虑，与其共同建立高血压防控理念并制订切实可行的防控方案。

三、确诊高血压但未开始干预的人群的管理建议

（1）了解高血压人群的生活行为模式、既往疾病史及家族（主要为三代直系亲属）中患高血压和心血管疾病的情况。

（2）评估高血压相关危险因素及合并疾病。

（3）根据高血压人群发病年龄与临床表现，进行继发性高血压的筛查。

（4）根据患者年龄、高血压特点、高血压分级及危险分层、合并疾病等方面综合评估，制订合理的血压控制方案，明确个体化降压目标，同时注意指导患者及其家人共同改变不良生活方式。

四、对已确诊高血压并进行降压药物治疗的人群的管理建议

（1）建立高血压患者的健康档案；指导家庭血压监测与管理的方法，建立"家庭血压测量记录表"。在随访前和调整治疗后，每天进行 2～3 次血压测量，每次测量至少要有 2 次读数（每次间隔 1 分钟），取平均值；如 2 次血压数值差异过大，应间隔 1 分钟后加测第三次，取相近的 2 次数值的平均值。建议连续监测血压至少 3～7 天。清晨血压测量应在醒后 1 小时内、排尿后、早餐前和服用药物前进行；夜间血压测量应在睡觉前进行，不建议夜间额外加测血压。患者应在定期随诊时携带"家庭血压测量记录表"，为医师了解病情、高血压控制情况、药物治疗效果提供参考。

（2）综合评估家庭自测血压和诊室血压，避免遗漏特殊类型高血压如清晨高血压、夜间高血压。

（3）注重降压治疗过程中其他高血压危险因素的控制情况，不因相关指标改善而降低患者高血压危险分层，从而改变相关指标控制的目标值。

（4）对于较长时间血压控制良好的人群，不建议随意调整降压药物方案，但需要

监测药物副作用；当不能排除降压药物副作用或不良反应时，应谨慎评估，排除其他致同类临床表现的疾病的可能性。可结合患者年龄、高血压特点、高血压分级及危险分层、合并疾病等方面重新制订个体化降压方案。

（5）对于突发血压波动的患者，首先通过病史采集、体格检查及必要的实验室检查对患者进行评估，查找引起患者血压急性升高的诱因和病因，及时去除诱发血压波动的因素，尤其注意血压骤升背后合并的急性疾病；仔细鉴别高血压急症和高血压亚急症，及时转诊。

（6）对于长期血压控制不良的人群，应重新评估药物方案（药物剂量、药物种类、联合用药配伍）的合理性。可从药物是否用至全剂量、是否需要联合用药、服药时间是否需要根据个体血压高峰调整等方面评估。

（7）对于坚持规范诊疗但仍为难治性高血压人群，应再次评估是否为继发性高血压及靶器官损害程度，建议及时转诊上级医院。

五、特殊人群的血压管理

（一）血压值 130 ～ 139/80 ～ 89 mmHg 人群的管理建议

（1）对于无临床脑血管疾病（cerebral vascular disease，CVD）人群，推荐首先改变生活方式。不建议立即启动药物治疗。

（2）对于合并其他疾病如临床CVD（不包括近期发生的CVD）、糖尿病、慢性肾脏病、肾移植后慢性肾脏病、心力衰竭、稳定性缺血性心脏病、外周动脉疾病的患者，推荐启动药物降压治疗，降压目标为 130/80 mmHg。

（二）1 级高血压人群的管理

（1）对于 1 级高血压且无合并症、低心血管疾病风险（总体绝对风险）者，可考虑纯生活方式干预一段时间。

（2）对于中危 1 级高血压患者，包括男性 55 岁及以上或女性 60 岁及以上的无合并症的 1 级高血压患者，应立即给予抗高血压药物治疗。

（3）对于中危 1 级高血压患者，在降压治疗的同时应强调对其他危险因素的控制。

（三）老年人群的高血压管理

（1）老年人群特点：多合并靶器官损害或合并心脑血管疾病，基础疾病多，所需服用的药物种类较多。活动量和运动耐量、饮食结构及饮食量往往受身体状况影响，服药及随诊依从性容易受家庭情况（如家庭成员照顾看护程度、经济条件）、自身健康状况、认知水平的影响。

（2）药物治疗要点：干预方案应强调个体化，除谨慎评估降压药物的适应证和禁忌证外，还需要注意对其他合并疾病有无不良影响。降压目标勿"一刀切"，应根据老年患者合并疾病设立个体化理想血压目标值。药物治疗从小剂量开始，在降压过程中应注意患者的耐受性，保证心、脑、肾等重要器官的有效灌注压。注意降压药物与其他药物的相互作用，以及加强用药后心率、肾功能、电解质（主要是血钾、血钠水平）等重要指标的监测。对于血压波动，应积极寻找诱因及病因，避免草率调整降压药物剂量或使用短效降压药快速降压。

（3）降压药物的选择：选择长效、安全、方便口服的降压药物。对于缓释制剂或控释制剂应做好服药指导，避免误掰药物导致缓释膜被破坏从而影响药效。

（四）清晨高血压

正常人的血压有昼夜节律，一般早上和下午分别存在血压高峰，而夜间则为血压低谷。清晨醒后血压升高称为"晨峰现象"，属于正常的生理现象。但在高血压人群中，晨起 1 小时内、动态血压监测晨起 2 小时内或清晨 6:00—10:00，当服药前家庭自测血压的平均值≥135/85 mmHg 或诊室血压平均值≥140/90 mmHg 时，无论其他时间段血压是否正常，都认为存在清晨高血压。清晨高血压可发生于中青年高血压人群，更常见于老年高血压人群，其发生机制与夜间交感神经活性增强相关。清晨高血压可分为晨峰型与反杓型/非杓型。晨峰型清晨高血压的特征为凌晨血压突然升高（超过夜间血压的30%）；反杓型/非杓型清晨高血压指血压在夜间和凌晨都持续升高。此两种类型可通过24 小时动态血压监测鉴别。诊断为"清晨高血压"之前需要确认以下情况：①前一天有无漏服降压药物。②患者选择的是否为长效降压药，降压作用能否有效覆盖 24 小时。③患者有无合并夜间睡眠呼吸暂停、缺氧、多尿等情况。④患者的睡眠质量如何，有无入睡困难、早醒、浅睡等情况。⑤除高血压晨峰现象外，晨间心率是否也明显加快。⑥在清晨血压升高之前是否已存在夜间高血压。

清晨高血压与心血管不良事件紧密相关，已被证实为心血管疾病的独立危险因素。控制晨间高血压是降低心脑血管事件的关键策略之一。部分清晨高血压患者在其他时间段的血压包括诊室血压基本正常，导致清晨高血压容易被患者忽视。应加强对患者清晨高血压管控的指导：①仔细询问患者服降压药的时间及剂量；②糖尿病患者应同时监测血糖，排除凌晨低血糖现象；③选择长效降压药，以血压节律为基础确定用药时间。

六、建立健康档案

目前，多采用以问题为导向的健康档案记录方法（problem-oriented medical record, POMR），采用 SOAP 病历，包括主观资料（subjective）、客观资料（objective）、评价（assessment）、计划（plan）四部分。

（一）主观资料

主观资料包括患者主诉、现病史、既往史、个人史、生活方式、家族史。要求对高血压发病时间和发现时间、高血压伴随症状、影响生活质量的主要问题、最高血压水平、诊疗经过、目前血压控制情况等做详细描述。了解既往有无心脑血管疾病，肝、肾疾病等；了解患者的生活行为模式如饮食爱好、吸烟或饮酒习惯、活动量及运动习惯、文化程度、职业类型及工作状态、家庭成员关系及患者的心理状态、对疾病的认知度、治疗依从性及可能影响疾病诊疗的个人与家庭因素。对于青少年及儿童高血压，还需要了解成年监护人的经济、文化程度，从而考量监护人监管照顾、疾病管理及护理的能力。

（二）客观资料

客观资料主要包括体格检查、实验室检验、无创辅助检查、心理行为量表评估等。

七、社区高血压人群的转诊条件

（1）青少年或儿童高血压者。

（2）怀疑继发性高血压的成年人群。

（3）难治性或顽固性高血压患者。

（4）合并严重心血管疾病及其他系统的疾病人群，合并靶器官损害处理困难者。

（5）高血压急症或亚急症人群。

八、高血压治疗的关键点

（一）非药物治疗

（1）树立对高血压的科学认知，掌握规范的测压方法，建立并保持自我血压监测、记录的习惯。血压波动或发生急性病情变化时，应遵循正确的现场自救及求救方式。

（2）强调非药物治疗的重要性，向患者宣传教育保持健康生活方式和心理状态、改变不良生活习惯和行为模式的必要性。综合评估患者家庭、经济、职业、行为习惯、饮食习惯、心理状态等，与患者共同制订饮食和运动处方，制订建立健康习惯、改变不良习惯的"日程表"。

（3）不可忽略影响血压的相关危险因素，将去除危险因素作为高血压非药物治疗的基础。

（4）对于1级高血压且未合并冠心病、心力衰竭、卒中、外周动脉粥样硬化病、肾脏疾病或糖尿病的患者，可根据病情及患者意愿暂缓给药，采用单纯生活方式干预3～6个月，若血压仍未控制达标，应启动药物治疗。

（二）药物治疗

（1）启动药物治疗前应综合评估患者高血压的危险因素、靶器官损害程度、合并疾病及诱发血压波动的因素。耐心宣传教育药物治疗的必要性，告知药物治疗可能出现的风险及不良反应；同时，应向患者说明一旦启动降压治疗，应长期坚持并遵从医嘱，不可因服药后血压恢复正常而停药。与患者共同制订长期血压管理方案，制订降压目标和近期、远期随访方案。

（2）启动药物治疗时，应注意合理用药，尤其对于老年患者，以及肾功能不全、低体重、营养不良、基础疾病、多合并多种用药者。应针对个体血压优化精简治疗方案，不可一味着眼于血压数值而不恰当地联合用药。定期监测药物副作用。

（3）降压治疗目标：

A. 高血压患者的降压目标是收缩压＜140 mmHg且舒张压＜90 mmHg；80岁及以上且未合并糖尿病或慢性肾脏病的患者，降压目标为收缩压＜150 mmHg且舒张压＜90 mmHg；合并糖尿病或心力衰竭的患者，降压目标为＜130/80 mmHg。

B. 24小时内平稳降低血压以期减少血压昼夜波动，减少并发症的发生。

C. 有效降压达标是药物治疗的基础，保护靶器官功能、减少并发症、改善高血压患者预后、保证生活质量是药物治疗的长远目标。

（4）降压药物的选择：血压形成三大条件是有效血容量、外周血管阻力和心排血量，而降压药物的作用机制也是围绕降低血管阻力、减少心输出量和减少血容量来实现的。除少数特殊类型高血压和继发性高血压可能选择中枢性降压药或 α 受体阻滞剂外，大部分高血压的药物治疗均选择五大类一线降压药物，即血管紧张素转换酶抑制剂、血管紧张素受体拮抗剂、钙通道阻滞剂、β 受体阻滞剂和利尿剂。药物选择应遵循以下原则：①评估禁忌证或相对禁忌证；②评估并发症和合并症；③评估重要脏器功能。此外，年龄、心率、血压水平也为临床决策提供参考依据。

第六节　管理流程

高血压的管理流程见图 1-1。

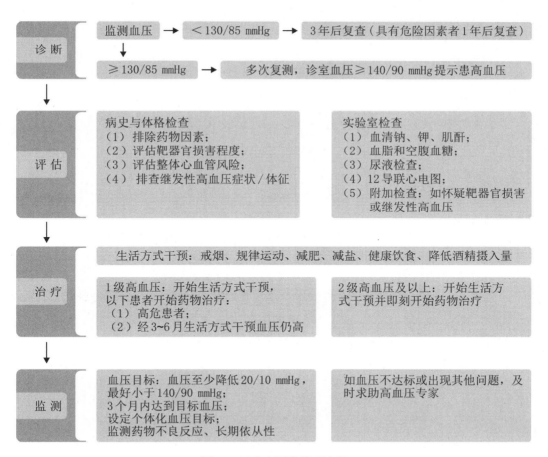

图 1-1　高血压的管理流程

（罗礼云　周智涓）

参考文献

［1］中国医师协会急诊医师分会，中国高血压联盟，北京高血压防治协会. 中国急诊高血压诊疗专家共识（2017 修订版）［J］. 中国急救医学，2018，38（1）：1 - 13.

［2］中国医师协会高血压专业委员会. 中国医师协会关于我国高血压诊断标准及降压目标科学声明［J］. 中国实用内科杂志，2018，38（4）：348 - 350.

［3］中国老年学和老年医学学会心脑血管病专业委员会，中国医师协会心血管内科医师分会. 老年高血压的诊断与治疗中国专家共识（2017 版）［J］. 中华内科杂志，2017，56（11）：885 - 893.

［4］中华医学会，中华医学杂志社，中华医学会全科医学分会，等. 高血压基层诊疗指南（2019 年）［J］. 中华全科医师杂志，2019，18（4）：301 - 313.

第二章

慢性冠状动脉综合征

第一节　定义与流行病学

慢性冠状动脉综合征（chronic coronary syndrome，CCS）是一种冠状动脉性心脏病中相对稳定的病理过程，与急性冠状动脉综合征（acute coronary syndrome，ACS）比较，其主要特征为冠状动脉内粥样硬化斑块及临床症状、病情相对稳定。这种稳定状态可以是长期的，也可在短期内迅速恶化而表现为 ACS 或心脏性猝死，因此，该疾病的演变是一种动态变化的过程，通过适当的医疗干预可以明显改善其预后，避免该疾病的进展从而延长其稳定状态是社区管理的重要目的。

CCS 主要包括稳定性心绞痛、缺血性心肌病、ACS 血运重建 1 年以上的无明显缺血症状、无症状性心肌缺血，广义上还包括非阻塞冠状动脉的微血管性心绞痛。稳定性心绞痛是指在冠状动脉固定狭窄的基础上，由于心肌负荷的增加（运动、情绪应激），导致心肌急剧的暂时性缺血与缺氧的临床综合征，特点为一过性的胸前区压榨性疼痛（或憋闷感），可放射至颈部、左上肢、肩部，其常发生于劳累、饱食或情绪激动时，每次发作持续数分钟，休息或含服硝酸甘油后疼痛可缓解或消失。缺血性心肌病则是由于心脏冠状动脉长期慢性供血不足，导致心肌细胞缺血与缺氧、心肌纤维化，心室腔逐渐扩大、收缩/舒张功能降低，从而出现慢性心力衰竭的临床综合征，在出现心力衰竭症状前，患者多无明显心绞痛症状。进行血运重建介入治疗后，若心绞痛或心力衰竭症状消失或通过药物治疗后症状得以基本控制，亦属 CCS 的范畴。

《中国心血管病报告 2018》显示，我国心血管疾病患病人数为 2.9 亿，冠状动脉粥样硬化性心脏病（简称"冠心病"）发病率持续上升，冠心病患者人数为 1 100 万。绝大部分 ACS 患者经过治疗后最终均转变为 CCS，对这类患者的随访管理及医疗干预工作非常重要，通过规范化的管理，保持 CCS 患者病情的长期稳定是冠心病治疗的重点和难点。

第二节　高危人群的筛查与管理

重点：
- 识别慢性冠状动脉综合征的高危人群。
- 识别慢性冠状动脉综合征的筛查方法。
- 健康生活方式干预。

一、慢性冠状动脉综合征的高危人群

目前，冠状动脉粥样硬化的病因尚未完全明确。流行病学研究发现，该疾病是由多种危险因素共同作用导致的。这些危险因素导致的动脉硬化多数是全身性的，动脉粥样硬化性心血管疾病（arteriosclerotic cardiovascular disease，ASCVD）是对这类疾病的统称。其公认的危险因素包括遗传基因、年龄、性别、血脂异常、高血压、糖尿病、吸烟、肥胖（特别是腹型肥胖）、合并慢性肾脏病。由于血脂异常特别是低密度脂蛋白胆固醇（low-density lipoprotein cholesterol，LDL-C）升高在动脉硬化的进展中起非常关键的促进作用，且与粥样硬化过程中的慢性炎症反应紧密相关，严格控制 LDL-C 水平可有效控制动脉粥样硬化的进展及心血管事件的发生，因此目前有观点建议将血脂异常视为该疾病的致病因素而非危险因素。

虽然随着年龄的增长该疾病发病率上升，但近年来年轻患者罹患冠心病的比例逐年上升，特别是男性患者的发病率较高。绝经期前的女性较少出现动脉硬化，有明显家族遗传倾向的患者（如早发冠心病家族史、家族性高胆固醇血症），其动脉硬化可在早期出现。

二、筛查方法

通过社区建立的健康档案，评估患者出现 ASCVD 的 10 年发病风险，其中符合下列条件者直接列为高危人群：①糖尿病（年龄≥40 岁）。②早发冠心病家族史伴有 1 个或多个危险因素。③单个危险因素水平极高者，包括：LDL-C≥4.9 mmol/L 或 TC≥7.2 mmol/L、高血压 3 级、大量吸烟（≥30 支/天）。对上述高危患者需要进行 CCS 的筛查，主要通过患者主诉、心电图或运动负荷心电图等常规检查进行筛查。若患者存在典型、明显的缺血性胸痛症状，如发作性特点、活动诱发、休息或者含服硝酸甘油后数分钟缓解，心电图或运动负荷心电图提示 ST-T 缺血改变，则应高度怀疑 CCS。当然，对于既往诊断为 ACS 或 CCS，已接受经皮冠状动脉介入治疗（冠状动脉支架植入术）的患者，或缺血性心肌病致慢性心力衰竭患者，症状稳定后直接按 CCS 随访管理。

三、健康生活方式干预

对于已经明确诊断为 CCS 的患者，实施健康生活方式非常重要，可明显延迟或减少发生心脏急性事件的风险。社区定期随访可以记录患者各种危险因素控制情况并给予一定的监督，确保保持良好生活方式，具体目标包括运动、控制饮食及体重，血压、心率、血糖达标，戒烟，限制盐的摄入，定期血脂检测并保持长期达标。

第三节　诊　断　思　路

> **重点：**
> - 慢性冠状动脉综合征的诊断依据。
> - 稳定性心绞痛的分级。
> - 鉴别诊断。

一、慢性冠状动脉综合征的诊断依据

（1）有确定的冠心病病史，植入冠状动脉支架 1 年后，近期病情稳定。

（2）有 ASCVD 的危险因素，如血脂异常、高血压、糖尿病、吸烟、少运动、久坐、肥胖、早发冠心病家族史等。

（3）有典型缺血性胸痛的特点，心绞痛发作的性质在 3 个月内无变化，心绞痛诱发的因素、每周发作次数大致相同，疼痛的性质和部位无改变，时限相似，服用硝酸甘油后在大致相同的时间内缓解。

（4）心电图检查：静息状态下一般无明显 ST-T 缺血改变时，可考虑简易运动负荷；患者快步行走或反复下蹲动作后出现胸痛症状，可检查心电图了解有无动态变化。

（5）心脏核素检查提示心肌缺血、心脏彩超提示阶段性室壁运动异常均支持诊断。

（6）对于 CT 血管成像高度怀疑心绞痛者，可转诊至有条件的医院进行心脏核素检查、心电图运动试验、冠状动脉 CT 血管成像（computed tomography angiography，CTA）或冠状动脉造影（coronary angiography，CAG），以明确冠状动脉一级分支血管阻塞是否超过 50%，或通过生理学评估血流储备分数（fraction flow reserve，FFR）确定冠状动脉狭窄病变血管段是否导致供血区域心肌缺血（FFR < 0.8）。

临床实践中，根据患者的临床特点，特别是典型缺血性胸痛，结合患者年龄、性别即可计算出稳定性心绞痛的临床验前概率（pretest probability，PTP），PTP 结果可作为下一步辅助检查或治疗的临床决策依据（表 2-1、表 2-2）。

表 2 - 1　胸痛患者的 PTP

年龄/岁	典型心绞痛		非典型心绞痛		非心绞痛性质的胸痛	
	男性	女性	男性	女性	男性	女性
30 ～ 39	59%	28%	29%	10%	18%	5%
40 ～ 49	69%	37%	38%	14%	25%	8%
50 ～ 59	77%	47%	49%	20%	34%	12%
60 ～ 69	84%	58%	59%	28%	44%	17%
70 ～ 79	89%	68%	69%	37%	54%	24%
≥80	93%	76%	78%	47%	65%	32%

表 2 - 2　胸痛患者诊断 CCS 的流程

PTP	概率	推荐
PTP < 15%	低概率	可基本排除稳定性心绞痛
15% ≤ PTP ≤ 65%	中低概率	心电图运动试验或冠状动脉 CTA
65% < PTP ≤ 85%	中高概率	冠状动脉 CTA
PTP > 85%	高概率	冠状动脉造影及启动药物治疗

二、稳定性心绞痛分级

根据心绞痛发作时的劳动力量对稳定性心绞痛进行分级，对该病的病情评价、治疗方案的选择及预后很有帮助。以下为加拿大 CCS 分级方法：

Ⅰ级：一般日常活动不引起心绞痛，费力大、速度快、持续时间长的体力活动才能引起发作。

Ⅱ级：日常体力活动轻度受限，多在饭后、冷风中、醒后数小时步行或登楼及着急时引起心绞痛。

Ⅲ级：日常活动显著受限，在一般条件下以一般速度平地步行一个街区或上一层楼即可引起心绞痛发作。

Ⅳ级：一切体力活动都引起不适，甚至休息时也有发作。

三、鉴别诊断

稳定性心绞痛应与下列常见疾病进行鉴别。

（1）心血管神经症。心血管神经症多见于中年或围绝经期妇女。其疼痛部位在左乳房下或心尖附近，多为短暂的刺痛或持久的隐痛，持续时间长短不一，患者常喜欢时不时地深吸一大口气。症状多在劳力之后而不在活动当时出现，常伴有焦虑、心悸、手足麻木、失眠等症状。含服硝酸甘油无效或在 10 多分钟后才"见效"。

（2）急性冠状动脉综合征。急性冠状动脉综合征的疼痛部位与心绞痛相同，但更剧烈，持续时间更长，可达数小时，常伴有休克、心律失常及心力衰竭，含服硝酸甘油多不能缓解。心电图提示长时间的 ST-T 改变（抬高或者压低），实验室检查示血清心肌坏死标记物升高。

（3）其他疾病导致的心绞痛。其包括严重的主动脉瓣狭窄和关闭不全、风湿性冠状动脉炎、梅毒性主动脉炎导致的冠状动脉口狭窄和闭塞、肥厚性心肌病。其中，微血管性心绞痛多见于女性，心电图运动试验常为阳性，但冠状动脉造影阴性，其预后好，被认为是冠状动脉系统微循环内皮功能不良所致。

（4）肋间神经痛。疼痛常累及 1 ～ 2 个肋间，但不一定局限在前胸，为刺痛或是灼痛，多为持续性而非发作性，咳嗽、深呼吸或活动手臂可使疼痛加剧，肋软骨处或沿神经行径处有压痛。

（5）其他不典型缺血性胸痛。稳定性心绞痛还需要与反流性食管炎、膈疝、消化性溃疡、肠道疾病及颈椎病相鉴别。

第四节　防　治　要　点

CCS 患者如果给予健康生活方式干预、严格的随访及充分的药物治疗，可有效地降低再发心血管事件的风险。随访过程中需要严格督促患者改变生活方式，包括戒烟、加强运动、控制饮食及体重、低盐与低糖饮食，在此基础上记录患者用药方案。在个体化前提下按照治疗指南优化患者用药，在存在并存疾病（高血压、糖尿病、心力衰竭）的情况下，调整药物种类及剂量。让患者参与自我管理的全过程，记录家庭自测血压、脉搏、体重、腰围等数据，定期进行血脂、肝功能、心电图、心脏彩超等的复查。医师与患者共同制订一些控制目标，如心率、血脂、血压、血糖的控制目标。这些设定目标的实现，可提高医患沟通效率，降低患者的心血管风险，同时增强患者对社区全科医师的信任。

全科医师在随访 CCS 患者过程中的关键要点是：通过建立健康档案，密切随访患者，通过良好的医患互动建立良好的医患关系，制订预期目标，让患者参与自我疾病管理，让各项随访指标达标，从而降低转诊率及医疗成本。

第五节　管理策略

重点：
- 健康档案建立及初诊评估。
- 生活方式管理及药物治疗。
- 慢性冠状动脉综合证的血运重建治疗。
- 转诊指征。

一、健康档案建立

健康档案的建立是社区管理最重要的一环。CCS 一般在三级医院就诊后明确诊断，转诊至社区后的随访是一项长期的工作。健康档案需要详细记录患者的一般信息，尽可能详细记录患者的病史，通过初诊评估，记录患者血脂、血压、血糖、体重、腹围、体质指数、心率等情况，并对其动态管理。

二、初诊评估

只有通过初诊评估后，全科医师才能全面了解患者的临床情况，这是制订下一步诊疗方案及个体化治疗的基础。首诊医生通过详细的病史采集、体格检查、实验室及辅助检查等综合评估下列内容。需要强调的是，对于全科医师的要求不同于心脏专科医师，全科医师需要树立以患者为中心的服务流程，除了详细的病史，还需要评估患者的个人、家庭、心理情况，从社区、社会这个完整的背景上来了解患者的疾患问题，而不是仅仅针对患者所患的冠心病进行治疗。全科医师在了解患者的情况后，通过耐心倾听及开放式引导，去理解患者目前需要解决的问题，从而了解患者的期望和需要，通过良好的沟通，全科医师与患者共同做好决策，让患者参与自我管理。

（一）一般情况

（1）性别、年龄、病程、患者家庭情况、经济情况、社会关系、心理情况。

（2）饮食和运动习惯、吸烟史、饮酒史。

（3）是否植入冠状动脉支架、外科手术史及其具体情况（包括植入支架数量、血管病变严重程度）。

（4）既往治疗方案、目前治疗情况（药物、饮食、运动等）。

（5）家庭自测血压、心率情况。

（6）合并疾病：高血压、血脂异常、脑血管疾病、外周动脉疾病、心力衰竭等情况。

（二）体格检查

体格检查包括身高、体重、体质指数、腰围、血压、心率。

（三）实验室检查

实验室检查包括空腹血糖、糖化血红蛋白（glycosylated hemoglobin，HbA1c）、肝肾功能、血脂检测及心电图检查。

三、生活方式管理

CCS患者生活方式管理贯串于整个治疗过程，其重要程度甚至超过药物治疗。生活方式管理主要包括戒烟、合理饮食、适量的体力活动、体重管理及药物治疗依从性管理（表2-3），同时强调改善生活方式、干预认知行为、心脏康复，多学科医疗专业人员（包括心脏专科医生、全科医师、护士、营养师、心理科医生、药剂师）参与，同时推荐老年患者定期接种流感疫苗。

表2-3　CCS患者生活方式管理目标

生活方式	管理目标
戒烟	避免被动吸烟，使用行为策略或药物帮助患者戒烟
健康饮食	多吃蔬菜、水果和全谷物；限制饱和脂肪酸摄入量； 限制酒精＜100 g/w 或 15 g/d
体力活动	每周至少4～5天进行30～60分钟中等强度体力运动
健康体重	维持体重指数在 25 kg/m^2 以下
其他	按处方用药 若从事低至中等活动水平下无症状的患者，性活动的风险较低

四、药物治疗

对于CCS患者，药物治疗是贯串整个治疗的全过程。药物治疗的目的包含以下两个方面：①减少心绞痛症状的发作次数，从而提高生活质量；②降低心血管事件再发风险，包括因急性冠状动脉综合征再入院、再次血运重建及心血管死亡风险，从而改善预后。

（一）抗心绞痛药物

1. β受体阻滞剂

无论是ACS还是CCS，β受体阻滞剂的应用均很重要，该类药物既可缓解症状，亦可改善预后。其机制是通过抑制交感神经活性、减慢心率、降低血压和室壁张力，从而显著降低心肌需氧量，能有效地缓解心绞痛症状，还可通过降低交感活性而减少恶性心律失常的发生，并降低斑块破裂的风险。而对于发生过心肌梗死或合并慢性心力衰竭的高危患者，β受体阻滞剂可显著降低死亡率。β受体阻滞剂被列为所有CCS患者的首选药物。一般推荐晨起时将心率控制在55～60次/分，若不达标，可根据心率及血压情况逐渐增加β受体阻滞剂剂量，常用的β受体阻滞剂有美托洛尔、比索洛尔。若β受体阻滞剂剂量已达到说明书最大剂量，但心率仍不达标且有心绞痛症状者，必要时可联合应用窦房结抑制剂伊伐布雷定。

2. 钙通道阻滞剂

钙通道阻滞剂（calcium antagonist，CCB）属于血管扩张剂，通过降压及血管扩张作用，CCB能够降低心肌耗氧量和增加心肌供氧量，从而改善心绞痛症状。目前主张应用长效血管选择性CCB。若患者有β受体阻滞剂应用禁忌或不能耐受时，长效CCB可作为其缓解症状的药物，也可考虑联合用药。

3. 硝酸酯类药物

长效硝酸酯类药物通过扩张冠状动脉来增加冠状动脉供血，主要用来预防心绞痛的发作。而短效硝酸酯类药物（如硝酸甘油）常用来缓解心绞痛发作时的症状。

4. 其他抗心绞痛药物

曲美他嗪可通过增加缺血区域心肌对氧的利用能力而改善心绞痛症状。尼可地尔为钾通道开放剂，通过扩张冠状动脉，增加冠状动脉血流量，从而改善症状，与硝酸酯类药物相比，该药物可扩张微小动脉。

（二）改善预后的药物治疗

除β受体阻滞剂外，其他抗心绞痛药物如硝酸酯类药物和CCB能够有效减轻心绞痛症状，但相对于改善症状，改善预后的药物在治疗CCS方面更显重要。

1. 抗血小板治疗

尽管阿司匹林不能改善症状，但却能显著降低不良心血管事件的发生，每日服用阿司匹林75～100 mg是在所有CCS患者治疗指南中都作为Ⅰ类适应证推荐的首选治疗。阿司匹林联合噻吩并吡啶类抗血小板药物（如氯吡格雷、替格瑞洛）对于降低ACS患者心血管风险十分重要；但对于CCS患者，一般情况下仅需阿司匹林单抗血小板治疗即可，若患者不能耐受阿司匹林的胃肠道副作用，可予氯吡格雷替代。

2. 降低胆固醇治疗

他汀类药物的主要目的是降低血清胆固醇水平，从而达到保护内皮、稳定斑块的作用。冠状动脉粥样硬化是一个缓慢进展的过程，炎症反应在动脉硬化斑块形成过程中扮演着重要的角色，而通过将血清胆固醇水平降至较低水平，可显著减少炎症反应及控制斑块进展。目前，所有指南均推荐以更低的LDL-C水平作为达标值。CCS患者作为极高危人群，目前我国对该类人群推荐的LDL-C目标值为小于1.8 mmol/L（70 mg/dL）或至少降至基础值的50%以上；也可参考2019年欧洲的血脂异常管理指南，将LDL-C降至1.4 mmol/L（55 mg/dL），或至少降至基础值的50%以上；美国及欧洲的相关指南均推荐在强化他汀治疗基础上，若LDL-C仍不达标可联合应用胆固醇吸收抑制剂依折麦布，联合上述药物后若仍不能达标可继续联合应用PCSK9抑制剂降胆固醇治疗。由于种族差异，大剂量强化他汀治疗可能出现较多药物副作用。与欧美国家不同的是，我国多数专家不主张大剂量强化他汀（如瑞舒伐他汀20 mg/d或阿托伐他汀80 mg/d）治疗，而主张中等剂量他汀（如瑞舒伐他汀10 mg/d或阿托伐他汀20～40 mg/d），必要时联合依折麦布（10 mg/d）或前蛋白转化酶枯草溶菌素9型（proprotein convertase subtilisin/kexin type 9，PCSK9）抑制剂降胆固醇。

3. 血管紧张素转化酶抑制剂和血管紧张素转化酶受体拮抗剂

血管紧张素转化酶抑制剂（angiotensin converting enzyme inhibitor，ACEI）和血管紧张素转化酶受体拮抗剂（angiotensin receptor blocker，ARB）的获益主要为伴有高血压和慢性心力衰竭、心肌梗死后的患者，对这类患者，各指南都将 ACEI 的使用列为 Ⅰ 类推荐。对于 ACEI 类药物不能耐受的患者，ARB 类药物可作为替代，若无禁忌证，需要长期并最大剂量应用上述药物。

五、冠状动脉血运重建治疗

对于社区全科医师管理的 CCS 患者，长期规范的药物治疗是最重要的，但对于下列情况也需要考虑血运重建治疗：

（1）充分药物治疗后仍有反复心绞痛发作而严重影响生活质量。

（2）无创检查包括心电图运动试验、心脏核素检查提示大面积心肌缺血；冠状动脉造影结果显示主要分支血管（特别是左主干或前降支）近段超过 70% 以上的狭窄；冠状动脉狭窄程度虽然未超过 70%，但病变段 FFR ≤ 0.8 或瞬时无波比值（instantaneous wave-free ratio，iw-FR）≤0.89。

（3）患有慢性缺血性心肌病，心脏进行性扩大，并出现逐渐加重的呼吸困难等心力衰竭症状。

然而，确定哪些患者可能会在症状和预后方面获益，采取何种血运重建方式，如何将风险降到最低，仍需要针对不同个体的情况进行具体分析。经皮冠脉介入治疗适合那些冠状动脉病变段较为局限，病变血管支数为单支血管或两支血管，无须植入超过 3 枚或以上支架者。而对于合并糖尿病、缺血性心肌病、心力衰竭、多支血管弥漫病变、合并左主干病变或者解剖结构不适合介入治疗者，冠状动脉旁路移植术（coronary artery bypass grafting，CABG）可作为一种理想选择。

六、转诊指征

CCS 患者在社区的管理过程中若出现病情变化，经过药物控制不理想者，需转诊至三级医院的心脏专科就诊。病情加重往往与患者冠状动脉斑块稳定性相关，斑块由稳定变为不稳定，常与危险因素控制不佳、天气变化、情绪应激等因素相关，出现下列情况时需要转诊：

（1）首诊胸痛患者，考虑心绞痛发作，未明确诊断及规范化治疗者。

（2）症状控制不理想，经心脏专科医生评估后需要考虑血运重建治疗的患者。

（3）出现急性冠状动脉综合征的临床表现：心绞痛次数明显增多；轻微活动或者静息状态下即出现胸痛不适，疼痛持续时间较前延长，含服硝酸甘油后缓解所需时间较长；出现晕厥，尤其是胸痛持续不能缓解者，需尽快转诊至就近医院胸痛中心诊治。

（4）高血糖、高血压等危险因素经积极药物治疗后仍不能达标者。

（5）心脏专科医生建议定期返回医院复查冠状动脉造影的患者。

（6）出现较为严重的药品副反应需要专科医生处理者。

第六节 管理流程

慢性冠状动脉综合征的管理流程见图 2-1。

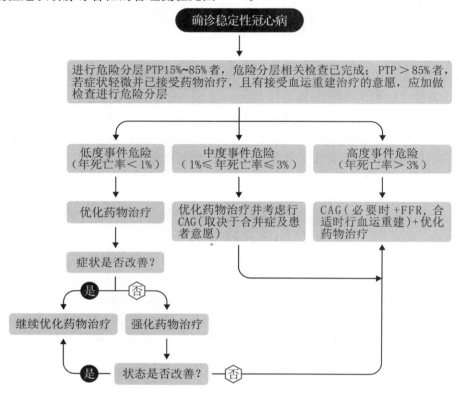

图 2-1 慢性冠状动脉综合征的管理流程

（罗礼云）

参考文献

［1］曹云友，龚辉，张晶，等. 心血管疾病的临床诊治及介入技术［M］. 北京：科学技术文献出版社，2017.

［2］葛均波，徐永健，王辰，等. 内科学［M］. 人民卫生出版社，2018.

［3］中华医学会心血管病学分会介入心脏病学组，中华医学会心血管病学分会动脉粥样硬化与冠心病学组，中国医师协会心血管内科医师分会血栓防治专业委员会，等. 稳定性冠心病诊断与治疗指南［J］. 中华心血管病杂志，2018，46（9）：680－694.

［4］KNUUTI J，WIJNS W，SARASTE A，et al. 2019 ESC guidelines for the diagnosis and management of chronic coronary syndromes［J］. European heart journal，2020，41（3）：407－477.

［5］ZIPES，LIBBY，BRAUNWALD. Heart disease［M］. 9th ed. 天津：天津科技翻译出版社，1210－1258.

第三章
慢性心力衰竭

第一节　定义与流行病学

慢性心力衰竭（chronic heart failure，CHF）是心血管疾病的终末期表现和心血管疾病最主要的死因。CHF 是由各种器质性心脏疾病所致的心脏结构及心室舒张和（或）收缩功能异常，以肺循环和（或）体循环淤血、器官或组织血液灌注不足为临床表现的一组临床综合征，主要表现为呼吸困难（肺循环淤血）、水肿（体循环淤血）。西方发达国家的 CHF 患病率为 1% ～ 2%，中国的患病率为 0.9%。随年龄的增长其患病率迅速增加，70 岁以上人群的患病率更上升至 10% 以上。CHF 患者五年死亡率高达 50%，严重 CHF 患者一年死亡率高达 50%。无论是在中国还是西方发达国家，由冠心病导致的缺血性心肌病已成为 CHF 的最主要病因；中国在过去的 10 ～ 20 年里，风湿性心脏病导致 CHF 的比例呈明显下降趋势，但与西方国家相比，扩张型心肌病所致 CHF 的比例相对较高。

第二节　高危人群的筛查与管理

重点：
- 识别慢性心力衰竭的高危人群。
- 慢性心力衰竭的筛查方法。
- 健康生活方式干预。

一、慢性心力衰竭的高危人群

既往存在基础疾病如高血压、冠心病、糖尿病、慢性肾脏疾病、风湿性心脏病、心脏瓣膜疾病、阻塞性睡眠呼吸低通气综合征、心律失常如持续性房颤等慢性病的患者更易出现 CHF；长期饮酒导致的酒精中毒性心肌病在临床亦不少见；扩张型心肌病则可能与遗传因素及病毒感染相关。

二、筛查方法

通过社区建立的健康档案，评估患者出现 CHF 风险，符合下列条件者被列为高危人群：①糖尿病（年龄≥40 岁），特别是病程超过 10 年，血糖控制不理想者；②冠心病患者，特别是既往发生过心肌梗死者；③长期患高血压，特别是血压控制不理想者；④慢性肾脏病患者。对于上述高危患者需要进行 CHF 的筛查，主要通过患者主诉及胸部平片、心脏超声等常规检查进行筛查，若患者存在呼吸困难症状、水肿、胸部平片提示心脏扩大，则高度怀疑 CHF。

三、健康生活方式干预

（1）低盐饮食：食盐摄入量不宜超过 5 g/d。

（2）戒烟戒酒。

（3）限制液体：每天液体摄入量应限制在 1.5～2.0 L。

（4）监测体重：每天清晨空腹排尿后称体重，并详细记录每日体重。

（5）自测血压和心率：每天家庭自测血压、心率 3～4 次，并详细登记。

（6）适度运动：急性失代偿期的 CHF 患者需要卧床休息，因而易出现下肢静脉血栓形成甚至肺动脉血栓栓塞，加强小腿肌肉的被动活动可有效预防血栓形成。对于病情稳定的心功能Ⅰ级至Ⅱ级患者可进行适当运动，以有氧运动为佳，有氧运动是 CHF 患者心脏康复的主要形式，较优的运动方式包括慢走、太极拳等。运动康复的适应证为纽约心脏病协会（NYHA）规定的心功能Ⅰ级至Ⅲ级的病情稳定者；禁忌证包括 CHF 合并急性冠状动脉综合征、心律失常、未控制的高血压，基础病因为梗阻性肥厚型心肌病、重度主动脉瓣狭窄。

第三节　诊　断　思　路

> **重点：**
> - 慢性心力衰竭的分类及诊断标准。
> - 慢性心力衰竭的诊断流程。

对 CHF 患者进行全面准确的诊断和临床评估，包括：①确定诊断，并进行分类；②确定 CHF 的基础疾病，同时评估此急性失代偿的诱因；③评估病情的严重程度及预后（分期和分级）；④是否存在并发症。

一、慢性心力衰竭的诊断依据

慢性心力衰竭的患者存在 CHF 的症状及体征，并有心脏收缩或舒张功能障碍的客观证据。慢性心力衰竭的诊断流程见图 3 - 1，主要通过心力衰竭的临床可能性（通过病史、体格检查和心电图了解）、利钠肽检测和超声心动图来评估。

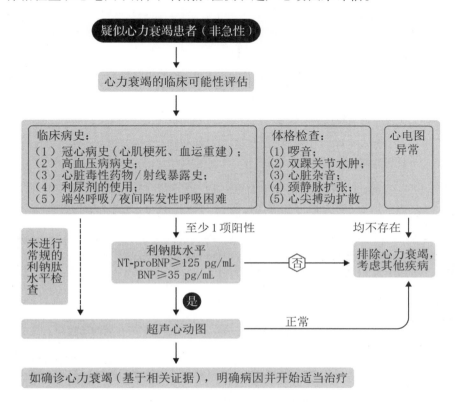

图 3 - 1　慢性心力衰竭的诊断流程

二、慢性心力衰竭的分类

（一）左心衰竭、右心衰竭和全心衰竭

左心衰竭的主要特征为肺循环淤血，由左心室功能异常并导致肺循环淤血，主要表现为劳力型呼吸困难。单纯的右心衰竭的主要特征为体循环淤血，主要的临床症状为水肿、纳差，常见于肺源性心脏病及某些先天性心脏病。左心衰竭患者随着病程进展，逐渐出现肺动脉高压，继而右心负荷增加，并最终并发右心功能不全，即全心衰竭。

（二）射血分数降低的心衰和射血分数保留性心衰

根据心脏超声检查评估的左室射血分数（left ventricular ejection fraction，LVEF）可将 CHF 分为三类：LVEF <40% 时称为射血分数降低性心衰，LVEF 为 40% ～ 49% 时称为射血分数中间值 CHF，LVEF≥50% 时则被称为射血分数保留 CHF。

三、慢性心力衰竭的分期

慢性心力衰竭的分期见表3－1。

表3－1　CHF 的临床分期

分期	定义	临床情况
A 期	患者存在 CHF 高危因素，心脏无结构或功能异常，无心力衰竭的症状和（或）体征	高血压、冠心病、糖尿病、肥胖、代谢综合征，有应用心脏毒性药物的病史、酗酒史、风湿热史、心肌病家族史
B 期	患者无心力衰竭的症状和（或）体征，但已出现心脏结构及功能异常	左室肥厚者，无症状的心脏瓣膜病者，有心肌梗死史者等
C 期	患者已有基础的结构性心脏病，存在心力衰竭的症状和（或）体征	有结构性心脏病伴气短、乏力、运动耐量下降的症状和（或）体征
D 期	患者有进行性结构性心脏病，虽经积极的内科治疗，休息时仍有症状且需要特殊干预	因心力衰竭须反复住院，须长期在家静脉用药，等待心脏移植，应用心脏机械辅助装置等

四、慢性心力衰竭的心功能分级

慢性心力衰竭的 NHYA 心功能分级见表3－2。

表3－2　NYHA 心功能分级与 ACC/AHA 心力衰竭分期的比较

分期	NYHA 心功能分级
A 期	无
B 期	Ⅰ级活动不受限。日常体力活动不引起明显的气促、疲乏或心悸
C 期	Ⅰ级活动不受限。日常体力活动不引起明显的气促、疲乏或心悸
	Ⅱ级活动轻度受限。休息时无症状，日常活动可引起明显的气促、疲乏或心悸
	Ⅲ级活动明显受限。休息时可无症状，轻于日常活动即引起显著的气促、疲乏、心悸
D 期	Ⅳ级休息时也有症状，稍有体力活动症状即加重。任何体力活动均会引起不适

五、慢性心力衰竭的辅助检查

（1）心电图。主要用于评估有无心肌缺血、心律失常。

（2）胸片。可以评估心影大小、肺淤血及有无合并呼吸道感染。

（3）血浆 B 型心房利钠肽（B-type natriuretic peptide，BNP）。NT-proBNP 和 BNP 可用于心力衰竭的诊断、鉴别诊断及治疗后预后的评估：①若 BNP < 35 pg/mL，NT-proBNP < 125 pg/mL 时则不支持 CHF 的诊断。②应用 NT-proBNP 水平评估 CHF 病情时应根据年龄进行分层，50 岁以下的成人其血浆 NT-proBNP 水平高于 450 pg/mL，50 ～ 75

岁的高于 900 pg/mL，75 岁以上的高于 1 800 pg/mL，高于上述值则需要考虑 CHF 诊断。③肾功能衰竭患者的 NT-proBNP 和 BNP 可显著升高，此时对于结果的解释要结合临床情况分析。

（4）超声心动图检查。超声心动图评估心脏结构及功能，用于明确诊断及严重程度、预后的评估。

（5）心脏核磁共振检查。近年来，心脏核磁共振在临床应用较多，常用于复杂心肌病的鉴别诊断。

（6）实验室检查。实验室检查包括血常规、尿液分析、血液生化（血钠、血钾、肾功能、肝功能、血清铁/总铁结合力）、空腹血糖和糖化血红蛋白及甲状腺功能，根据血清肌酐水平、体重、年龄可估测肾小球滤过率。肌钙蛋白是心肌细胞损伤的指标，可用于诊断心力衰竭的基础病因（如急性心肌梗死）。

第四节　防治要点

CHF 患者如果给予严格的随访及充分的药物治疗，可有效地降低其再入院率、死亡率且能提高生活质量。随访过程中需要严格督促患者改变生活方式，包括戒烟、低盐饮食、控制饮食及减轻体重，在此基础上记录患者用药方案，在个体化前提下按照治疗指南优化患者用药，在存在并存疾病（如高血压、糖尿病）的情况下，调整药物种类及剂量。让患者参与自我管理全过程，记录家庭自测血压、脉搏、体重、尿量等数据，定期进行电解质、肝肾功能、心电图、心脏彩超、胸片等的复查。与患者共同制订控制目标，如心率控制、血压控制、尿量控制目标。这些设定目标的实现，可提高医患沟通效率，增强患者对社区全科医师的信任；同时，医生在详细了解患者情况后，可据此得到药物剂量调整的依据。

给予 CHF 患者合理的诊治和长期规范化管理需要多学科组成的心力衰竭管理团队来完成。多学科合作团队由心脏专科医生、全科医师、护士、药师、康复治疗师、营养师等组成，按照一定的流程及规范相互协作，这对提高 CHF 诊治水平具有重要作用，能降低 CHF 患者的死亡率，减少其住院次数，改善其生活质量。社区医生随访 CHF 患者过程中的关键要点是：建立健康档案，其密切随访患者；通过良好的医患互动，建立良好的医患关系；制订预期目标，让患者及其家属参与自我疾病管理；期望各项随访指标达标及改善预后的药物治疗剂量最优化；最终目的是改善患者生存质量、降低再住院率和转诊率、降低医疗成本。

第五节 管 理 策 略

重点：
- 健康档案建立。
- 初诊评估。
- 药物治疗。
- 转诊指征及随访。

一、健康档案建立

健康档案的建立是社区管理的重要环节。健康档案需要详细记录患者的一般信息、病史、在三级医院就诊时的诊断及治疗信息，通过初诊评估，记录患者肝肾功能、血常规、BNP、血脂、血压、血糖、体重、腹围、BMI、心率等情况。

二、初诊评估

通过翔实的初诊评估，全科医师可全面了解患者的临床情况，制订 YSH 个体化治疗方案。需要强调的是，全科医师应树立以患者为中心的服务理念，除了了解详细的病史，还需要评估患者的个人、家庭、心理，全面了解患者的整体状态。通过耐心倾听及开放式引导，全科医师可了解患者目前需解决的症状及问题，从而了解患者的期望和需要；通过良好的沟通，与患者共同决策治疗方案，让患者参与自我管理。

（一）一般情况

（1）患者的家庭情况、经济情况、社会关系、心理情况、性别、年龄、病程、对治疗的预期等。

（2）饮食和运动习惯、吸烟史、饮酒史。

（3）既往用药情况，包括药物种类、剂量，每次剂量变化均应详细记录。

（4）家庭自测体重、尿量、血压、心率。

（5）基础疾病情况：高血压、肾脏病、糖尿病、冠心病、心肌病、瓣膜病、心律失常等。

（二）体格检查

体格检查包括身高、体重、BMI、腰围、血压、心率。

（三）实验室检查与辅助检查

检查项目包括空腹血糖、糖化血红蛋白、肝肾功能、血脂、血常规、BNP、心脏超声（重点记录心脏腔室大小、射血分数）、胸片。

三、生活方式管理

生活方式管理应贯串于 CHF 诊疗的全过程。应向患者强调改善生活方式、干预认知行为、心脏康复，以及多学科医疗专业人员（包括心脏专科医生、全科医师、护士、营养师、心理科医生、药剂师）参与等方面内容。

四、药物治疗

所有有症状的 LVEF 降低的 CHF 患者，若无禁忌证，在患者的心率、血压耐受的情况下，均推荐血管紧张素转化酶抑制剂（ACEI）［如不能耐受 ACEI 则选用血管紧张素转化酶受体拮抗剂（ARB）］、醛固酮受体拮抗剂、β 受体阻滞剂，以改善心室重塑及预后。对于有淤血症状和体征的 CHF 患者，推荐长期应用利尿剂以改善症状和运动耐量；即使是症状不明显的患者，亦应长期予小剂量利尿剂维持治疗。如果患者接受上述治疗后仍持续有症状，建议用血管紧张素受体脑啡肽酶抑制剂（angiotensin receptor neprilysin inhibitor，ARNI）代替 ACEI；若 β 受体阻滞剂已经滴定至说明书规定的最大剂量或患者最大耐受剂量（出现症状性低血压），出现窦性心律时，心率 ≥70 次/分宜考虑加用窦房结抑制剂依伐布雷定控制心率。

在 LVEF 中间值及 LVEF 保留 CHF 的治疗方面，尚未找到可降低死亡率及再住院率的有效药物，因此应积极预防，控制血压，治疗合并症，可应用利尿剂缓解症状。新近研究发现，钠 - 葡萄糖协同转运蛋白抑制剂可降低 LVEF 保留 CHF 患者的死亡率。

（一）ACEI/ARB/ ARNI

（1）适应证：所有 LVEF 降低的 CHF 患者须长期使用。

（2）禁忌证：①肾功能异常，血肌酐 >265.2 μmol/L（3 mg/dL）。②妊娠期女性患者。③双侧肾动脉狭窄，以下情况须慎用：血钾 >5.5 mmol/L，收缩压 <90 mmHg，且伴有明显脑部低灌注表现如头晕、精神萎靡；存在左室流出道梗阻（如重度主动脉瓣狭窄、梗阻性肥厚型心肌病）。

（3）应用方法：早期开始使用，根据血压及患者耐受情况逐渐增加滴定剂量，直至药物最大剂量或者患者不能耐受。住院患者的药物剂量可在密切观察下尽快调整，由于 CHF 患者血压常常偏低，此时应密切注意有无症状性低血压（如明显头晕、乏力）及短期内血肌酐水平升高。调整至合适剂量后应长期、足量应用。

该类药物会导致高钾血症，合并应用利尿剂会导致低钾血症，电解质紊乱可能诱发恶性心律失常甚至心脏性猝死，因此，定期复查血生化（包括电解质及肾功能）非常重要。临床中，部分患者仅仅接受极小剂量的药物治疗，临床医生未指导患者进行剂量调整。如何缩小相关指南与临床实践的差距是亟须解决的问题，指导患者进行剂量调整是医生对患者负责的表现。

ARNI 是近年来心力衰竭治疗领域的一大突破。与传统 ACEI/ARB 类药物相比，ARNI 可进一步降低 20% 的心血管风险事件（包括死亡、再住院率等终点事件）的发生，目前多数临床医生主张尽早应用该类药物。

（二）β 受体阻滞剂

（1）适应证：①LVEF ＜40％ 的 CHF，NYHA 心功能分级 I 至 Ⅲ 级。②NYHA Ⅳ 级的 CHF，经治疗水钠潴留改善（无明显下肢水肿及肺部啰音），且连续 3 天无须静脉应用利尿剂情况下体重稳定，即开始从小剂量给药。

（2）禁忌证：①显著窦性心动过缓，心率 ＜50 次/分。②高度房室传导阻滞（植入心脏起搏器前）。③支气管哮喘。

（3）使用方法：常用药物包括卡维地洛、美托洛尔、比索洛尔。①起始剂量宜小，一般为目标剂量的 1/8，若患者可耐受，每隔 2 ～ 4 周倍增剂量，因患者体质存在差异，滴定剂量过程也应个体化。②在增加剂量的过程中，要密切观察呼吸困难、水肿症状有无加重，肺部啰音有无增加，监测每日体重变化情况，建议患者家庭自测血压、心率，并记录。若患者出现症状加重，一般无须立刻减少 β 受体阻滞剂的剂量，而是适当增加利尿剂的剂量以减轻淤血症状。③在 CHF 失代偿时，可继续使用 β 受体阻滞剂，可根据情况纠正心力衰竭加重的诱发因素，加强利尿剂，适当应用强心类药物控制症状。④治疗过程中不宜突然停用 β 受体阻滞剂，突然停用可能会导致交感兴奋及病情恶化。⑥目标剂量的确定：β 受体阻滞剂治疗 CHF 应达到靶剂量（一般指说明书的最大剂量，如琥珀酸美托洛尔的最大剂量为 190 mg/d）或最大可耐受剂量（根据患者症状、心率、血压耐受情况确定）。静息心率（通常指清晨睡醒后即刻测量的心率）是评估 β 受体有效阻滞的重要参考指标，要求静息心率降至 55 ～ 60 次/分。

（三）螺内酯

（1）适应证：LVEF ≤35％ 、NYHA 心功能分级 Ⅱ 级至 Ⅳ 级；使用 ACEI（或 ARB、ARNI）、β 受体阻滞剂、利尿剂治疗后仍有症状者。

（2）禁忌证：①严重肾功能不全 ［肌酐 ＞221 mmol/L（2.5 mg/dL）或 eGFR ＜ 30 mL/（min·1.73m²）］；②高钾血症：血钾 ＞5.5 mmol/L。

（3）应用方法：目前主张小剂量应用螺内酯，剂量为 20 mg/d。

（四）利尿剂

（1）适应证：有液体潴留证据的所有 CHF 患者均应长期应用利尿剂。

（2）禁忌证：①从无液体潴留的症状及体征。②噻嗪类利尿剂是痛风患者的禁忌证。③已知对某种利尿剂过敏或存在严重不良反应。

（3）应用方法：从小剂量开始，逐渐增加剂量至尿量增加，根据淤血症状和体征、血压、肾功能调整剂量，以体重每日减轻 0.5 ～ 1.0 kg 为宜。一旦症状缓解、病情得到控制，即以最小有效剂量长期维持，不宜随意中断利尿剂，并根据水摄入量、液体潴留的情况随时调整剂量。清晨体重的监测是监测利尿剂效果最可靠的方法，也是调整利尿剂剂量的参考因素。

（五）钠 - 葡萄糖协同转运蛋白抑制剂

钠 - 葡萄糖协同转运蛋白（sodium-dependent glucose transporters 2，SGLT-2）抑制剂是一种新型的降糖药（目前临床应用较多的是卡格列净或达格列净）。研究发现，该类药物可显著降低 CHF 住院风险及包括心血管死亡在内的复合终点事件达 17％，射血分数降低的 CHF 患者无论是否合并有糖尿病，应用该药均有明显的心血管获益。未来抗心力衰竭治疗的"黄金三角"模式或会发生改变。

五、转诊指征

CHF 患者在社区的管理过程中若出现下列情况需要转诊：

（1）短时间内出现尿量减少及体重增加（如 3 天内晨起体重增加超过 2 kg），全科医师调整利尿剂剂量后效果仍不佳。

（2）气促症状加重，特别是安静状态下出现呼吸困难，如夜间阵发性呼吸困难及端坐呼吸。

（3）合并其他临床情况，如冠状动脉缺血加重导致心绞痛发作频繁，心律失常加重诱发心力衰竭加重，合并严重感染者（呼吸系统感染常见）。

（4）经常规药物治疗血压控制不理想，心率达标困难。

（5）出现较为严重的药品副反应需要专科医生处理，如高钾血症、严重肾脏功能异常。

六、随访频率和内容

（一）随访频率

根据患者情况制订随访频率和内容，CHF 住院患者出院后 2～3 个月内的死亡率和再住院率极高，因此将出院后早期心血管事件高发时期称为 CHF 的易损期。优化 CHF 的治疗是降低易损期心血管事件发生率的关键，因患者病情不稳定，因此应进行药物调整和监测，适当增加随访频率，每 2 周 1 次，病情稳定后改为每月 1 次。

（二）随访内容

（1）询问症状并进行心功能分级，询问家庭自测血压、心率、体重、定期复查的肾功能和电解质的情况。

（2）改善预后的药物是否达到目标剂量。

（3）根据尿量、体重变化调整利尿剂的剂量。

（4）经过 3～6 个月优化药物治疗后，再次评估是否有心脏再同步化治疗（cardiac resynchronization therapy，CRT）植入的适应证。

（5）去除可能诱发心力衰竭症状加重的因素。

（6）合并疾病如高血压、糖尿病、冠心病等慢性疾病的治疗。

（7）评估治疗的依从性和药物不良作用。

（8）定期复查 BNP、胸部平片/CT、心脏超声等检查。

（9）CHF 患者常合并不同程度的心理障碍，关注患者心理情况对于改善其预后有益。

（10）注意避免使用或减少导致心力衰竭加重的药物：西洛他唑，非甾体抗炎药（nonsteroidal arti-inflammation drug，NSAIDs），精神类药物如草酸艾司西酞普兰、氯氮平，抗肿瘤药物如曲妥珠单抗。

（11）心脏专科医生应每年与患者（及其家属）进行 1 次病情讨论，重新评估目前治疗方案是否需要调整，制订后续治疗方案。病情和治疗方案稳定的 CHF 患者可在社区或基层医院进行随访。建议社区医生按照统一的内容进行随访并详细记录，以便在病情发生变化时专科医生可随时查看患者的记录及治疗方案。部分在社区无法完成的检查，医生可联系三级医院心脏专科医生随诊并安排辅助检查。

第六节　管理流程

慢性心力衰竭的管理流程见图 3-2。

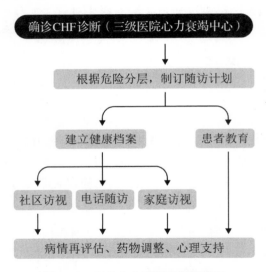

图 3-2　慢性心力衰竭的管理流程

（罗礼云）

参考文献

[1] 葛均波，徐永健，王辰. 内科学 [M]. 北京：人民卫生出版社，2018.

[2] 中华医学会心血管病学分会心力衰竭学组，中国医师协会心力衰竭专业委员会，中华心血管病杂志编辑委员会. 中国心力衰竭诊断和治疗指南 2018 [J]. 中华心血管病杂志，2018，46（10）：760-789.

[3] BOZKURT B, AGUILAR D, DESWAL A, et al. Contributory risk and management of comorbidities of hypertension, obesity, diabetes mellitus, hyperlipidemia, and metabolic syndrome in chronic heart failure: a scientific statement from the American heart association [J]. Circulation, 2016, 134 (23): e535-e578.

[4] PONIKOWSKI P, VOORS A A, ANKER S D, et al. 2016 ESC Guidelines for the diagnosis and

treatment of acute and chronic heart failure: the Task Force for the diagnosis and treatment of acute and chronic heart failure of the European Society of Cardiology (ESC). Developed with the special contribution of the Heart Failure Association (HFA) of the ESC [J]. European journal of heart failure, 2016, 18 (8): 891 –975.

[5] YANCY C W, JESSUP M, BOZKURT B, et al. 2016 ACC/AHA/HFSA focused update on new pharmacological therapy for heart failure: an update of the 2013 ACCF/AHA guideline for the management of heart failure: a report of the American college of cardiology/american heart association task force on clinical practice guidelines and the heart failure society of America [J]. Circulation, 2016, 134 (13): e282 – e293.

[6] ZIPES, LIBBY, BRAUNWALD. Heart disease [M]. 9th ed. 天津: 天津科技翻译出版社, 1210 – 1258.

第四章

慢性阻塞性肺疾病

第一节　定义与流行病学

慢性阻塞性肺疾病（chronic obstructive pulmonary disease，COPD）是我国常见的呼吸系统疾病，以持续呼吸症状和气流受限为特征，常与有毒颗粒或气体暴露引起的气道和（或）肺泡异常有关。

2012—2015 年，全国 COPD 流行病学调查表明，我国 20 岁及以上居民该病患病率为 8.6%，而 40 岁及以上患病率则升高至 13.7%，男性患病率高于女性。我国 COPD 的死亡率也较高，居全球人群所有死因的第四位。世界卫生组织（World Health Organization，WHO）关于病死率和死因的最新预测显示，COPD 的患病率在未来 40 年将继续上升，预测至 2060 年因 COPD 及其相关疾病的死亡人数将超过 540 万/年。在我国，2016 年 COPD 是第五大死亡原因，2017 年 COPD 是导致寿命损失的第三大原因。

第二节　高危人群的筛查与管理

符合以下 1 个及以上特征的人群属于重点筛查对象：①年龄大于 35 岁；②吸烟或长期"二手烟"暴露；③患某些特定疾病，如支气管哮喘、过敏性鼻炎、慢性支气管炎、肺气肿；④直系亲属有 COPD 病史；⑤居住地空气污染严重；⑥长期从事接触粉尘、有毒有害化学气体、重金属颗粒等工作；⑦婴幼儿时期"二手烟"暴露或反复罹患下呼吸道感染；⑧居住在气候寒冷、潮湿地区，并使用生物燃料取暖；⑨维生素 A 缺乏或者胎儿期肺发育不良；⑩营养状况差，体质指数低。针对以上高危人群，应积极控制 COPD 的可逆危险因素。吸烟或烟草烟雾暴露，有害气体、烟雾、粉尘暴露，反复呼吸道感染，以及营养不良是 COPD 最主要的高危因素。做好以上危险因素的控制，将极大地降低 COPD 的发病率，例如：做好控烟工作，包括开展吸烟危害健康的宣教工作，落实控烟相关法律、法规的执行，对吸烟者积极介入、促其戒烟；改善工作环境空气质量，如采用湿式作业，加强通风和个人防护，避免有害气体、烟雾、粉尘的吸入；推广流感疫苗、肺炎链球菌荚膜多糖疫苗的接种；严寒地区做好供暖工作，预防呼吸道感染；提高低收入地区人民的生活水平，改善其营养状况。对于 COPD 疑似患者，应进行早期筛查。COPD 确诊主要依据肺功能检查。若基层卫生机构未配置肺功能检查设备，临床医生可使用 COPD 筛查问卷（附录 4-1）筛查 COPD 高危人群，将疑诊患者转诊至上级医院进一步确诊。

第三节　诊 断 思 路

COPD 的诊断应根据危险因素（如吸烟、职业粉尘暴露、使用生物燃料等）、临床症状（如呼吸困难、慢性咳嗽、咳痰、喘息）、体征（如桶状胸、杵状指、呼气相延长、肺部干湿啰音）及实验室检查和辅助检查等资料，排除可引起类似症状和肺功能改变的其他疾病，综合分析确定。对于有吸烟史、职业或居住环境污染暴露史及生物燃料接触史的居民，若出现呼吸困难和（或）慢性咳嗽、咳痰，均应考虑 COPD 的诊断，需要行肺功能检查。若患者吸入支气管扩张剂后的第一秒用力呼气容积（forced expiratory volume in one second，FEV_1）/用力肺活量（forced vital capacity，FVC）< 70%，且 FEV_1 < 预计值的 80%，说明存在持续气流受限。值得注意的是，肺通气功能检查提示持续气流受限为 COPD 诊断的必要条件，但非充分条件，支气管扩张症、严重的间质性肺疾病、闭塞性细支气管炎等疾病也可导致持续气流受限。《慢性阻塞性肺疾病全球倡议》（global initiative for chronic obstructive lung disease，GOLD）建议，初始 FEV_1/FVC 为 60% ~ 80% 的患者，应在另一时间再次检测，以证实患者确实存在持续气流受限。

一、慢性阻塞性肺疾病的诊断标准

（1）典型症状：慢性咳嗽、咳痰，慢性、进行性加重的呼吸困难。
（2）有危险因素暴露史（如吸烟、职业粉尘暴露、使用生物燃料等）。
（3）肺功能检查：吸入支气管扩张剂（如沙丁胺醇、特布他林）后 FEV_1/FVC < 0.7。
（4）排除其他可引起慢性咳嗽、咳痰、呼吸困难的疾病。

二、病情及病程评估

临床上一般参考《慢性阻塞性肺疾病全球倡议》，根据临床症状、急性加重风险及气流受限程度对患者进行综合评估：以 FEV_1 占预计值百分比进行肺功能分级；按病程分为急性加重期和稳定期。COPD 急性加重期表现为呼吸道症状恶化，其超过日常变异范围，导致需要额外的治疗；COPD 稳定期表现为咳嗽、咳痰、呼吸困难等症状稳定或轻微。

三、鉴别诊断

COPD 的诊断属排他性诊断，做出 COPD 的诊断前必须排除其他可以导致肺功能检查显示气流受限的疾病。

（一）支气管哮喘

支气管哮喘多在儿童及青少年时期起病，急性发作或控制不佳时存在气流受限情况，治疗后肺功能可完全恢复正常。COPD 患者的气流受限经治疗后可有所改善，但不能完全恢复正常。应该注意的是，支气管哮喘和 COPD 可以同时存在，此时肺功能存在持续的气流受限，同时具有哮喘与 COPD 的若干特点。目前认为，两种慢性气流受限疾病的重叠是一种临床描述，而不是一种独特的综合征。

（二）支气管扩张症

支气管扩张症指反复的气道感染与炎症所致的支气管管腔不可逆性的扩张。其与 COPD 有很多共同的临床特点，包括慢性咳嗽、咳痰、阻塞性通气功能障碍；临床表现为反复、大量咳脓性痰或反复咯血。通过肺部高分辨 CT 检查可见支气管扩张的特征性表现。

（三）肺结核

肺结核患者常有咳嗽、咳痰、咯血、发热、盗汗、消瘦等症状，胸部 X 线发现肺浸润灶。痰病原学检查见结核杆菌者可明确诊断。

（四）闭塞性细支气管炎

闭塞性细支气管炎通常与细支气管炎症和免疫反应损伤有关，可见于类风湿性关节炎相关性肺间质病变、肺移植和骨髓移植术后。其病理特征为黏膜下和细支气管周围炎性细胞浸润及纤维化，最终导致细支气管管腔受压狭窄。闭塞性细支气管炎症状包括频繁干咳及进行性加重的呼吸困难。部分患者肺底可闻及湿啰音。肺功能检查显示进行性的不可逆性气流受限。吸气相 CT 扫描可见小叶中央型支气管管壁增厚、细支气管扩张、树芽征及马赛克样灌注。

（五）弥漫性泛细支气管炎

弥漫性泛细支气管炎主要见于亚裔非吸烟男性。几乎所有患者都存在慢性鼻窦炎。肺功能检查常见阻塞性通气功能障碍，但也可见阻塞－限制混合模式。胸部 X 线和高分辨率 CT 扫描显示与细支气管管壁增厚和扩张对应的弥漫性小叶中央型结节和线样影，伴管腔内黏液栓。

第四节　防　治　要　点

COPD 是在遗传因素和环境因素共同作用下发生的。以下简述 COPD 的三级预防。

一、一级预防

一级预防指戒烟、减少危险因素的接触、推广流感疫苗及肺炎链球菌疫苗接种、预防呼吸道感染。

二、二级预防

二级预防指早期发现、早期诊断、早期治疗。早期发现无症状的高危人群，进行肺功能筛查，尽早发现气流受限的情况；对于确诊者，及时进行规范的治疗，以延缓病情进展。

三、三级预防

三级预防指对于确诊 COPD 的患者进行有效管理，进行规范化的药物及非药物治疗，加强随诊、监测，提高生活质量，减少病死率。治疗的短期目标为缓解症状，提高运动耐力，改善生活质量；远期目标为预防疾病进展，减少急性加重，识别和治疗并发症，减少治疗的副作用。

第五节　管　理　策　略

COPD 强调全程管理，其临床管理分为病情评估、稳定期管理和急性加重期管理三部分。

一、病情评估

COPD 病情评估包括：明确患者病程分期，了解气流受限程度及疾病对患者生活的影响，预测未来发生不良事件（如急性加重、住院或者死亡）的风险，以此指导治疗方案的制订及治疗场所的选择。

（一）稳定期

1.　**症状评估**

根据改良版英国医学研究委员会问卷（Modified Medical Research Council，mMRC）呼吸问卷（附录 4 – 2）和 COPD 评估测试问卷（COPD assessment test，CAT）（附录4 – 3）评估症状。前者反映呼吸困难的程度：0 ～ 1 分为"症状少"，2 分及以上为"症状多"。后者为综合症状评分，反映疾病对患者生活质量的影响，分值范围 0 ～ 40 分：0 ～ 10 分为"轻微影响"；11 ～ 20 分为"中等影响"；21 ～ 30 分为"严重影响"；31 ～ 40 分为"非常严重影响"；其中，10 分以上为"症状多"。

2.　**肺功能评估**

根据吸入支气管扩张剂后的肺通气功能结果，对患者气流受限严重程度进行分级

（表4－1）。

表4－1　慢性阻塞性肺疾病气流受限严重程度的肺功能分级（基于吸入支气管扩张剂后 FEV_1）

肺功能分级	气流受限程度	FEV_1占预计值百分比
GOLD 1 级	轻度	≥80%
GOLD 2 级	中度	50% ～ 79%
GOLD 3 级	重度	30% ～ 49%
GOLD 4 级	极重度	<30%

3. 急性加重风险评估

根据既往急性加重史进行评估，若上一年度发生 2 次及以上急性加重或 1 次及以上导致住院的急性加重，提示未来急性加重风险增加。此外，近期研究表明，外周血嗜酸性粒细胞计数可作为预测 COPD 未来发生急性加重风险的生物标记物，且可预测吸入糖皮质激素（inhaled corticosteroid，ICS）对预防急性加重的疗效。

4. 慢性共患病的评估

COPD 常见共患病包括心血管疾病、代谢综合征、骨质疏松症、焦虑抑郁和原发性支气管肺癌等。基层卫生机构可根据自身条件选择相应的检查进行评估，必要时予转诊至上级医院。

5. 综合评估

依据上述症状、肺功能改变和急性加重风险等，可对稳定期 COPD 患者的病情严重程度做出综合性评估（图4－1），可按下图分为 A 组、B 组、C 组、D 组，指导稳定期治疗药物的选择。

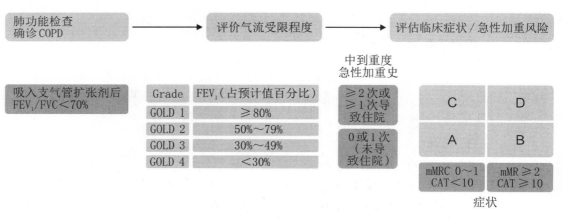

图4－1　修订后的 COPD 评价工具

（二）急性加重期

COPD 急性加重（acute exacerbation of COPD，AECOPD）指呼吸道症状恶化，超过日常变异范围而需额外的治疗，如增加支气管扩张剂的种类和（或）剂量、使用全身糖皮质激素和（或）抗生素等。急性加重期的患者往往因症状重而无法配合肺功能检查，因此不推荐进行肺功能检查。

对 AECOPD 的严重程度评估，尚无统一的客观标准。根据 2017 年《慢性阻塞性肺疾病急性加重（AECOPD）诊治中国专家共识》及 2019 年《慢性阻塞性肺疾病全球倡议》（GOLD），可将 AECOPD 的严重程度分为三级。

Ⅰ级：无呼吸衰竭的 AECOPD 患者。通常表现为：呼吸频率 20 ～ 30 次/分，无明显辅助呼吸肌活动；无精神意识状态改变；不存在二氧化碳潴留患者。患者可于门诊治疗。

Ⅱ级：伴尚未危及生命的急性呼吸衰竭。通常表现为：呼吸频率 > 30 次/分，可见辅助呼吸肌活动；未出现意识状态改变；低氧血症可以通过 24% ～ 35% 氧浓度吸氧而改善；$PaCO_2$ 较稳定期的基础值升高或升高至 50 ～ 60 mmHg。患者应在普通病房住院处理。此外，普通病房住院指征还有：症状显著加重，如突发呼吸困难，静息状态下仍不能缓解；重度 COPD；原体征加重或出现新体征（如发绀、意识障碍、外周水肿）；存在严重共患病（如心力衰竭、新发心律失常）；急性加重初始药物治疗失败；高龄患者；诊断不明确；门诊治疗无效或医疗条件差。

Ⅲ级：伴危及生命的急性呼吸衰竭。通常表现为：呼吸频率大于 30 次/分，可见辅助呼吸肌活动；意识状态急剧改变；不能通过大于 40% 氧浓度的吸氧纠正低氧血症；动脉血气分析提示 $PaCO_2$ > 60 mmHg 或存在明显失代偿性呼吸性酸中毒（pH ≤ 7.25）。患者应入住 ICU 处理，应紧急转诊至有相应条件的上级医院。入住 ICU 的指征还有：初始治疗反应差；意识障碍；经氧疗和无创正压通气（noninvasive mechanical ventilation, NIV）后，低氧血症仍持续或进行性恶化，和（或）存在严重进行性加重的呼吸性酸中毒（pH < 7.25）；需要有创机械通气；血流动力学不稳定，需使用血管活性药物。

二、稳定期管理

管理目标包括两方面：①缓解呼吸症状、改善运动耐量和提高健康状况；②防止疾病进展、预防急性加重、降低死亡风险。

（一）药物治疗

1. 药物的种类

（1）支气管扩张剂。支气管扩张剂是 COPD 的基础治疗药物，通过松弛支气管平滑肌扩张支气管、缓解气流受限。常用的支气管扩张剂有 β_2 受体激动剂、抗胆碱能药物及甲基黄嘌呤类药物。

A. β_2 受体激动剂。β_2 受体激动剂可激活 β_2 肾上腺素受体，增加细胞内 cAMP 浓度，使气道平滑肌舒张。短效制剂有沙丁胺醇、特布他林和左旋沙丁胺醇等，用于缓解症状，一般按需使用，数分钟内起效，疗效持续 4 ～ 5 小时，为避免出现心血管不良事件，24 小时内不超过 8 ～ 12 喷。长效制剂主要有福莫特罗（formoterol）、沙美特罗（salmeterol）、茚达特罗（indacaterol）、奥达特罗（olodoterol）及维兰特罗（vilanterol）等，作用持续 12 小时以上，每日仅需吸入 1 ～ 2 次，其中福莫特罗和茚达特罗可快速起效。该类药物的不良反应有心悸、手抖、肌颤和低钾血症等。

B. 抗胆碱能药物。抗胆碱能药物具有可阻断气道平滑肌乙酰胆碱毒蕈碱样受体 M_3 的支气管收缩作用。短效制剂有异丙托溴铵（ipratropium bromide），起效较沙丁胺醇等

短效 β_2 受体激动剂慢，但持续时间较长，通常 1 小时左右达最大效果，疗效持续 6～8 小时，每日 3～4 次。噻托溴铵（tiotropium bromide）、格隆溴铵（glycopyrronium bromide）、乌美溴铵（umeclidinium）及阿地溴铵（aclidinium bromide）是长效抗胆碱能药，作用持续时间达 24 小时以上，每日 1 次，可减少急性加重发生的频率。该类药物的不良反应有口干、排尿困难、视物模糊等。

C. 甲基黄嘌呤类。甲基黄嘌呤类属非选择性的磷酸二酯酶抑制剂，可解除气道平滑肌痉挛，但治疗窗窄，作用剂量接近中毒剂量。常用药物有茶碱缓释片和氨茶碱片，常见不良反应有房性和室性心律失常、惊厥、头痛、睡眠障碍、恶心及胃灼热等。

（2）糖皮质激素。糖皮质激素作用于气道炎症形成的多个环节，从而抑制气道炎症。然而长期口服激素副作用大，单独使用 ICS 对 FEV_1 下降的远期结局无效，不降低 COPD 患者的病死率，故不推荐长期口服激素或单一吸入激素治疗。在使用 1 种或 2 种长效支气管扩张剂的基础上，对于存在下列因素之一者推荐联合 ICS 治疗：外周血嗜酸性粒细胞计数 $\geqslant$ 300 个/μL，合并支气管哮喘或具备哮喘特征。糖皮质激素的常见副作用包括口腔念珠菌感染、声嘶、增加肺炎风险等，每次使用后应及时用清水含漱口咽部。

（3）磷酸二酯酶-4 抑制剂（phosphodiesterasse-4，PDE-4）。磷酸二酯酶-4 抑制剂可抑制细胞内 cAMP 降解，从而减轻气道炎症。罗氟司特（roflumilast）为口服药物，每日口服 1 次，主要用于频繁急性加重的 COPD 患者，以降低 COPD 急性加重风险，可改善应用固定剂量 ICS 加长效 β_2 受体激动剂（long-acting beta agonists，LABA）控制不佳患者的肺功能。该类药的不良反应有恶心、胃纳下降、腹痛、腹泻、睡眠障碍和头痛等。

（4）其他药物。

A. 祛痰药（黏液溶解剂）。祛痰药有利于气道引流通畅，从而改善通气功能，可用于有黏稠痰液的患者，常用药物为盐酸氨溴索、N-乙酰半胱氨酸、羧甲司坦、福多司坦和厄多司坦等。

B. 免疫调节剂。使用常见呼吸道感染病原菌裂解成分生产的药物，可降低 COPD 急性加重的严重程度和频率，建议在有反复呼吸道感染的 COPD 患者中使用。

C. 疫苗。接种流行性感冒疫苗有助于预防感染、避免急性加重。流感疫苗通常根据每年预测的病毒种类制备，须每年接种，接种 1 次（秋季）或 2 次（秋、冬季），有灭活疫苗和减毒活疫苗两种可供选择。

2. 制订药物治疗方案的原则

根据患者的综合评估结果，制订个体化治疗方案，动态观察患者对治疗的反应，及时调整方案。一般而言，若未出现明显药物不良反应或病情恶化，可维持同一水平药物的长期规律治疗。首选吸入药物治疗，因此教育患者正确使用吸入装置是治疗成功与否的关键。稳定期 COPD 的药物治疗主要根据综合评估的分组情况进行选择。

（1）症状轻微、急性加重风险低（A 组）。按需使用短效支气管扩张剂，缓解呼吸困难的间歇性加重。若患者症状轻微并且急性加重风险低（即 mMRC 为 0～1 级或 CAT 评分 <10 分，并且每年急性加重为 0～1 次），通常只需要短效 β_2 受体激动剂

（short-acting beta agonists，SABA）或短效抗胆碱能药物（short-acting muscarinic antagonists，SAMA）即可。若短效支气管扩张剂治疗不能充分控制症状，或患者出现不良结局（如频繁急性加重）的风险升高，则应规律使用长效 β_2 受体激动剂（LABA）或长效抗胆碱能药物（long-acting muscarinic antagonist，LAMA）。

（2）症状较严重、急性加重风险低（B组）。症状较重而急性加重风险低的患者（即 mMRC≥2 级或 CAT 评分≥10 分，每年急性加重 0～1 次），应规律使用 1 种长效支气管扩张剂，初始方案选择 LAMA 或 LABA，并通常根据患者的具体需求、共患病情况和可能的副作用做出选择。若单用长效支气管扩张剂不能有效控制症状，应联合使用 LAMA 及 LABA。目前已有多种 LABA 和 LAMA 联合制剂，如福莫特罗/格隆溴铵、奥达特罗/噻托溴铵、维兰特罗/乌美溴铵、茚达特罗/格隆溴铵。对于支气管哮喘与 COPD 重叠的患者，与双联支气管扩张剂治疗相比，长效 β_2 受体激动剂联用 ICS 或许能更好地控制症状。

（3）症状轻微、急性加重风险高（C组）。对于症状较轻、急性加重风险高的患者（即 mMRC 为 0～1 级或 CAT 评分 <10 分；急性加重发作≥2 次/年，或有 1 次或多次导致患者住院），初始治疗应使用 1 种 LAMA，因为 LAMA 可降低急性加重发生率。对于在规律使用 LAMA 的情况下仍发生进一步 COPD 急性加重的患者，GOLD 建议优先使用下列方案之一进行规律治疗：首选方案为 LAMA 联用 LABA、LABA 联用 ICS；次选方案包括联合规律使用 SABA 和（或）SAMA、磷酸二酯酶－4 抑制剂、茶碱。目前，已有的 ICS 和 LABA 联合制剂包括布地奈德/福莫特罗、氟替卡松/沙美特罗、倍氯米松/福莫特罗、糠酸氟替卡松/维兰特罗等。

（4）症状较严重、急性加重风险高（D组）。对症状重且急性加重风险高的患者（即 mMRC≥2 级或 CAT 评分≥10 分；急性加重发作≥2 次/年，或有 1 次或多次导致住院的急性加重），推荐规律使用 LABA 联合 LAMA（针对症状严重）或 LABA 联合 ICS（外周血嗜酸性粒细胞计数≥300 个/μL）治疗。若 LAMA 联合 LABA 或 LABA 联合 ICS 治疗后仍存在持续症状和频发急性加重，推荐 LABA、LAMA 和 ICS 联合治疗。目前，国内有氟替卡松/维兰特罗/乌美溴铵和布地奈德/富马酸福莫特罗/格隆溴铵两种三联制剂。

（二）患者教育与管理

通过系统的教育与管理，提高患者对疾病的认识，掌握我监测、使用吸入药物及肺康复训练的正确方法，更好地配合疾病管理，以达到维持病情稳定、减少反复加重、提高生命质量的目的。主要内容包括：

（1）督促患者戒烟，使其采取有效防护措施以避免吸入粉尘、烟雾及有害气体。戒烟的干预措施包括临床医生的建议和鼓励、尼古丁替代疗法、药物治疗及行为治疗。药物一般选择安非他酮或伐尼克兰。

（2）向患者及其家属讲授 COPD 的病理生理与临床基础知识。

（3）教会患者吸入制剂的正确使用方法，这是 COPD 管理的重点。临床医生应向患者演示正确的操作技巧，并观察患者的使用方法，必要时予以纠正。在随访就诊时，临床医生应检查患者的吸入器操作技巧，并对正确的技巧进行巩固。如果临床医生为患者开具了其他类型的吸入器，需要教会患者使用新吸入器。

（4）讲授肺康复训练的相关知识，如腹式呼吸及缩唇呼气等。

（5）告知患者在哪些情况下须到医院就诊。

（6）告知患者进行定期随访的必要性，并为患者制订随访计划。

（三）氧疗与无创正压通气治疗

氧疗及无创正压通气治疗的目标是使患者在海平面水平静息状态下达到动脉血氧分压（PaO$_2$）≥60 mmHg 和（或）血氧饱和度（SaO$_2$）维持 90% 以上，以保证氧输送，维持周围组织及器官的功能。COPD 稳定期长期家庭氧疗的指征：①动脉血 PaO$_2$≤55 mmHg 或 SaO$_2$≤88%，有或无高碳酸血症；②动脉血 PaO$_2$ 为 55～60 mmHg 或 SaO$_2$<89%，并有肺动脉高压、心力衰竭水肿或红细胞增多症（血细胞比容>0.55）。建议经鼻导管吸氧，流量为 1.0～2.0 L/min，每日吸氧大于 15 小时。对于存在严重二氧化碳潴留（PaCO$_2$≥52 mmHg，pH>7.30）的重度或极重度 COPD 患者，家庭无创正压通气有明确获益，特别适用于 COPD 合并阻塞性睡眠呼吸暂停综合征患者。

（四）呼吸康复治疗

呼吸（肺）康复治疗可提高 COPD 患者活动耐量，改善其生活质量。参与呼吸康复治疗项目之前，应个体化评估患者的呼吸功能受损程度、运动耐量、共患病（尤其是心脏、肌肉骨骼和神经系统疾病）等问题。康复治疗项目包括运动训练（如肌肉训练、呼吸生理治疗）、营养咨询、心理治疗等多方面措施。运动训练量必须超过患者日常生活中的体能负荷才是成功的体能训练，因此，运动项目应根据个体具体情况进行调整。患者进行运动训练期间应监测血压、心率和脉搏容积血氧饱和度，并观察呼吸困难、呼吸音、出汗情况。肌肉训练包括全身性运动和呼吸肌锻炼。全身性运动如步行、跑步机或脚踏车锻炼等，可在佩戴手臂或腿部测力计的情况下进行耐力训练，每周 3～5 次，以极量运动的 60% 或以上持续锻炼 20～30 分钟。呼吸肌锻炼如腹式呼吸锻炼等。呼吸生理治疗包括：传授有效咳嗽技巧，促进气道分泌物清除；传授急性呼吸困难的应对方法，如缩唇呼气、控制呼吸频率以避免浅促呼吸，等等。营养咨询指讲授营养学相关知识，指导患者形成合理饮食结构；结合肺康复训练，力求将体重控制于理想范围内，因体重过高可导致呼吸困难；同时避免摄入高碳水化合物和高热量饮食，以免产生过多二氧化碳。

（五）随访

一经确诊 COPD，应将患者纳入 COPD 患者分级管理体系，每 3～6 个月进行 1 次随访，每次随访时评估治疗效果，了解患者是否出现并发症，同时评估共患疾病：常规评估症状（如呼吸困难、咳嗽、咳痰、活动耐量、睡眠情况），mMRC 呼吸困难评级及 CAT 评分，吸入器的使用方法，急救吸入剂的使用频率，检测脉搏容积血氧饱和度，判断是否需要调整治疗方案或转诊；每年进行肺功能检查，若症状恶化则应更频繁监测；评估患者当前的吸烟状态和吸烟暴露情况，对仍在吸烟的患者，应推荐戒烟。

每次随访评估应包括以下内容：①确认患者当前吸烟状况，向吸烟者提供戒烟措施。②肺通气功能检查（FEV$_1$占预计值百分比）。③吸入剂使用方法：高达 90% 的患者存在吸入制剂使用方法不正确的情况，在采用定量定压式气雾装置时尤为常见，每次随访均应检查及指导患者使用吸入剂。对难以掌握者，使用定量定压式气雾器时可加储雾罐以提高药物在肺部的沉积量。④患者了解其疾病及自我管理的能力。⑤急性加重的频率：若每年发生 2 次及以上，则为频繁急性加重，应转诊至专科医生。⑥运动耐量评估：若 mMRC 呼吸困难分级为 3 级或以上，应予肺康复治疗。⑦BMI 过高或过低，或变化幅度大，提示预后不良，应予营养干预。⑧脉搏容积血氧饱和度测定：若吸空气血氧饱和度 <92%，应予转诊至上级医院行进一步评估。⑨心理评估。⑩并发症：若出现肺源性心脏病，提示预后不良，应转诊至上级医院。

（六）转诊

存在以下情况的患者应转诊至上级医疗卫生机构进行治疗：①无法满足确诊或随访需求，如需要做肺功能等检查。②经过规范治疗症状控制不理想，仍频繁急性加重。③为评估共患病或并发症，需要做进一步检查，如心脏彩超。

三、急性加重期管理

管理目标：控制病情以恢复日常状态，预防再次发生急性加重。

（一）社区治疗

COPD 急性加重患者的社区治疗通常包括氧疗、支气管扩张剂强化治疗、口服糖皮质激素及根据患者病情加用口服抗生素。

1. 控制性氧疗

氧疗是 COPD 急性加重患者的基础治疗。无严重并发症的患者接受氧疗后一般较易达到满意的氧合水平（$PaO_2 > 60$ mmHg 或 $SaO_2 > 90\%$）。吸入氧浓度不宜过高，可维持 SaO_2 在 88% ~ 92%。给氧途径包括鼻导管和文丘里面罩，后者可精确地调节吸入氧浓度。

2. 支气管扩张剂强化治疗

首先检查患者的吸入技术。当患者存在呼吸困难时，难以有效吸入定量定压气雾剂，此时应考虑加用储雾罐。单用吸入 SABA 或联合应用 SAMA 是临床上常用的治疗方法。建议经储雾罐吸入 SABA，在第一小时内每 20 分钟吸入 1 ~ 2 喷，效果不佳时加用 SAMA。症状严重者可给予较大剂量持续雾化吸入治疗，如联合 SABA（如沙丁胺醇或特布他林）和 SAMA（如异丙托溴铵）雾化吸入。

3. 糖皮质激素治疗

COPD 急性加重患者全身使用糖皮质激素可有效改善肺功能和氧合，缩短病程，降低病情反复或治疗失败的风险。对于中重度 COPD 急性加重患者，推荐甲泼尼松龙 40 mg/d，疗程 5 天。雾化吸入 ICS 可以替代或部分替代全身糖皮质激素，研究表明，雾化吸入布地奈德 4 ~ 8 mg/d 疗效与全身使用甲泼尼松龙 40 mg/d 在治疗 COPD 急性加重的疗效相当。

4. 抗菌药物治疗

COPD 急性加重患者使用抗菌药物的指征：①同时出现以下 3 种症状，即呼吸困难加重、痰量增加和痰液变浓；②仅出现前述 3 种症状中的 2 种，但包括"痰液变浓"；

③须有创或无创正压通气治疗。对于以上 3 种症状仅出现 2 种但无痰液变浓或仅出现 1 种的 COPD 急性加重，不建议应用抗菌药物。抗菌治疗方案应根据当地病原学流行病学资料制订。给予抗菌药物的途径应根据患者的进食能力和抗菌药物的药代动力学选择，以口服治疗为宜。抗菌药物疗程一般为 5～7 天。

（二）转诊指征

若患者出现以下情况，建议转诊至综合医院呼吸与危重症医学科。

（1）Ⅰ级 AECOPD 患者经过社区处理后症状无明显缓解、病情加重或出现并发症。

（2）Ⅱ级或Ⅲ级 AECOPD 患者。

第六节 管 理 流 程

慢性阻塞性肺疾病的管理流程见图 4－2。

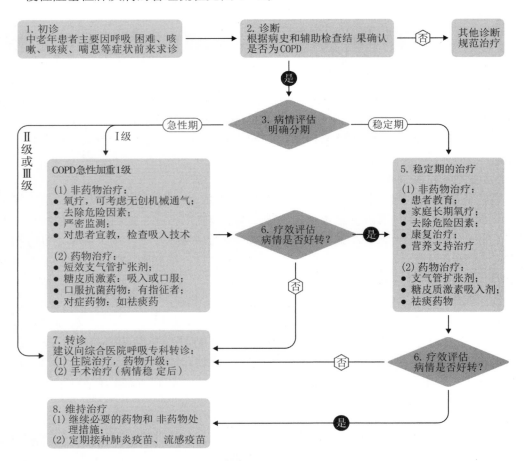

图 4－2 慢性阻塞性肺疾病的管理流程

附　　录

附录 4-1　COPD 筛查问卷

这是一份有关您最近呼吸状况和活动能力的问卷，请您回答问卷时选择最能描述您实际情况的答案。

1. 过去的 1 个月内，您感到气短有多频繁？
   - □ 0 从未感觉气短　　□ 0 很少感觉气短　　□ 1 有时感觉气短
   - □ 2 经常感觉气短　　□ 2 总是感觉气短
2. 您是否曾咳出"东西"，如黏液或痰？
   - □ 0 从未咳出　　□ 0 是的，但仅在偶尔感冒或胸部感染时咳出
   - □ 1 是的，每月都咳几天　　□ 1 是的，大多数日子都咳　　□ 2 是的，每天都咳
3. 请选择能够最准确地描述您在过去 12 个月内日常生活状况的答案。因为呼吸问题，我的活动量比从前少了。
   - □ 0 强烈反对　　□ 0 反对　　□ 0 不确定
   - □ 1 同意　　□ 2 非常同意
4. 在您的生命中，您是否已至少吸了 100 支烟？
   - □ 0 否　　□ 2 是　　□ 0 不知道
5. 您今年多少岁？
   - □ 0 35～49 岁　　□ 1 50～59 岁　　□ 2 60～69 岁　　□ 2 ≥70 岁

　　问卷评估方法：将每个问题的答案旁边的数字相加，得到总分。

　　如果您的总分≥5 分，说明您的呼吸问题可能是慢性阻塞性肺疾病（COPD）导致的。COPD 通常被称为慢性支气管炎和/或肺气肿，是一种缓慢进展的严重肺部疾病。虽然 COPD 不能治愈，但它是可以控制的。请将填好的问卷拿给医生看。您的得分越高，说明您有 COPD 的可能性越大。医生可以做一个简单的呼吸测试（即肺功能测定），帮助评价您的呼吸状况。

　　如果您的总分在 0～4 分，而且您有呼吸问题，请将这份文件拿给医生看。医生会帮助评估您呼吸问题的类型。

附录 4-2　改良版英国医学研究委员会（mMRC）呼吸问卷

评价等级	严重程度
mMRC 0 级	在剧烈活动时感到呼吸困难
mMRC 1 级	快走或上缓坡时感到呼吸困难
mMRC 2 级	由于呼吸困难，比同龄人走得慢，或者以自己的速度在平地上行走时需要停下来呼吸

续附录 4 - 2

评价等级	严重程度
mMRC 3 级	平地上步行 100 m 左右或数分钟需要停下来呼吸
mMRC 4 级	因明显呼吸困难而不能离开房屋或者换衣时也感到气短

注：请选择 1 个最符合您的疾病等级（0～4 级）并打钩，仅能选择 1 项。

附录 4 - 3　COPD 评估测试问卷（CAT）

症状	评分（分）					症状
我从不咳嗽	0	1	2	3	4	5	我总是在咳嗽
我一点痰也没有	0	1	2	3	4	5	我有很多痰
我没有任何胸闷的感觉	0	1	2	3	4	5	我有很严重的胸闷感觉
当我爬坡或上 1 层楼梯时，没有气喘的感觉	0	1	2	3	4	5	当我爬坡或上 1 层楼梯时，感觉严重喘不过气来
我在家里面能够做任何事情	0	1	2	3	4	5	我在家里做任何事情都很受影响
尽管我有肺部疾病，但对外出很有信心	0	1	2	3	4	5	由于我有肺部疾病，对离开家一点信心都没有
我的睡眠非常好	0	1	2	3	4	5	由于我有肺部疾病，睡眠相当差
我精力旺盛	0	1	2	3	4	5	我一点精力都没有

注：数字 0～5 表示严重程度，请标记最能反映你当前情况的选项，在数字上打√，每个问题只能标记 1 个选项。

（郑晓滨　吴建）

参考文献

［1］葛均波，徐永健，王辰. 内科学［M］. 北京：人民卫生出版社，2018.

［2］林果为，王吉耀，葛均波，等. 实用内科学［M］. 15 版. 北京：人民卫生出版社，2017.

［3］慢性阻塞性肺疾病急性加重（AECOPD）诊治专家组. 慢性阻塞性肺疾病急性加重（AECOPD）诊治中国专家共识（2017 年更新版）［J］. 国际呼吸杂志，2017，37（14）：1041 - 1057.

［4］中国医学科学院，中国疾病预防控制中心，中华预防医学会，等. 中国慢性呼吸疾病流行状况与防治策略［M］. 北京：人民卫生出版社，2018.

［5］中华医学会，中华医学会杂志社，中华医学会全科医学分会，等. 慢性阻塞性肺疾病基层诊疗指南（2018 年）［J］. 中华全科医师杂志，2018，17（11）：856 - 870.

［6］中华医学会呼吸病学分会慢性阻塞性肺疾病学组. 慢性阻塞性肺疾病诊治指南（2021 年修订版）［J］. 中华结核和呼吸杂志，2021，44（3）：170 - 205.

［7］Global Initiative for Chronic Obstructive Lung Disease（GOLD）. Global strategy for the diagnosis, management and prevention of chronic obstructive pulmonary disease.（2021REPORT）［EB/OL］. http：//www. goldcopd. org.

第五章

支气管哮喘

第一节　定义与流行病学

支气管哮喘（bronchial asthma）简称哮喘，是由多种细胞（如嗜酸性粒细胞、肥大细胞、嗜碱性粒细胞、淋巴细胞、气道上皮细胞等）、炎症介质及细胞因子参与的以气道慢性炎症为特征的异质性疾病。其临床表现为反复发作的呼吸系统相关症状，如喘息、咳嗽、气促或胸闷等，常在夜间及凌晨发作或加重，上述症状可经平喘药物治疗后缓解或自行缓解。其主要特征包括气道慢性炎症、可变的呼气气流受限和气道高反应性，随着病程的延长可导致气道重塑。

哮喘是可累及所有年龄段个体的常见呼吸系统慢性疾病之一。2015 年，全球疾病负担研究结果显示，全球哮喘患者达 3.58 亿。在我国，一项在 2012—2015 年开展的中国成人肺部健康研究结果显示，20 岁及以上人群哮喘患病率为 4.2%，估计全国有 4 570 万名哮喘患者，男性的哮喘患病率高于女性，农村地区的哮喘高于城市地区。在常见的慢性呼吸系统疾病中，我国哮喘死亡率相对较低且呈下降趋势。1990—2016 年，我国哮喘死亡人数从 3.45 万下降至 2.15 万，下降了 37.6%。哮喘的死亡率与性别、城乡无关，但随年龄变化具有特定的分布特征：60 岁前哮喘死亡率较低，而 60 岁后随年龄增长其死亡率呈现先缓慢上升、后快速上升的趋势。

第二节　高危人群的筛查与管理

哮喘是一种异质性的疾病，其病因极为复杂，目前认为有多种危险因素参与，很可能由内因（基因）和外因（环境）共同作用所致。出生前和围生期的多种因素都可影响儿童期哮喘的发生，如母亲的生育年龄、吸烟情况和用药情况等。目前认为，该时期可能存在有利于环境因素导致哮喘发生的时间窗。现已确定了哮喘的多种危险因素。其中，环境因素包括：①变应原因素，如室内外变应原（屋尘螨、家养宠物皮毛屑、花粉等）、药物及食物（如阿司匹林、海鲜、牛奶等）、职业性致敏物（如油漆、谷物粉、染发剂、皮毛、化妆品等）；②非变应原性因素，如烟草烟雾暴露、感染、大气污染、气候改变、肥胖、运动等。哮喘的发病有明显的家族聚集性，提示遗传因素起重要作用，但其遗传模式比简单的孟德尔遗传模式更复杂。全基因组关联分析鉴定了多个与哮喘有关的易感基因位点，如 17q21、9q24、5q12 等。但是，具有哮喘易感基因的人群的发病往往与环境因素息息相关，深入研究基因—环境的交互作用有助于揭示哮喘发病机制及研究新的治疗方式。对这些遗传和环境因素的早期干预可能有利于降低哮喘的发病率。

第三节 诊 断 思 路

哮喘的典型症状为反复发作性的喘息、气急、咳嗽或胸闷，多与接触诱发因素（变应原、冷空气、呼吸道病毒感染、物理及化学性刺激物等）有关。症状可在数分钟内迅速出现，可持续数小时至数天，经平喘药物治疗后缓解或自行缓解。症状多在夜间及凌晨发作或加重。症状不典型者仅表现为反复胸闷、慢性咳嗽，临床上将以咳嗽为唯一症状的哮喘称为"咳嗽变异型哮喘"，而有学者将以胸闷为唯一症状的哮喘称为"胸闷变异型哮喘"。急性发作时典型体征为：双肺可闻及以呼气相为主的响亮散在或弥漫性哮鸣音，伴呼气相延长。但严重发作时由于气道极度收缩及黏液栓阻塞，患者可出现呼吸音低下，哮鸣音减弱，甚至消失，表现为"寂静肺"，是病情危重的表现。非急性发作期可无任何异常体征。

一、哮喘的诊断标准

（1）典型的临床症状和体征：①反复发作喘息、气促、咳嗽或胸闷，夜间及晨间多发，常由呼吸道病毒感染、运动及接触变应原、冷空气、化学及物理性刺激等诱发；②发作时双肺可闻及以呼气相为主的响亮散在或弥漫性哮鸣音，伴呼气相延长；③上述症状和体征可自行缓解或经平喘药物治疗后缓解。

（2）可变性气流受限的客观检查：①支气管舒张试验阳性（FEV_1 较吸入支气管扩张剂前增加≥12%，且其绝对值增加≥200 mL）；②支气管激发试验阳性（FEV_1 较吸入标准剂量的组胺或乙酰甲胆碱前下降≥20%）；③呼气流量峰值（peak expiratory flow，PEF）日间昼夜变异率（1～2 周内平均值）>10%，或 PEF 周变异率｛（2 周内最高 PEF 值－最低 PEF 值）／［（2 周内最高 PEF 值＋最低 PEF）×1/2］×100%｝>20%。

符合上述第（1）条中的症状和体征，同时具备第（2）条中可变性气流受限客观检查中的任何 1 项，并排除其他可以引起类似症状和体征及肺功能改变的疾病，可以诊断为支气管哮喘。

二、哮喘分期

根据患者的临床表现，可将哮喘分为三期：急性发作期、慢性持续期和临床缓解期。哮喘急性发作期，也称为哮喘病情加重或发作，患者表现为喘息、气促、咳嗽或胸闷等呼吸道症状突然发生，或原有症状较前急剧加重，伴呼气流量较平常状态降低，多因接触变应原、呼吸道感染或用药不当所诱发。慢性持续期是患者长期有不同频度和（或）不同程度的上述某些症状，常伴肺通气功能下降，但无明显急性发作。而临床缓解期的患者无喘息、气促、咳嗽、胸闷等呼吸道症状。

三、鉴别诊断

（1）上气道阻塞：可见于急性会厌炎、咽后壁脓肿、急性阻塞性喉气管支气管炎、大气道肿瘤、复发性多软骨炎、上气道异物等导致气道狭窄的疾病，可出现喘息或类似哮喘样呼吸困难，肺部常有固定、局限性哮鸣音，但患者主要表现为吸气性呼吸困难。可根据病史、胸部影像检查、肺功能检查、支气管镜检查等明确诊断。

（2）急性左心衰竭：发作时症状、体征与哮喘类似，可出现咳嗽、呼吸困难，其多发生在夜间，坐位或立位时可缓解，两肺闻及湿性啰音，常伴哮鸣音。但患者多有高血压、冠心病等心脏基础疾病史，胸部影像检查常提示心脏增大、肺部淤血征。

（3）慢性阻塞性肺疾病：在中老年人中多见，常有长期吸烟或有害气体接触史和慢性咳嗽史，日常存在呼吸困难，呈进行性加重，活动后明显，查体及胸部影像检查可见肺气肿表现，肺功能检查提示阻塞性通气功能障碍且气流受限不完全可逆。

（4）其他：如变应性支气管肺曲霉病、嗜酸性粒细胞性肺炎、过敏性肺泡炎等，这类患者以反复喘息发作为特征，胸部影像检查提示肺内有浸润影，可自行消失或复发。

第四节 防 治 要 点

支气管哮喘是一种多基因遗传性疾病，同时也受环境因素的影响。以下简述哮喘的三级预防。

一、一级预防

一级预防是指预防哮喘的发生。哮喘的发生是遗传因素与环境因素相互作用的结果，目前认为，预防哮喘发生的时间窗为胎儿期及婴儿期。有证据的建议包括：避免妊娠期吸烟及环境烟草烟雾暴露；鼓励经阴道分娩；鼓励母乳喂养；1岁以内避免环境烟草烟雾暴露；1岁以内避免使用对乙酰氨基酚及广谱抗生素。

二、二级预防

二级预防是指早期诊断、早期治疗、控制症状。对症状不典型的患者（如仅表现为咳嗽、胸闷，或仅于运动后出现症状），尽早完善相关检查，建立诊断，尽早给予相应的干预、治疗，以降低疾病对肺功能的损害，利于其可逆性气流受限的恢复，避免气道重塑，避免影响儿童、青少年肺功能的发育。

三、三级预防

三级预防是指对于已经确诊的支气管哮喘，防止病情恶化。目前，尽管哮喘尚不能根治，但通过长期规范化的管理，通常可以被有效地治疗，使大多数患者的病情都能得到良好控制。哮喘管理的长期目标是：①达到长期控制症状，避免白天和夜间的不适症状，维持正常活动水平，可以从事正常或轻体力活动；②最大程度减少未来急性发作、不可逆性气流受限和药物相关副反应的风险，避免严重的哮喘急性发作；③不需要或仅需要很少的缓解药物，有正常或近乎正常的肺功能。临床医生应当对所有哮喘患者提供详细书面哮喘管理行动计划，应与患者共同制订哮喘管理计划，使该计划与他们的危险因素、哮喘分期和哮喘控制水平相适应；同时，要考虑到不同的医疗环境、文化差异、个人喜好和药物可及性等因素以改善患者依从性，根据其病情，制订初始治疗方案及定期随访、监测计划，使患者知晓如何识别及应对哮喘病情变化，并及时调整管理方案。

第五节　管　理　策　略

一旦哮喘诊断确立，应尽早开始以症状控制和减少风险为长期目标的规律治疗，促使患者规范使用"控制药物"，这对取得最佳疗效至关重要，更有利于肺功能的保护及恢复。开始予"控制药物"治疗前应再次确认哮喘诊断，记录哮喘患者的危险因素、症状、体征及辅助检查（包括肺功能），评估患者病情分期、分级，考虑影响治疗药物选择的因素，确保患者正确使用吸入装置，安排适当的随访时间等。经过长期规范化的治疗和管理，绝大部分哮喘患者可以达到哮喘管理的长期目标。临床管理分为病情评估、非急性发作期管理和急性发作期管理三部分。

一、病情评估

哮喘的评估包括明确哮喘控制情况（如患者的危险因素、病程分期、过去4周症状控制情况、未来不良后果的风险）、评估治疗问题（如治疗目标、治疗方案的选择、药物使用方法、药物不良反应和患者依从性）及评估是否有合并症。应特别注意评估使用吸入装置的技术和依从性。另外，应对任何可能导致症状加重和影响生活质量的合并症进行评估。

（一）慢性持续期

临床上通常采用"哮喘控制水平"对哮喘慢性持续期的严重度进行评估。评估内容包括目前哮喘症状控制和引发未来不良后果的风险控制两方面。其中，哮喘症状控制分为控制、部分控制和未控制三个等级（表 5 - 1），也可使用哮喘控制测试（asthma control test，ACT）评估患者哮喘的控制程度（表 5 - 2）。研究表明，ACT 得分与哮喘症状控制水平评估结果有较好的相关性。ACT 具有简便、易操作、无须测试患者的肺功能等优点，适合在缺乏肺功能测试设备的基层医疗机构推广使用。

表 5 - 1　哮喘症状控制评估

哮喘症状控制	哮喘症状控制水平		
A. 过去 4 周，患者是否有：	控制	部分控制	未控制
日间哮喘症状超过 2 次/周　　是□否□	0 项	1～2 项	3～4 项
夜间因哮喘憋醒　　是□否□			
需要缓解性药物超过 2 次/周　　是□否□			
哮喘所致活动受限　　是□否□			
B. 评估哮喘不良预后的危险因素	●诊断时及诊断后要定期评估危险因素，尤其对出现过哮喘急性发作的患者 ●在起始治疗时测定 FEV_1，使用药物控制 3～6 个月后，记录患者最佳肺功能，之后定期进行风险评估		
a. 急性发作的危险因素			
如果存在任何 1 项，都会增加患者急性发作的风险，即使患者哮喘症状较少	存在未控制的哮喘症状；曾因哮喘气管插管或入住 ICU 治疗；过去 12 个月有 1 次及以上严重发作；频繁使用 SABA；ICS 使用不足；未使用控制药物或依从性差、使用不当；FEV_1 低；支气管舒张试验提示较高的气流受限可逆性；重大心理/社会经济问题；无法避免吸烟、接触过敏原；存在肥胖、慢性鼻窦炎、明确的食物过敏；痰或血液嗜酸性粒细胞增多；妊娠		
b. 发展为固定性气流受限的危险因素	早产，低出生体重；无 ICS 治疗；吸烟、有毒化学物质及职业粉尘暴露；初始 FEV_1 低、慢性气道黏液分泌过多；痰或血嗜酸性粒细胞增多		
c. 发生药物不良反应的危险因素	频繁使用口服糖皮质激素；长期使用高剂量和/或强效 ICS；同时服用 P450 抑制剂		

表 5-2　哮喘控制测试（ACT）

问题（既往 4 周内的情况）	1 分	2 分	3 分	4 分	5 分	得分
哮喘在多少时间影响日常生活？	一直	多数	有时	很少	无	
有多少次呼吸困难？	>1 次/天	1 次/天	3～6 次/周	1～2 次/月	无	
有多少次哮喘导致夜间醒来或早醒？	≥4 晚/周	2～3 晚/周	1 晚/周	1～2 晚/月	无	
有多少次使用急救药物？	≥3 次/天	1～2 次/天	2～3 次/周	≤1 次/周	无	
患者对自己控制情况的评估	未控制	控制很差	有所控制	控制良好	完全控制	

注：20～25 分，哮喘得到良好控制；16～19 分，哮喘部分控制；5～15 分，哮喘未控制。

（二）急性发作期

哮喘急性发作是患者的症状及肺功能的急性恶化，其症状严重程度不一。轻者仅表现为一过性的喘息、咳嗽等呼吸道症状，常在夜间或运动后出现，多能自行缓解。重者可在数小时或数天内出现病情加重或恶化；严重哮喘发作可能出现呼吸衰竭等急性并发症，引起严重后果，甚至可在数分钟内危及生命。因此，对于急性发作期患者，应对病情做出准确的评估，以便给予及时、积极、有效的治疗措施。哮喘急性发作时根据患者病情严重程度可分为四级：轻度、中度、重度和危重（表 5-3）。

表 5-3　哮喘急性发作时病情严重程度的分级

临床特点	轻度	中度	重度	危重
气短	步行、上楼时	稍事活动	休息时	—
体位	可平卧	喜坐位	端坐呼吸	—
讲话方式	连续成句	单词	单字	不能讲话
精神状态	可有焦虑，尚安静	时有焦虑或烦躁	常有焦虑、烦躁	嗜睡或意识模糊
出汗	无	有	大汗淋漓	—
呼吸频率	轻度增加	增加	常 >30 次/分	—
辅助呼吸肌活动及三凹征	常无	可有	常无	胸腹矛盾运动
哮鸣音	散在，呼气末期	响亮、弥漫	响亮、弥漫	减弱，乃至无
脉率/（次/分）	<100	100～120	>120	脉率变慢或不规则

续表 5 – 3

临床特点	轻度	中度	重度	危重
奇脉	无，<10 mmHg	可有，10 ～ 25 mmHg	常有，10 ～ 25 mmHg	无（提示呼吸肌疲劳）
最初支气管扩张剂治疗后 PEF 占预计值或个人最佳值百分比	>80%	60% ～ 80%	<60% 或 <100 L/min，或作用时间 <2 h	—
PaO$_2$（吸空气）/mmHg	正常	≥60	<60	<60
PaCO$_2$/mmHg	<45	≤45	>45	>45
SaO$_2$（吸空气）	>95%	91% ～ 95%	≤90%	≤90%
pH 值	—	—	—	降低

注：只要符合某一严重程度的某些指标，而无须满足全部指标，即可提示为该级别的急性发作；1 mmHg = 0.133 kPa；—表示无反应或无变化。

（三）临床缓解期

临床缓解期指患者未经治疗或经过治疗后，无喘息、气促、咳嗽、胸闷等呼吸道症状，肺功能恢复到正常或发作前的水平，并维持 1 年以上。

（四）其他评估

还应对患者做以下评估：①评估患者是否存在任何合并症，如过敏性鼻炎、鼻窦炎、阻塞性睡眠呼吸暂停低通气综合征、胃食管反流病、肥胖、抑郁和焦虑等。②评估哮喘的诱发因素，如运动、呼吸道感染和药物等。③评估患者药物使用情况，包括患者的治疗方案、药物剂量、药物使用方法的正确性及患者的依从性。哮喘患者往往需要使用支气管扩张剂缓解症状，支气管扩张剂的用量可作为反映哮喘严重程度的指标之一，过量使用此类药物常提示哮喘处于非控制状态、频繁急性发作、更多的药物不良反应及较高的死亡风险。

二、非急性发作期管理

非急性发作期的管理主要指哮喘慢性持续期管理。其原则是以患者病情严重程度（初始治疗者）及控制水平（长期用药者）为基础，选择或调整合适的治疗方案，哮喘治疗方案应在评估患者病情（症状控制和危险因素控制）—调整治疗方案（药物和非药物治疗方法和策略）—评价治疗效果（症状、肺功能、药物不良反应）这一连续循环中不断进行更新和调整。医生应为所有哮喘患者制订详细的书面哮喘防治行动计划，同时引导其进行有效的自我管理，对可变的危险因素及合并疾病进行干预，对患者进行定期监测、随访，检查患者吸药技术，评估其依从性及药物不良反应，并根据患者近期病情变化或控制水平及时调整治疗方案以达到并维持哮喘控制。

（一）药物治疗

初始治疗选择：医生应根据哮喘患者病情严重程度及控制水平选择合适的治疗方

案，其长期治疗方案分为5级（表5-4）。从第二级开始，均需使用控制药物，多选择在ICS的基础上根据治疗级别增加ICS剂量或加用其他种类的控制药物。大多数病情较轻的、未经规范治疗的初诊患者可选择第二级治疗方案（如选择规律性吸入低剂量ICS）作为初始治疗方案。若患者病情严重（经常有哮喘症状、每周至少1次因哮喘而夜间憋醒，特别是同时存在任何急性发作相关的危险因素），推荐第三级或更高级别的治疗方案（如选择中高剂量ICS或低剂量ICS/LABA）作为初始治疗方案。而对于严重的未控制或伴随急性恶化的哮喘患者，可给予短程口服或静脉注射糖皮质激素，同时常规使用大剂量ICS或中剂量ICS/LABA作为控制治疗方案。在各级治疗方案中都应按需使用以迅速缓解呼吸道症状为目的的缓解药物。随访及治疗方案调整：确定治疗方案后需对患者进行长期连续性的随访，开始治疗后一般在2～4周内复诊，病情稳定后应每1～3个月评估1次，此后可逐渐延长随访时间至每3～12个月1次，后续的治疗方案将依据病情评估—调整治疗方案—评价治疗效果这一循环不断进行调整。药物治疗方案的升降级要按照阶梯方法对剂量进行调整（表5-4）。

表5-4　哮喘患者长期（阶梯式）治疗方案

治疗方案	第一级	第二级	第三级	第四级	第五级
首选控制药物	按需使用低剂量ICS/福莫特罗	低剂量ICS，或按需使用低剂量ICS/福莫特罗	低剂量ICS/LABA	中剂量ICS/LABA	高剂量ICS/LABA，转诊行表型评估，加噻托溴铵或抗IgE单克隆抗体
可选控制药物	在吸入SABA的时候吸入低剂量ICS	LTRA，或在吸入SABA的时候吸入低剂量ICS	中剂量ICS，或低剂量ICS+LTRA	高剂量ICS，加用噻托溴铵或LTRA	低剂量口服激素
缓解药物	按需使用SABA或ICS/福莫特罗复合制剂	按需使用SABA或ICS/福莫特罗复合制剂	按需使用SABA或ICS/福莫特罗复合制剂	按需使用SABA或ICS/福莫特罗复合制剂	

注：6～11岁儿童，第三级治疗首选中等剂量ICS；噻托溴铵软雾吸入剂用于有哮喘急性发作史患者的附加治疗，但不适用于12岁以下儿童；LTRA, leukotriene receptor antagonist, 白三烯受体拮抗剂。

如果哮喘症状持续存在、加重，或经过1～3个月的治疗不能使其得到良好控制，在排除其他原因（如依从性差、吸入技术错误、未干预可变的危险因素及合并疾病）后应考虑升级治疗方案，直至哮喘控制为止。如患者处于呼吸道病毒感染期间或变应原暴露期间，可短期（1～2周）内升级治疗方案，如增加ICS维持剂量。

当哮喘症状控制良好且肺功能稳定并维持至少3个月时，可考虑减量治疗，以便找到针对患者的最低有效剂量。每次减量都应视为一次试验，需加强监测、随访，并让患者参与整个过程，记录哮喘状态（危险因素、症状控制及 PEF 变化等），书写哮喘行动计划，确保依从性，并确保患者有足够的药物，在必要时恢复到降级前的治疗方案。一般而言，每 3 个月减少 ICS 使用剂量的 25% ～ 50% 对大多数患者来说是安全可行的。使用高剂量 ICS/LABA 和口服糖皮质激素的患者在达到并维持哮喘控制 3 个月后，继续使用高剂量 ICS/LABA，减少口服糖皮质激素用量；使用中、高剂量 ICS 及第二种控制药物联合治疗的患者，应将 ICS 剂量减少 50%，并继续联合治疗；当达到低剂量联合治疗时，可改为每日 1 次联合用药或停用第二种控制药物单用 ICS 治疗；单独使用中、高剂量 ICS 的患者，将 ICS 剂量减少 50%；单独使用低剂量 ICS 的患者可改为每日 1 次给药；若患者使用 1 ～ 2 级治疗方案（最低剂量控制药物）达到哮喘控制 6 ～ 12 个月及以上，且无病情恶化的危险因素，可考虑在密切监测下停用控制药物，但成人完全停用 ICS 会增加其病情恶化风险。若在停药期间出现轻微的呼吸道症状，如喘息、咳嗽等，可暂予对症治疗后继续观察。

治疗哮喘的药物主要有两类：一是控制药物，用于长期、规范维持治疗的药物，包括 ICS、LABA、LAMA、白三烯受体拮抗剂（leukotriene receptor antagonist，LTRA）、抗 IgE 单克隆抗体等；二是缓解药物，又称急救药物，用于急性发作时按需使用，包括 SABA、SAMA、全身用糖皮质激素、短效茶碱等。

1. 糖皮质激素

糖皮质激素是目前最有效的控制哮喘患者气道炎症的药物。哮喘慢性持续期以吸入给药为首选给药途径，其具有所需剂量小、呼吸道抗炎作用强、全身副反应小的优点，适用于各年龄组别的患者，主要药物有布地奈德、二丙酸倍氯米松、丙酸氟替卡松。长期吸入临床推荐剂量范围内的 ICS 是安全的，药物直接作用于呼吸道，所需剂量较小，不会出现明显的全身不良反应。吸药后应及时漱口，少数吸入大剂量激素的患者可出现口咽部的不良反应，如声音嘶哑、口干、咽部不适感和口咽部念珠菌感染等。而以下情况可考虑全身使用激素：①中重度急性发作、持续雾化吸入不缓解者，可予口服糖皮质激素，推荐使用泼尼松龙 0.5 ～ 1.0 mg/kg 或等效剂量的甲泼尼龙；不宜口服者可考虑静脉给药，一般选择半衰期较短的激素，如甲泼尼龙 80 ～ 160 mg/d，无激素依赖倾向者应在症状缓解后（一般 2 ～ 5 天）及时停药，有激素依赖倾向者可延长给药时间，但应在症状缓解后改为口服并逐渐减量后停用。②大剂量 ICS/LABA 治疗无效的慢性重度患者，可在使用吸入制剂的同时，长期口服最低维持剂量激素，一般泼尼松维持剂量最好少于 10 mg，采用每天或隔天清晨顿服，以改善症状，同时减少激素不良反应。尽量避免长期全身使用糖皮质激素，不推荐使用地塞米松，因其半衰期较长，对下丘脑 - 垂体 - 肾上腺轴的抑制作用较强。长期全身应用糖皮质激素可引起医源性肾上腺皮质功能亢进，导致下丘脑 - 垂体 - 肾上腺轴的抑制、肥胖症、高血压、糖尿病、骨质疏松症、白内障、青光眼、肌肉萎缩、肌无力、加重感染、诱发或加剧消化性溃疡、诱发或加剧精神疾病和伤口愈合迟缓等。对于已有上述疾病的哮喘患者应慎重使用全身糖皮质激素治疗。

2. β_2 受体激动剂

β_2 受体激动剂分为 SABA 和 LABA 两类。SABA 主要包括沙丁胺醇和特布他林，其吸入起效快，15 ～ 30 分钟起效，可以作为缓解轻、中度哮喘急性症状的首选药物，也可用于预防运动性哮喘。沙丁胺醇气雾剂每次 1 ～ 2 喷（100 ～ 200 μg），每 20 分钟可重复 1 次或在急性发作的第 1 小时连续雾化吸入，作用可持续 4 ～ 6 小时。LABA 包括沙美特罗和福莫特罗，作用可持续 10 ～ 12 小时以上。福莫特罗因起效迅速且强效，常在用药后 3 ～ 5 分钟起效，可作为缓解药物，按需用于哮喘急性发作时。超长效的茚达特罗、奥达特罗及维兰特罗等，作用可维持 24 小时以上，具有较强的脂溶性，作为主要控制药物。长期单独使用 LABA 可增加哮喘患者死亡的风险，应避免单独、长期和过量使用。β_2 受体激动剂的主要不良反应有心悸、手抖、肌颤、头痛和低钾血症等，呈剂量依赖性，多见于大剂量使用者。

目前，在我国临床上应用的 ICS + LABA 复合制剂有不同规格的布地奈德 - 福莫特罗干粉剂、丙酸倍氯米松 - 福莫特罗气雾剂、丙酸氟替卡松 - 沙美特罗干粉剂和糠酸氟替卡松 - 维兰特罗干粉剂等。

3. LTRA

LTRA 主要通过拮抗细胞表面白三烯受体，竞争性抑制白三烯而发挥抗炎作用，可减轻哮喘症状、改善肺功能。LTRA 可作为单独应用的哮喘控制性药物，但其作用弱于 ICS，一般用于症状轻微的哮喘患者，尤其是不愿使用 ICS 或有使用 ICS 禁忌证，或伴过敏性鼻炎的患者，与 ICS 联用可减少 ICS 使用剂量。常用的药物有孟鲁司特（10 mg，每日睡前 1 次）、普仑司特（225 mg，每日 2 次）。其不良反应通常较轻微，主要表现为头痛、胃肠道不良反应，停药后多可恢复正常，罕见神经精神事件。

4. 茶碱

茶碱作为症状缓解药，有舒张支气管平滑肌、兴奋呼吸中枢和呼吸肌的作用，也有强心、利尿、扩张冠状动脉等抗心力衰竭的作用。低浓度茶碱通过抑制炎性介质的释放具有一定的抗炎和免疫调节作用，与 ICS 联合应用有协同作用。常用口服茶碱：氨茶碱片，每次 0.1 ～ 0.2 g，每日 3 次；茶碱缓释片，每次 0.1 ～ 0.2 g，每日 2 次；多索茶碱，每次 0.2 ～ 0.4 g，每日 2 次。

5. 抗胆碱能药物

SAMA 的异丙托溴铵和 LAMA 的噻托溴铵舒张支气管的作用弱于 β_2 受体激动剂，起效时间也较慢。SAMA 主要用于哮喘急性发作，吸入 15 ～ 30 分钟后快速起效，维持 4 ～ 6 小时，与 SABA 联用有协同作用；噻托溴铵用于中重度慢性持续哮喘或合并 COPD 的患者，持续时间长，每次 18 μg，每日 1 次。该类药的主要不良反应有口干、恶心、头痛、尿潴留。妊娠早期女性，及有前列腺增生、青光眼、中度及重度肾功能不全的患者应慎重使用。

新近上市的 ICS + LABA + LAMA 三联复合制剂布地奈德 - 福莫特罗 - 格隆溴铵气雾剂、糠酸氟替卡松 - 维兰特罗 - 乌美溴铵干粉剂，都是在 ICS + LABA 复合制剂基础上再加上 LAMA，重度哮喘患者使用吸入的三联复合制剂更为方便。

6. 其他治疗药物

一是抗变态反应药物，如酮替芬、氯雷他定和曲尼司特等具有抗过敏作用，但在哮喘的治疗中作用较弱，口服制剂适用于治疗过敏性哮喘或合并有过敏性鼻炎的患者，这类药物的主要不良反应是嗜睡。二是抗 IgE 单克隆抗体，如奥马珠单抗，是一种人源化的重组抗 IgE 单克隆抗体，通过阻断 IgE 与效应细胞（如肥大细胞及嗜碱性粒细胞）表面受体结合，抑制效应细胞脱颗粒及炎性介质的释放而起作用，主要适用于大剂量 ICS 联合 LABA 治疗后效果不佳且血清 IgE 水平升高的重度哮喘患者。

（二）非药物治疗

控制诱发因素、加强哮喘管理及减少危险因素接触，有利于缓解患者症状、减少药物使用量，减少哮喘急性发作的风险。主要包括：

（1）脱离致敏原。部分患者可确定导致哮喘发作的特异变应原或其他非特异诱发因素，这类患者防治哮喘最有效的方法就是使其立即脱离并长期避免接触相应诱发因素，首要步骤是减少室内（常见的有尘螨、蟑螂、动物毛发和皮屑）和室外（常见的有花粉、油漆、粉尘和空气污染）相关变应原的暴露。

（2）戒烟及避免烟草烟雾暴露。戒烟可以防止哮喘加重，提高药物疗效，改善哮喘患者预后。应鼓励患者及其家人戒烟，制订戒烟计划，鼓励患者避免待在吸烟环境中，对戒烟困难者可以寻求专业化戒烟治疗。

（3）体育运动。建议哮喘患者进行规律适当的体育运动，适当的体育运动可促进心肺健康，存在运动诱发性哮喘发作的患者可考虑运动前 5 ～ 15 分钟吸入 SABA 以预防症状的发生。

（4）职业性哮喘。职业性哮喘与暴露的工作环境有关，应了解所有成年起病患者的职业情况，尽可能识别和去除职业相关的致敏原，职业性哮喘在停止暴露后一般会逐渐改善。

（5）避免使用某些药物。使用 NSAIDs 及 β 受体阻滞剂前应询问患者有无哮喘，如果患者既往服用相关药物后诱发哮喘发作或使哮喘症状加重，应限制使用该类药物。

（6）健康饮食。建议患者多吃新鲜水果、蔬菜，做到营养合理，注意均衡饮食。

（三）社区管理与自我管理

社区医生应为哮喘患者建立个人健康档案，以了解和掌握患者的病情变化及哮喘控制水平，并对患者进行定期监测、随访，检查患者书面哮喘行动计划执行情况。每次随访应包括以下内容：

（1）评估哮喘控制水平。检查患者的症状、体征及 PEF 记录，进行哮喘症状控制水平评估或哮喘控制测试（ACT），分析并确定加重的诱因；评估有无合并症、并发症及药物不良反应。

（2）评估肺功能。哮喘患者应在初始治疗 3 ～ 6 个月内复查肺功能，病情稳定后应至少每年复查 1 次，而对于哮喘反复发作、有急性发作高危因素、有气流受限危险因素或肺功能短期明显下降的患者，应缩短肺功能检查时间间隔，以便及时了解患者肺功能的变化情况。

（3）评估治疗。处方医生应当反复指导并检查患者的吸入技术，检查患者吸入装置的使用情况，必要时予以纠正；教育患者应配备缓解药物并教会患者正确使用；询问患者对其他干预措施的依从性（如戒烟、脱离变应原、合并疾病的治疗等）；评价患者治疗依从性；评估患者治疗相关不良反应；制订个体化的书面管理行动计划，哮喘控制水平或治疗方案发生变化时应及时更新哮喘行动计划。

社区医生应根据每次随访结果评估是否需要调整治疗方案，指导哮喘患者进行自我管理，并定期进行哮喘自我管理相关的健康教育，使患者掌握以下知识：哮喘的预防和长期治疗方法、吸入装置的正确使用、用药和随访依从性在哮喘管理中的重要作用、哮喘自我管理工具的使用、哮喘急性发作先兆的识别和相应自我处理方案等。

哮喘的自我管理有助于患者及时识别并处理哮喘的急性发作或恶化。多数哮喘患者急性发作前都有不同程度的呼吸道先兆症状，在患者出现这些症状时，即刻给予短效支气管扩张剂进行预防性治疗，有可能减少甚至阻止哮喘急性发作或恶化。识别哮喘急性发作先兆有两种方法：一是根据患者临床表现，如出现咳嗽、胸闷、气促、喘息等症状；二是根据患者 PEF 监测结果，峰流速仪提示患者 PEF 明显下降，如下降至个人最佳值或正常预计值的 60% ～ 80% 或更低，或较平常的基础值降低 20% 以上。同时出现以上两种情况时应当警惕急性发作的风险，需要及时处理。自我处理方法包括：①脱离诱因，保持家庭及工作环境清洁通风，空气清新。②使用 SABA，每次 1 ～ 2 喷（如沙丁胺醇 100 ～ 200 μg），必要时可每隔 3 小时重复吸入 1 次，但 24 小时内最多不超过 8 喷（如沙丁胺醇 800 μg）；布地奈德/福莫特罗可作为哮喘急性发作先兆时的缓解用药使用，可临时加用 1 ～ 2 吸缓解症状，注意任何一次加重情况下使用该药物作为缓解用药时，最大剂量都不应超过 8 喷。③增加控制药物：当使用缓解药物后症状不改善或 PEF 不能恢复至平常的基础水平，需要到就近医疗机构就诊。

（四）转诊

当患者出现以下情况，建议转诊至上级医疗卫生机构进行治疗：

（1）难以确诊的哮喘。因确诊或随访需求，需要完善肺功能检查（包括通气功能检测、支气管激发试验、支气管舒张试验、运动激发试验等）；为明确或发现诱发因素及过敏原，需要完善相关过敏原筛查或特异性 IgE 血清学检查。

（2）疑似职业性哮喘。

（3）经过规范化治疗或紧急处理后哮喘症状仍然不能得到有效控制的难治性哮喘或哮喘频繁发作。

（4）有严重的治疗相关不良风险，如致命性心律失常等严重不良反应；长期或频繁口服糖皮质激素。

（5）怀疑哮喘相关并发症，如怀疑有肺源性心脏病、变应性支气管肺曲霉病等。

三、急性发作期管理

（一）社区管理

社区是哮喘急性发作治疗的前哨，社区医生应立即简要回顾患者病史，了解患者的症状变化及体征，快速给予初始治疗，并评估治疗反应。哮喘轻、中度急性发作或恶化可经自我处理或在社区治疗中得到有效控制。主要的治疗方法包括氧疗，吸入短效支气管扩张剂或低剂量 ICS/福莫特罗联合制剂，早期应用全身糖皮质激素。主要目的是快速缓解患者症状，解除气道痉挛，改善氧合，预防未来加重或再次发作。

初始可予高流量吸氧，继而根据脉搏容积血氧饱和度（SpO_2）监测结果调整吸氧浓度，使 SpO_2 维持在 93% ～ 95% 即可。短效支气管扩张剂以 SABA 为首选，如沙丁胺醇气雾剂，初始剂量为 2 ～ 4 喷（200 ～ 400 μg），每 20 分钟可重复吸入 1 次，1 小时后评估治疗效果，如果反应良好，在 3 ～ 4 小时内 PEF 恢复至个人最佳值或正常预计值的 60% ～ 80%。随后轻度急性发作调整为每 3 ～ 4 小时 2 ～ 4 喷（200 ～ 400 μg），中度急性发作可调整为每 1 ～ 2 小时 6 ～ 10 喷（600 ～ 1 000 μg）。SABA 也可通过储雾罐或雾化装置给药，对于部分老年患者特别适用，初始治疗可间断（每 20 分钟 1 次）或连续雾化给药，1 小时后评估治疗效果并根据患者病情间断给药（每 3 ～ 4 小时 1 次）。SABA 和 SAMA 联合使用具有协同作用，具有更强的舒张支气管作用，而且可以降低哮喘急性发作住院风险。急性发作时，异丙托溴铵气雾剂常用剂量为每次 2 喷或 500 μg 雾化吸入，每 6 小时 1 次。若患者使用低剂量 ICS/福莫特罗联合制剂作为控制治疗药物时，可直接加用 1 ～ 2 喷，但每日总量不应超过 8 喷。

哮喘急性发作时，高剂量吸入糖皮质激素（7 ～ 14 天）与短期全身使用糖皮质激素疗效相当，故也可增加 ICS 的剂量，使用剂量至少为基础用量的 2 倍，也可考虑雾化吸入布地奈德混悬液，每次 1 ～ 2 mg，每日 3 ～ 4 次，并在未来 2 ～ 4 周增加基础给药剂量，最高剂量可用到 2 000 μg/d 二丙酸倍氯米松或等效剂量的其他 ICS 治疗。若患者加量应用缓解药物及控制药物治疗 2 ～ 3 天效果不佳或病情迅速恶化时，可尽早口服糖皮质激素。因泼尼松龙口服吸收快且生物利用度高，且与静脉使用激素效果类似，急性发作时推荐口服泼尼松龙 0.5 ～ 1 mg/（kg·d），一般连续应用 5 ～ 7 天，症状减轻后迅速减量或完全停药。严重的急性发作患者或不宜口服激素的患者，可以静脉给药。推荐用法：甲泼尼龙 80 ～ 160 mg/d，或氢化可的松 400 ～ 1 000 mg/d 分次给药。静脉和口服给药的序贯疗法可减少激素用量及不良反应，如静脉使用激素 2 ～ 3 天，继以口服激素 3 ～ 5 天。

患者经过自我处理和社区处理好转后，应在 1 周内至哮喘专科门诊随访。专科门诊重新制订更详细的哮喘行动计划，教会患者识别急性发作的诱因并告知避免接触诱发因素的方法，检查患者是否正确使用药物、吸入装置和峰流速仪，适当调整控制治疗方案。

（二）转诊指征

当患者出现以下情况，建议转诊至上级医疗卫生机构进行治疗：

（1）中度及以上程度的哮喘急性发作（表 5-3），经过紧急或初步处理后症状无明显缓解，甚至恶化。

（2）存在哮喘相关性死亡风险，出现嗜睡、"寂静肺"、严重过敏反应，需要 ICU 治疗或机械通气。

第六节 管理流程

支气管哮喘的管理流程见图 5 – 1。

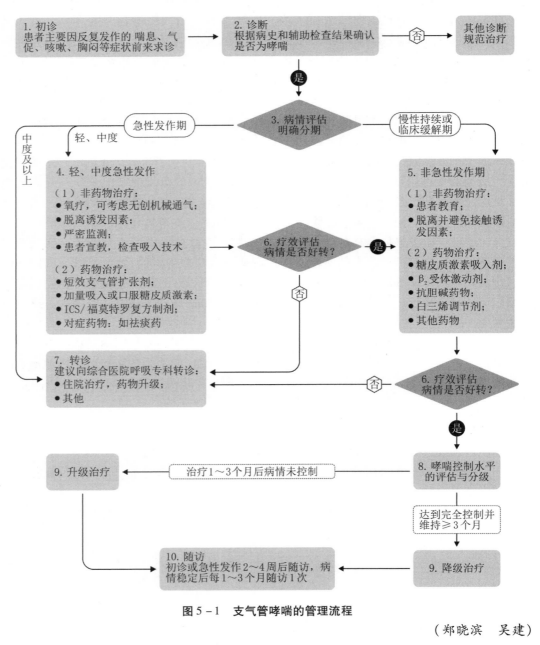

图 5 – 1 支气管哮喘的管理流程

（郑晓滨　吴建）

参考文献

［1］葛均波，徐永健，王辰. 内科学［M］. 北京：人民卫生出版社，2018.

［2］林果为，王吉耀，葛均波，等. 实用内科学［M］. 北京：人民卫生出版社，2017.

［3］中国医学科学院，中国疾病预防控制中心，中华预防医学会，等. 中国慢性呼吸疾病流行状况与防治策略［M］. 北京：人民卫生出版社，2018.

［4］中华医学会，中华医学会杂志社，中华医学会全科医学分会，等. 支气管哮喘基层诊疗指南（2018 年）［J］. 中华全科医师杂志，2018，17（10）：751－762.

［5］中华医学会呼吸病学分会哮喘学组. 支气管哮喘防治指南（2020 年版）［J］. 中华结核和呼吸杂志，2020，43（12）：1023－1048.

［6］中华医学会呼吸病学分会哮喘学组，中国哮喘联盟. 支气管哮喘急性发作评估及处理中国专家共识［J］. 中华内科杂志，2018，57（1）：4－14.

［7］GINA Executive and Science Committee. Global strategy for asthma management and prevention 2021［EB/OL］. http://www.gina.com.

第六章

糖 尿 病

第一节　定义与流行病学

糖尿病（diabetes mellitus，DM）是一组以高血糖为基本特征的慢性、全身性、代谢性疾病，由遗传、环境和自身免疫等多种因素共同作用引起。其主要病理生理机制是机体内胰岛素合成、分泌缺陷和（或）作用障碍，引起糖类、蛋白质和脂肪以及水和电解质等代谢紊乱。

近年来，糖尿病在全球广泛流行，中国成人糖尿病患病率保持增长趋势，患病率达11.2%，且发病日趋年轻化。但目前全国糖尿病防治现状呈现"三低"，即低知晓率、低治疗率和低控制率，防治任务十分艰巨。

慢性高血糖会导致全身多系统损害和功能障碍，包括动脉粥样硬化性心、脑、周围血管病变及肾脏病变、视网膜病变和神经病变等，可引起心脑血管意外、截肢、肾衰竭、失明等严重并发症，导致沉重的家庭和社会负担。在病情严重或应激的情况下可发生急性严重代谢紊乱，如糖尿病酮症酸中毒（diabetic ketoacidosis，DKA）、高血糖高渗综合征（hyperglycemia and hypertonic syndrome，HHS）等，如处理不及时可危及生命。但糖尿病可防可控，早期发现、及时有效干预和综合管理在一定程度上可以预防和延缓并发症发生、发展，降低糖尿病致残率和早死率。

第二节　高危人群的筛查与管理

重点：
- 识别糖尿病高危人群。
- 糖尿病的筛查方法。
- 健康生活方式干预。

一、糖尿病的高危人群

早期识别和筛查高危人群，可以早期预防、诊断和治疗糖尿病。成年人（≥18周岁）只要具有以下 1 项及以上危险因素都应视为糖尿病高危人群：①年龄≥40 岁；②糖尿病前期，也称为糖调节受损，包括空腹血糖受损（impaired fasting glucose，IFG）和（或）糖耐量异常（impaired glucose tolerance，IGT）；③超重（24 kg/m² ≤ BMI < 28 kg/m²）或肥胖（BMI≥28 kg/m²）和（或）中心型肥胖（腰围：男性≥90 cm，女性≥85 cm）；④体力活动不足；⑤一级亲属中有 2 型糖尿病（type 2 diabetes mellitus，T2DM）患者；⑥有妊娠糖尿病（gestational diabetes mellitus，GDM）病史或者巨大胎儿（出生体重≥4 kg）生产史的妇女；⑦高血压［收缩压（systolic pressure，SBP）≥140 mmHg 和（或）舒张压（diastolic pressure，DBP）≥90 mmHg，或在降压治疗中］；⑧血脂异常［高密度脂蛋白胆固醇（high-density lipoprotein cholesterol，HDL-C）≤0.91mmol/L 和（或）甘油三酯（triglyceride，TG）≥2.22 mmol/L，或在调脂治疗中］；⑨动脉粥样硬化性心血管疾病（atherosclerotic cardiovascular disease，ASCVD）患者；⑩曾因使用糖皮质激素有一过性类固醇糖尿病病史者；⑪多囊卵巢综合征（polycystic ovarian syndrome，PCOS）或者存在与胰岛素抵抗（insulin resistance，IR）相关的临床状态（如黑棘皮征）等；⑫需要长期使用抗精神病药物、抗抑郁药物或他汀类药物治疗者；⑬中国糖尿病风险评分（附录 6 - 1），总分≥25 分者。对于高危人群应该进一步进行血糖筛查，并接受健康生活方式指导。

二、筛查方法

空腹血浆葡萄糖（fasting plasma glucose，FPG）测定简单、易行，可作为常规筛查方法，但该方法诊断糖尿病的敏感性低，有漏诊的可能性。目前，公认诊断糖尿病的"金标准"是口服葡萄糖耐量试验（oral glucose tolerance test，OGTT）（附录 6 - 2），因此条件允许的情况下，建议行 OGTT 来评估糖代谢状态。毛细血管血糖和尿糖测试便捷、经济，对于医疗资源缺乏的基层医疗机构，其可作为初步筛查手段，但不能作为诊断依据。此外，尿糖结果判定受到肾糖阈的影响，对于结果阳性者应进一步测定静脉血糖予以确诊。对于糖尿病高危人群每年至少测量 1 次 FPG 或任意时点血糖，必要时行 OGTT 检查，糖尿病前期者应至少每 6 个月测量 1 次。

三、健康生活方式干预

有针对性的健康教育和强化生活方式干预，可以预防和延迟高危人群发生糖尿病。定期随访并给予适当健康干预措施及心理支持，是确保患者长期坚持健康生活方式的有效措施。具体目标包括维持理想体重，合理膳食、均衡营养，规律适量运动，戒烟、限酒、限盐，保持心理平衡，身心愉悦。

第三节 诊 断 思 路

糖尿病的诊断思路：首先根据临床症状及静脉血浆血糖值和（或）糖化血红蛋白（HbA1c）明确糖尿病的诊断，然后再依据临床特点和实验室检查等明确糖尿病的分型。此外，对于临床症状重、血糖值高的患者需要进一步评估是否存在糖尿病急性并发症。所有 T2DM 患者在确诊时和 1 型糖尿病（type 1 diabetes，T1DM）患者诊断 5 年后，需要评估确定有无糖尿病慢性并发症。

一、确定糖尿病

糖尿病临床诊断主要依据临床症状和静脉血浆葡萄糖、HbA1c 水平，而毛细血管血糖（指尖血糖）、尿糖均仅作为参考。目前，中国人群统一采用 WHO 1999 年糖代谢状态分类和糖尿病诊断标准进行诊断（表 6 - 1、表 6 - 2）。

表 6 - 1　糖代谢状态分类（WHO，1999）

糖代谢分类	静脉血浆葡萄糖/（mmol/L）	
	FPG	OGTT 后 2 小时
正常血糖	<6.1	<7.8
IFG	6.1～7.0	<7.8
IGT	<7.0	7.8～11.1
糖尿病	≥7.0	≥11.1

表 6 - 2　糖尿病诊断标准（WHO，1999）

诊断标准	静脉血浆葡萄糖/或 HbA1c 水平
糖尿病症状 + 随机血糖	≥11.1
或糖尿病症状 + FPG	≥7.0
或糖尿病症状 + OGTT 后 2 小时血糖	≥11.1
或糖尿病症状 + HbA1c	≥6.5%

注：无糖尿病典型症状者，需改日复查确认；空腹状态指至少 8 小时未摄入热量；随机血糖指一天中任意时间的血糖，不考虑末次用餐时间，且不能用于诊断 IFG 或 IGT；急性感染、创伤等应激情况下可出现血糖暂时性升高，若无明确的糖尿病病史，需在应激因素消除后复查重新确定糖代谢状态；儿童诊断标准与成人一致。

典型的糖尿病患者可有"三多一少"症状，即多尿、烦渴多饮、多食和不明原因的体重下降。需注意的是，许多患者并没有典型的糖尿病症状，而是以反复呼吸道、泌尿系等部位的感染，皮肤破溃迁延不愈，乏力，甚至以蛋白尿、眼底出血、冠心病、卒中等并发症为首发症状。临床上还有部分患者没有任何不适或症状体征，仅在常规健康体检时发现高血糖。

鉴别诊断：①部分老年人、孕妇或其他原因引起肾糖阈降低者，在血糖不高的情况下可引起尿糖阳性，应检测血糖以明确诊断；②尿崩症和精神性烦渴患者也会出现明显的烦渴多饮、多尿症状，需注意鉴别。

二、明确分型

糖尿病的临床分型需要结合患者临床特点、胰岛功能评估及相关自身免疫标记等来明确判断。中国沿用 WHO 1999 年糖尿病病因学分型体系，将糖尿病主要分为四大类型：T1DM、T2DM、GDM 和特殊类型糖尿病。其中，T1DM 可分为免疫介导性和特发性两种亚型。特殊类型糖尿病相对少见，目前有八类，其种类随着对糖尿病发病机制认识的深入不断增加（表 6 - 3）。

表 6 - 3　特殊类型糖尿病

病因或类型	举例
胰岛 β 细胞功能遗传性缺陷	青少年的成年起病型糖尿病（maturity-onset diabetes of the young，MODY），线粒体 DNA 突变等
胰岛素作用遗传性缺陷	A 型胰岛素抵抗，矮妖精貌综合征等
胰腺外分泌疾病	囊性纤维化病，胰腺炎，创伤/胰腺切除术后等
内分泌疾病	库欣综合征，甲状腺功能亢进症，肢端肥大症等
药物或化学品所致糖尿病	糖皮质激素，甲状腺激素，噻嗪类利尿剂等
病毒感染	先天性风疹，巨细胞病毒感染等
不常见免疫介导性糖尿病	胰岛素自身免疫综合征，胰岛素受体抗体等
相关的遗传综合征	唐氏（Down）综合征，特纳（Turner）综合征，普拉德 - 威利（Prader-Willi）综合征等

三、T1DM 与 T2DM 的鉴别

T2DM 是临床最常见的糖尿病类型，占 90% ~ 95%。其病因和发病机制尚不明确，主要与胰岛素抵抗伴随胰岛 β 细胞功能缺陷导致胰岛素分泌减少（或相对不足）有关。T1DM 的病因学目前亦不完全清楚，病理生理学特征主要是胰岛 β 细胞数量显著减少导致胰岛素分泌绝对不足。T1DM 和 T2DM 的主要鉴别要点见表 6 - 4。

表 6 - 4　T1DM 和 T2DM 主要鉴别点

鉴别要点	T1DM	T2DM
发病年龄	儿童或青少年起病，通常小于30岁	多数成年起病
发病方式	多急剧，少数缓慢	缓慢
体型	多正常或消瘦	多超重或肥胖
临床特点	"三多一少"症状明显	症状隐匿，不典型
急性并发症	易发生酮症酸中毒	不易发生酮症酸中毒，老年人易发生高渗性昏迷
胰岛素及C肽释放试验	低下或缺乏	峰值延迟或不足
相关自身免疫标记	常阳性，阴性不能排除	阴性
治疗	外源性胰岛素	生活方式干预、口服降糖药或胰岛素

注：相关自身免疫标记包括谷氨酸脱羧酶抗体（glutamic acid decarboxylase antibody，GADA）、胰岛细胞抗体（islet cell antibody，ICA）、人胰岛细胞抗原2抗体（islet antigen-2 antibody，IA-2A）、锌转运体8抗体（Zinc transporter 8 antibody，ZnT8Ab）等。

糖尿病临床分型存在困难时，可暂不分型。后续再依据患者对治疗的反应情况及病情的转归重新评估和分型。对于分型有困难的患者应该及时转诊到上级医院的糖尿病专科进一步诊治。

第四节　防治要点

糖尿病管理重心应该前移，全面贯彻"预防为主、防治结合、综合防控"的原则。在一般人群中开展健康教育，利用居民档案和各类体检信息，早期识别高危人群，筛查检出异常血糖者。对于血糖正常的高危人群和糖尿病前期进行健康教育和持续有效的生活方式干预，预防其进展为糖尿病。对于明确诊断糖尿病的患者，除了通过"五驾马车"（健康教育、医学营养治疗、运动治疗、血糖监测、降糖药物治疗）控制好血糖外，同时，应控制高血压、血脂异常、超重肥胖、高凝状态等，预防或延缓糖尿病并发症的发生。对于已经发生并发症的糖尿病患者，应采取积极治疗措施，尽可能延缓疾病进展和病情恶化，降低致残率和病死率，同时提高患者的生存质量。

第五节 管 理 策 略

重点:
- 糖尿病的病情及并发症的评估。
- 确定个体化综合管理方案。
- 糖尿病的急性并发症的识别与处理。
- 糖尿病的慢性并发症的筛查和管理。
- 特殊情况的管理。
- 转诊指征。

一、病情评估

(一) 初诊评估

充分评估病情有助于后续为糖尿病患者制订个体化的控制目标,合理选择治疗策略。接诊医生通过详细的病史采集、体格检查、实验室及辅助检查等综合评估以下内容(表6-5)。

表6-5 综合病情评估

评估项目	评估内容
一般情况	年龄、起病特点、有无糖尿病症状、急性并发症相关症状、饮食和运动习惯、营养状况、体重变化、(儿童青少年)生长发育情况、是否曾经接受过糖尿病教育
治疗情况	既往治疗方案和疗效,目前治疗情况(药物、治疗依从性、饮食、运动等),血糖监测情况,急性并发症和低血糖发生频率、严重程度和常见原因
相关病史	糖尿病相关并发症:大血管病变(心、脑、外周血管)、微血管病变(肾脏、视网膜)、神经病变(周围神经、自主神经)、糖尿病足、口腔问题,糖尿病合并症,如高血压、血脂异常、高尿酸血症、心脑血管疾病、外周动脉疾病、心理精神疾病、牙周病等

续表6-5

评估项目	评估内容
体格检查	身高、体重、BMI、腰围、臀围；血压、心率、心律；视力、眼底检查；皮肤检查；甲状腺触诊；足部检查（视诊、足背动脉搏动、振动觉、痛温觉、10 g 尼龙丝压力觉、踝反射等）
实验室检查	空腹血糖、HbA1c、肝肾功能、血脂谱、尿常规、尿蛋白/肌酐比值等

（二）随访评估

对于初诊糖尿病患者，基层医疗机构应该在建立居民健康档案的基础上为其专门建档。糖尿病管理档案包括患者初诊评估、随访记录和年度评估等。主要评估内容包括一般状况、糖尿病相关的危险因素、糖尿病并发症及合并症、体格检查及实验室检查结果等信息。若合并急性并发症或其他系统急、危重症，需及时转上级医院急诊科或相应专科就诊。对于已确诊为糖尿病的患者，应该定期进行糖尿病慢性并发症筛查并加强宣传教育，及时诊断、早期治疗。针对存在糖尿病并发症的患者应给予规范的社区管理，并辅以相应的健康教育、日常护理指导等，旨在改善患者的生活质量，尽可能降低伤残率和病死率。

二、综合管理

糖尿病的治疗应遵循综合管理的原则，对于已确诊的糖尿病患者，应该根据患者年龄、病程、并发症或合并症病情严重程度和预期寿命等确定个体化控制目标。通过"五驾马车"，尽早使其血糖、血压、血脂、体重等全面达标。良好的代谢控制可以预防和延缓糖尿病并发症的发生及发展，从而提高患者生活质量并延长寿命。中国 T2DM 综合控制目标见表6-6，HbA1c 分层目标值建议见表6-7。

表6-6　中国 2 型糖尿病综合控制目标（2020 年版）

指标	目标值
毛细血管血糖/（mmol/L）	
空腹	4.4～7.0
非空腹	<10.0
糖化血红蛋白/%	<7.0
血压/mmHg	<130/80
总胆固醇/（mmol/L）	<4.5
高密度脂蛋白胆固醇/（mmol/L）	
男性	>1.0
女性	>1.3
甘油三酯/（mmol/L）	<1.7
低密度脂蛋白胆固醇/（mmol/L）	

续表 6 - 6

指标	目标值
未合并 ASCVD	< 2.6
合并 ASCVD	< 1.8
BMI/(kg/m^2)	< 24.0
尿蛋白排泄率	< 20 μg/min（30 mg/24 h）
尿白蛋白/肌酐比值	
男性	< 2.5 mg/mmol（22 mg/g）
女性	< 3.5 mg/mmol（31 mg/g）
主动有氧运动/(min/w)	≥150

表 6 - 7　糖化血红蛋白（HbA1c）分层目标值建议

HbA1c 水平/%	适用人群
< 6.0	新诊断、年轻、无并发症、降糖治疗无低血糖和体重增加等不良反应者，无须降糖药物干预者，糖尿病合并妊娠者
< 6.5	< 65 岁、无并发症和严重伴发疾病者，糖尿病计划妊娠者
< 7.0	< 65 岁、口服降糖药物不能达标合用或改用胰岛素治疗，≥65 岁、无低血糖风险、脏器功能良好、预期生存期 > 15 年，胰岛素治疗的糖尿病计划妊娠者
≤ 7.5	已有心血管疾病或风险极高危者
< 8.0	≥65 岁、预期生存期 5 ～ 15 年者
< 9.0	≥65 岁或恶性肿瘤预期生存期 < 5 年，低血糖高危人群，精神或智力或视力障碍等执行治疗方案困难者，医疗条件太差地区人群

（一）控制血糖

糖尿病的血糖控制遵循"五驾马车"原则，包括糖尿病健康教育、医学营养治疗、运动治疗、血糖监测和降糖药物治疗。

1. 糖尿病健康教育

糖尿病是一种慢性病，糖尿病患者一旦确诊就应该持续接受糖尿病的相关健康教育，以提高对疾病的认识，掌握自我管理的技能。糖尿病教育的方法和形式可以多种多样，可根据患者需求、教育目标及资源条件因地制宜，包括大课堂或小组式的集体教育、针对性的个体教育，还可以利用手机或互联网进行远程教育。糖尿病教育的内容和目标包括：了解糖尿病的基础知识；掌握饮食治疗的具体措施和运动疗法的具体要求；学会正确使用快速血糖仪进行科学自我血糖监测；了解常见降糖药物的种类、降糖机制，并掌握正确的服用方法；掌握规范的胰岛素注射技术；学会如何预防和应对低血糖和高血糖等。

2. 医学营养治疗

医学营养治疗是糖尿病治疗的基础手段，应该长期严格执行。通过控制饮食总能量、调整饮食结构和合理分配餐次比例，不仅有利于控制血糖，还有助于维持理想体重并预防发生营养不良，从而达到全面、良好的代谢控制。中国成人正常 BMI 为 $18.5 \sim 23.9 \ kg/m^2$，$BMI < 18.5 \ kg/m^2$ 属于消瘦，BMI 为 $24 \sim 27.9 \ kg/m^2$ 属于超重，$BMI \geqslant 28 \ kg/m^2$ 则为肥胖。对于超重和肥胖者，目标是 $3 \sim 6$ 个月体重减轻 $5\% \sim 10\%$；而对于消瘦者，则希望恢复至理想体重。

每日饮食"三部曲"：

（1）确定每日饮食的总热量：理想体重×能量级别。

理想体重（kg）= 身高（cm）－ 105。

能量级别：成年人休息状态 $25 \sim 30$ kcal，轻体力劳动 $30 \sim 35$ kcal，中度体力劳动 $35 \sim 40$ kcal，重体力劳动 40 kcal 以上。

（2）三大营养物质含量：碳水化合物 $50\% \sim 65\%$；蛋白质 $15\% \sim 20\%$；脂肪 $20\% \sim 30\%$。

（3）三餐合理分配：早餐 1/5、午餐 2/5、晚餐 2/5 或者早、午、晚三餐各占 1/3。

3. 运动治疗

对于糖尿病患者，规律、科学的运动不仅有助于控制血糖、血压、血脂和减轻体重，还可以改善患者的心肺功能，增强患者的社会适应能力和心理健康。糖尿病患者应该在医生的指导下进行运动，并遵循循序渐进、量力而行、持之以恒的总原则。医生应该定期评估患者的疾病状态，根据患者的年龄、兴趣爱好及身体承受能力等给予患者个体化的运动处方并加以指导，适时调整运动计划。病情稳定的糖尿病患者保证每周不少于 150 分钟中低强度的有氧运动，如快走、慢跑、骑自行车、游泳、太极拳、健身体操、乒乓球、羽毛球等。运动前后要注意监测血糖。血糖控制差、近期频繁发作低血糖或血糖波动大、伴有糖尿病急性并发症或严重心、脑、眼、肾等慢性并发症时不宜运动，应该在病情稳定后再逐步恢复运动。

4. 血糖监测

作为糖尿病管理的重要组成部分之一，血糖监测不仅有助于评估患者糖代谢的紊乱程度，制订合理的降糖方案，还可以反映降糖治疗效果并指导调整治疗方案。临床上反映血糖水平的主要指标有静脉血糖、HbA1c、指尖血糖、动态葡萄糖监测和尿糖等。

建议患者使用便携式快速血糖仪测定指尖血糖来进行自我监测。根据患者实际病情需要如血糖控制情况、用药方案等来决定监测的时间和频率。常见血糖监测时间点有餐前、餐后 2 小时、睡前（一般为 22:00）和夜间（一般为凌晨 2:00 $\sim$ 3:00）等。对于血糖控制差的患者需要每天监测血糖 $4 \sim 7$ 次，达标稳定后可以改为每周监测 $1 \sim 2$ 次；开始使用胰岛素者至少每天监测 5 次，治疗达标后每天监测 $2 \sim 4$ 次；口服降糖药或生活方式干预者达标后，可以每周监测 $2 \sim 4$ 次。糖尿病患者每 $3 \sim 6$ 个月定期复查 HbA1c，有助于了解血糖总体控制情况，及时指导降糖方案调整。

5. 降糖药物治疗

单纯生活方式干预不能使血糖达标（HbA1c > 7%）时，应及时在此基础上启动药物降糖治疗。根据患者的具体病情制订降糖方案并指导患者规范、科学用药。具体用药方案可参照《中国 2 型糖尿病防治指南（2020 年版）》高血糖治疗路径执行（图 6 - 1）。

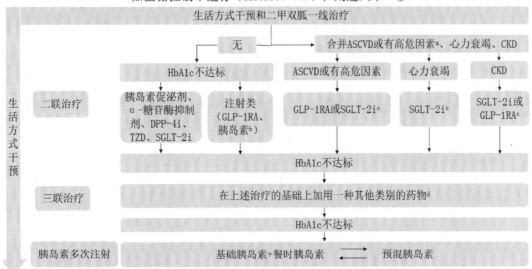

a.高危因素指年龄≥55岁且伴以下至少1项：冠状动脉或颈动脉或下肢动脉狭窄≥50%，左心室肥厚；b.通常选用基础胰岛素；c.加用具有ASCVD、心力衰竭或CKD获益证据的GLP-1RA或SGLT-2i；d.有心力衰竭者不用TZD。

图 6 - 1　中国 2 型糖尿病高血糖治疗路径

糖尿病的降糖药物治疗多基于糖尿病发病的两个核心病理生理基础：胰岛素抵抗和胰岛素分泌受损。根据使用方式的不同，降糖药物分为口服药和注射制剂两大类。

（1）口服降糖药。根据降糖机制不同，目前口服降糖药有六大类：双胍类、胰岛素促泌剂（磺脲类和格列奈类）、胰岛素增敏剂噻唑烷二酮类（TZDs）、α - 糖苷酶抑制剂、二肽基肽酶 - Ⅳ 抑制剂（DPP-4 抑制剂）和 SGLT-2 抑制剂。常见口服降糖药物详见附录 6 - 3。临床上常根据患者的病情需要（血糖控制情况、肝肾功能、药物耐受情况等）联合使用不同作用机制的口服药物。

（2）注射针剂。注射针剂包括胰岛素和胰高血糖素样多肽 - 1 受体激动剂（GLP-1 受体激动剂）。胰岛素制剂根据来源和化学结构的不同，可分为动物胰岛素、重组人胰岛素和胰岛素类似物；根据胰岛素作用特点的差异，又可分为超短效、短效、中效、长效和预混胰岛素五类。常见胰岛素及胰岛素类似物制剂的种类和特点详见附录 6 - 4。

GLP-1 受体激动剂是新型的注射用降糖药物，通过葡萄糖依赖的方式发挥降糖作用：刺激胰腺 β 细胞合成和分泌胰岛素；抑制胰岛 α 细胞释放胰高血糖素，减少肝糖原输出；还可作用于大脑，增加饱腹感和抑制食欲；并能够抑制胃肠蠕动、延迟胃排空等。单用引起低血糖的风险很低，尤其适用于超重肥胖和胰岛素抵抗明显的糖尿病患者。对于伴有 ASCVD 及其高危因素、慢性肾脏病的 2 型糖尿病患者，GLP-1 受体激动剂具有有益的作用和安全性。常见 GLP-1 受体激动剂的种类和特点详见附录 6 - 5。

（二）降压治疗

糖尿病常常伴发高血压，两者并存会显著增加 ASCVD 发病风险，同时还会促进肾脏病变和视网膜病变的发生和进展。糖尿病患者定期随访评估中应常规进行血压监测，有条件情况下进行家庭血压测量。糖尿病合并高血压者血压控制目标应低于 130/80 mmHg；老年患者或伴严重心脑血管疾病者，血压控制目标可适当放宽至低于 140/90 mmHg。

改善生活方式是控制高血压的重要手段。当糖尿病患者血压≥120/80 mmHg 时，应该立即开始生活方式干预预防高血压发生；当血压≥140/90 mmHg 时应考虑是否需要启动药物降压治疗；当血压大于目标值 20/10 mmHg 或≥160/100 mmHg 时应立即开始药物降压治疗，必要时采取联合治疗。

降压药物选择时应综合考虑降压效果，对心、脑、肾重要脏器的保护作用，安全性、依从性及对代谢的影响等因素。五类一线降压药物（如 ACEI、ARB、利尿剂、钙通道阻滞剂、β 受体阻滞剂）均可用于糖尿病患者，其中首选 ACEI 或 ARB 类药物，除了具有降压疗效外，同时兼顾心肾的保护。

（三）调脂治疗

糖尿病患者常伴有血脂代谢紊乱，这些都是糖尿病血管病变和 ASCVD 的重要危险因素。糖尿病患者应每年至少检测 1 次血脂谱，已经接受调脂治疗的患者根据治疗效果增加检测次数。临床首要目标是降低 LDL-C。LDL-C 目标值：有明确 ASCVD 病史患者 LDL-C <1.8 mmol/L，无 ASCVD 病史的糖尿病患者 LDL-C <2.6 mmol/L。

临床上调脂药物首选他汀类。起始治疗宜应用中等强度他汀，根据个体调脂疗效和耐受情况，适当调整药物剂量，若不能达标，可考虑联合使用其他调脂药物。LDL-C 达标后，若 TG 水平仍较高（2.3 ~ 5.6 mmol/L），可在他汀治疗的基础上加用降低 TG 的药物，如贝特类或高纯度鱼油制剂。当空腹 TG≥5.7 mmol/L 时，降脂治疗建议优先使用降低 TG 的药物，预防发生急性胰腺炎。

（四）抗血小板治疗

对于有心血管危险因素的糖尿病患者（年龄≥50 岁且合并至少 1 项主要危险因素，包括早发 ASCVD 家族史、高血压、血脂异常、吸烟或蛋白尿），阿司匹林可作为一级预防；糖尿病合并 ASCVD 者需要常规应用阿司匹林作为二级预防。对阿司匹林过敏或不耐受的 ASCVD 患者，可选择氯吡格雷作为替代治疗。

三、急性并发症的识别与处理

（一）低血糖

正常人低血糖症的诊断标准是静脉葡萄糖 <2.8 mmol/L，而糖尿病患者低血糖的诊断标准为静脉葡萄糖≤3.9 mmol/L。出现低血糖时，糖尿病患者可出现心悸、出汗、焦虑不安和饥饿感等交感神经兴奋症状，严重时还可出现神志改变、认知障碍、抽搐和昏迷等中枢神经症状。低血糖症状主要与血糖水平和血糖下降速度有关。老年患者发生低血糖时，可表现为行为异常或其他非典型症状，因此常常未能被及时发现和处理。当怀疑低血糖时，条件允许情况下应该立即测定血糖水平以明确判断，无法测定血糖时暂时

按低血糖处理。当患者低血糖纠正后，应了解低血糖的可能原因，避免低血糖再次发生。对于病情危重或低血糖难以纠正者，给予静脉滴注 5% ～ 10% 葡萄糖，并在监护下及时转诊上级医院。

低血糖处理要点：

（1）对于意识清楚者，可口服 15 ～ 20 g 糖类食物（葡萄糖为佳）。每 15 分钟监测血糖 1 次，若血糖≤3.9 mmol/L 或距离下一次就餐时间在 1 小时以上时，应继续给予淀粉或蛋白质食物。

（2）对于意识障碍者，可静脉推注 50% 葡萄糖液 20 ～ 40 mL。每 15 分钟监测血糖 1 次，若血糖≤3.0 mmol/L，继续给予 50% 葡萄糖液 60 mL 或静脉滴注 5% 或 10% 葡萄糖液。若因注射长效胰岛素或磺脲类药物导致低血糖，患者意识恢复后还需监测血糖 24 ～ 48 小时。

（3）反复发作低血糖或低血糖纠正不理想者，应及时转诊。

（二）高血糖危象

高血糖危象包括 DKA 和 HHS。糖尿病患者如出现明显高血糖（≥16.7 mmol/L），伴有不明原因的恶心、呕吐、腹痛、脱水、休克、神志改变、昏迷时，尤其当呼气中可闻及烂苹果味、血压低而尿量多者，应考虑到高血糖危象可能，简单处理后应尽快转诊。在转诊前应开通静脉通道，并给予生理盐水静滴补液治疗。

治疗原则包括积极补液扩容、纠正脱水状态、小剂量胰岛素控制血糖、纠正电解质和酸碱失衡及去除诱因和防治并发症。

四、慢性并发症筛查与管理

糖尿病是一种慢性病，长期可以导致全身多个器官损伤和功能障碍，包括微血管病变（肾脏和视网膜）、大血管病变（心、脑、周围血管）和神经病变，这些都是糖尿病致残、致死的主要原因。所有 T2DM 患者在确诊后应每年进行慢性并发症筛查（表 6 - 8），早期防治。

表 6 - 8　慢性并发症监测项目及监测频率

监测内容	监测目标	监测频率
糖尿病肾脏病变	尿常规、血清肌酐、尿白蛋白/肌酐比值	至少每年 1 次，结果异常者 3 个月内复查
糖尿病视网膜病变	视力、眼压、房角、晶体、眼底	正常：每 1 ～ 2 年 1 次 轻度：每年 1 次 中度：每 3 ～ 6 个月 1 次 重度：每 3 个月 1 次
糖尿病周围神经病变	痛觉、温度觉、压力觉、振动觉、腱反射	至少每年 1 次 合并 DKD、DR 者每 3 ～ 6 个月 1 次
心脑血管疾病	心血管危险因素、血脂谱	至少每年 1 次

续表6-8

监测内容	监测目标	监测频率
外周动脉血管疾病	踝臂指数（ABI）、趾臂指数（TBI）、外周动脉血管搏动	至少每年1次
糖尿病足	足部溃疡、神经病变、血管状态、皮肤改变、骨/关节畸形等	至少每年1次

（一）糖尿病肾脏病变

糖尿病肾脏病变（diabetes kidney disease，DKD）是导致慢性肾脏病（chronic kidney disease，CKD）和最终肾功能衰竭的主要原因。早期可出现微量白蛋白尿，后出现血肌酐升高并逐步进展至大量白蛋白尿，最终发展至肾功能衰竭。T2DM患者在确诊后至少每年做1次肾脏病变筛查，包括尿常规和血清肌酐浓度［用于估算肾小球滤过率（estimated glomerular filtration rate，eGFR）］，有条件的机构建议检测尿白蛋白/肌酐比值（urinary albumin-to-creatinine ratio，UACR）。

改善全球肾脏病预后组织（Kidney Disease：Improving Global Outcomes，KDIGO）的指南建议联合白蛋白尿分期（A1～A3）和CKD分期（G1～G5）来描述与判断糖尿病肾病的严重程度：①白蛋白尿分期：采用随机尿测定UACR［A1期：UACR < 30 mg/g；A2期：UACR（30～300）mg/g；A3期：UACR≥300 mg/g］；②CKD分期：检测血清肌酐水平，使用慢性肾脏病流行病学协作组（Chronic Kidney Disease Epidemiology Collaboration，CKD-EPI）公式计算eGFR。

治疗原则包括改变不良生活方式、严格控制血糖、血压和纠正血脂异常。血压目标值 < 130/80 mmHg，有大量白蛋白尿者的血压目标值 < 125/75 mmHg。首选ACEI或ARB类药物，血压正常者同样适用，可以减轻蛋白尿，延缓肾脏病变进展。

当eGFR < 60 mL/（min·1.73 m²）时应评估并治疗潜在的CKD并发症；eGFR < 30 mL/（min·1.73 m²）时应积极咨询并转诊肾脏专科，评估是否应当接受肾脏替代治疗（透析或肾移植）。当出现患者以下情况时应考虑非糖尿病肾脏病变：活动性尿沉渣异常（血尿、蛋白尿、管型尿）；eGFR短期内迅速下降；UACR短期内迅速增高；肾病综合征；不伴有视网膜病变等。应及时转诊上级医院。

（二）糖尿病视网膜病变

糖尿病视网膜病变（diabetic retinopathy，DR）是成人非创伤性失明的首要原因。早期非增殖性视网膜病变主要以视网膜微血管瘤、出血、硬性渗出、棉絮斑、黄斑水肿和静脉串珠样改变为特征；晚期增殖性视网膜病变则以出现新生血管、玻璃体积血和纤维瘢痕为特征。T2DM患者在确诊后应进行首次眼科检查，包括视力、眼压、眼底等。无病变者，应至少每1～2年复查1次；有病变者根据病情增加检查频率。

治疗原则：严格控制血糖、血压和血脂。短时间内视力严重下降或突发失明者应立即转诊至眼科；伴有中重度非增殖性、增殖性糖尿病视网膜病变和任何程度的黄斑水肿者，应转诊到治疗经验丰富的眼科专科，让患者得到更加专业的治疗。

（三）糖尿病神经病变

糖尿病神经病变（diabetic neuropathy）可累及中枢神经和周围神经。根据累及的神经类型不同而症状多样。周围感觉神经病变时，可出现手指和脚趾末梢感觉减退或丧失、足部疼痛有烧灼感或针刺感。当病变累及自主神经时，可出现相应脏器的功能异常，如直立性低血压、尿潴留、胃轻瘫、便秘或腹泻、勃起功能障碍、出汗异常等。确诊糖尿病后应至少每年筛查 1 次周围神经病变（检查指标包括触觉、温度觉、振动觉、痛觉、踝反射等），病程较长或合并肾脏、眼底等微血管病变者应每隔 3 ～ 6 个月进行复查。

治疗原则：严格控制血糖、血压和血脂。其他的治疗方法包括维生素 B 族营养神经、改善微循环、止痛等对症治疗。

（四）糖尿病足

糖尿病足是导致非创伤性截肢的主要原因，也是糖尿病严重的慢性并发症，致残、致死率高且治疗费用昂贵、预后差。糖尿病足是多种危险因素（如血管病变、神经病变和感染）共同作用的结果。强调预防为主，早期筛查和规范治疗，可以改善患者预后。

糖尿病患者存在下列任何 1 项危险因素均视为糖尿病高危足：①足部畸形或有骨性突出；②糖尿病神经病变症状（如足部麻木感、蚁爬感、痛觉减退、温度觉减退或消失等）；③足部皮肤颜色改变；④足背动脉或胫后动脉搏动减弱或消失；⑤下肢关节活动异常；⑥足底压力异常，有足底胼胝；⑦既往有糖尿病足部溃疡史；⑧瘫痪在床、视力障碍、老年性痴呆及其他生活不能自理者。

糖尿病患者应常规至少每年接受 1 次专科医生对糖尿病高危足的筛查，包括足部外观（皮肤情况、是否畸形、是否感染、有无溃疡）、周围血管及周围神经的评估。基层医生应指导患者在日常生活中如何预防和发现糖尿病足，包括保持足部卫生；预防足部外伤、烫伤、冻伤；注意足部保健；选择合适的鞋袜等。

治疗原则包括有效控制血糖、改善循环、积极防治感染等。神经性溃疡常见于足部受压部位，常伴有感觉缺失或异常，局部血供尚可；其治疗上以减压、营养神经为主。缺血性溃疡多见于足背外侧、足趾尖，局部感觉正常，但血供差；其治疗上主要是改善缺血，以药物治疗改善微循环为主，缺血严重者需采用介入血管成形手术。

（五）大血管病变

糖尿病患者发生心血管疾病的危险性是非糖尿病患者的 2 ～ 4 倍，是糖尿病患者最主要的死亡原因。糖尿病大血管病变主要包括冠心病、脑血管病和外周血管疾病，主要症状为冠心病和脑血管病的各种表现。伴有自主神经病变的糖尿病患者可发生无痛性心绞痛或心肌梗死，常因为不能及时发现而延误治疗甚至危及生命。外周血管病变的糖尿病患者可以出现间歇性跛行、静息痛及足背动脉搏动减弱或消失。

治疗原则主要是严格控制心血管危险因素，包括降糖、控压、调脂、戒烟、抗血小板等治疗。外周血管病变轻者可给予药物治疗，缺血严重者需采用介入或血管成形手术。

五、特殊情况的管理

（一）儿童和青少年糖尿病

儿童和青少年糖尿病约 90% 为 T1DM。近年来，由于肥胖儿童的增多，儿童和青少年 T2DM 患者数也在逐年增加。糖尿病患儿无论生理发育还是心智成熟都处于关键的过渡期。饮食治疗的原则是要根据不同年龄阶段计划饮食，控制总热量的同时还要满足正常发育的需求，纠正已发生的代谢紊乱，同时维持理想体重。根据患儿的年龄、性别、体型、体力、运动习惯和兴趣爱好等制订适当的个体化运动方案，循序渐进，强度适当，量力而行。同时，应对患儿及其家庭成员进行糖尿病相关知识的普及和健康心理教育。血糖控制应权衡利弊，制订个体化目标：血糖过高或血糖波动过大会对婴幼儿认知能力及中枢神经系统产生不良影响，血糖应该在合理低值；而对于低血糖风险较高或尚无低血糖风险意识的患儿则可适当放宽标准。总体来说，儿童和青少年糖尿病患者空腹或餐前血糖宜控制在 5～8 mmol/L，在最少发生低血糖的前提下，HbA1c 尽可能控制在 7.5% 以下。

（二）孕期糖尿病

孕期糖尿病除了 GDM，还包括孕前确诊的糖尿病和妊娠期显性糖尿病。孕期饮食原则是既要保证孕妇和胎儿的能量需求，保证合理的体重增长，又要维持血糖在正常范围，且不发生饥饿性酮症。孕期鼓励进行适当的有氧运动及抗阻运动，运动时间每次不宜超过 45 分钟。孕期糖尿病的血糖控制目标：空腹血糖 <5.3 mmol/L、餐后 1 小时血糖 <7.8 mmol/L、餐后 2 小时血糖 < 6.7 mmol/L。

（三）老年糖尿病

老年糖尿病患者是重点防治人群之一，治疗目标是尽可能减少急慢性并发症导致的伤残和早亡，改善患者生活质量和提高预期寿命。由于老年糖尿病患者在病程、共病情况、认知与教育水平、预期寿命等方面存在很大差异，应当在综合评估患者健康状况的基础上，权衡获益和风险，遵循个体化原则制订血糖控制目标和治疗方案。基础治疗措施（教育与管理、合理饮食、适量运动）应该贯穿治疗的全程。降糖药物也要个体化选择，根据患者的降糖目标、血糖控制情况、药物降糖效力、重要脏器功能和经济承受能力等，考虑有效、便利、可行的同时，慎重考虑治疗获益和风险。健康状态相对较好的老年患者，可考虑将 HbA1c 控制到接近 7.0%；而对于健康状态差的老年糖尿病患者，血糖控制目标则应酌情放宽，但应避免高血糖可能引发的急性并发症。

六、转诊指征

对于病情复杂或危重的患者，基层医疗卫生机构应该及时将患者转诊到上一级医疗卫生机构，确保患者得到安全、及时、有效的治疗：

（1）首次发现血糖异常，病因和分型无法明确者。

（2）新诊断的儿童和青少年（年龄 <18 周岁）糖尿病患者。

（3）妊娠或哺乳期妇女血糖异常者。

（4）存在糖尿病急性并发症：严重低血糖或高血糖状态，伴或不伴有意识障碍者（如低血糖昏迷、DKA、HHS 和糖尿病乳酸性酸中毒等）。

（5）频发低血糖或发生过严重低血糖，且原因不明者。

（6）血糖、血压、血脂控制不达标，经调整方案规范治疗后仍不达标者。

（7）糖尿病慢性并发症的筛查、方案制订及疗效评估在社区无法处理者。

（8）糖尿病慢性并发症进行性发展，导致靶器官严重损害需要紧急救治者，如急性心肌梗死、脑血管意外、急性肾功能不全或慢性肾功能不全急性加重、突发失明或视力严重下降、糖尿病足等。

（9）血糖控制差且波动较大，基层处理困难或需要使用胰岛素泵或其他胰岛素强化治疗者。

（10）出现严重降糖药物不良反应，基层处理有困难者。

（11）明确诊断、病情平稳的糖尿病患者每年应由专科医师进行一次全面评估，包括对慢性并发症和伴发症、治疗方案等进行评估。

第六节　管　理　流　程

糖尿病的管理流程见图 6-2。

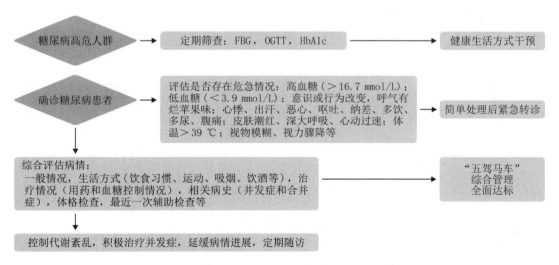

图 6-2　糖尿病的管理流程

附　　录

附录 6 – 1　中国糖尿病风险评分

评分	分值	评分指标	分值
年龄/岁		体重指数/（kg/m²）	
20 ~ 24	0	<22.0	0
25 ~ 34	4	22.0 ~ 23.9	1
35 ~ 39	8	24.0 ~ 29.9	3
40 ~ 44	11	≥30.0	5
45 ~ 49	12	腰围/cm	
50 ~ 54	13	男 <75.0，女 <70.0	0
55 ~ 59	15	男 75.0 ~ 79.9，女 70.0 ~ 74.9	3
60 ~ 64	16	男 80.0 ~ 84.9，女 75.0 ~ 79.9	5
65 ~ 74	18	男 85.0 ~ 89.9，女 80.0 ~ 84.9	7
收缩压/mmHg		男 90.0 ~ 94.9，女 85.0 ~ 89.9	8
<110	0	男 ≥95.0，女 ≥90.0	10
110 ~ 119	1	糖尿病家族史（父母、同胞、子女）	
120 ~ 129	3	无	0
130 ~ 139	6	有	6
140 ~ 149	7	性别	
150 ~ 159	8	女	2
≥160	10	男	2

附录 6 – 2　口服葡萄糖耐量试验（OGTT）

（1）早晨 7:00—9:00，受试者空腹（8 ~ 10 小时）口服无水葡萄糖粉 75 g（如用 1 分子水葡萄糖则为 82.5 g；儿童则按 1.75 g/kg，总量不超过 75 g；溶于 300 mL 温水中），5 分钟内服完。

（2）在服糖第 1 口开始计时，于服糖前和服糖后 2 h 分别在前臂采血测血糖。血标本应尽快送检。

（3）试验过程中无须卧床，不喝茶及咖啡，不吸烟，不做剧烈活动。

（4）试验前 3 天，碳水化合物摄入量不少于 150 g/d。

（5）试验前应停用可能影响血糖的药物 3 ~ 7 天，如避孕药、利尿剂或苯妥英钠等。

附录6-3　常见口服降糖药物

类别	通用名	主要作用机制	主要不良反应	剂量范围/（mg/d）
双胍类	二甲双胍	减少肝糖原输出，促进外周组织摄取利用葡萄糖，改善外周胰岛素抵抗	胃肠道反应	500～2 000
	二甲双胍缓释片			500～2 000
磺脲类	格列齐特	刺激胰岛β细胞分泌胰岛素，增加体内胰岛素水平	体重增加、低血糖	80～320
	格列齐特缓释片			30～320
	格列美脲			1.0～8.0
	格列喹酮			30～180
	格列吡嗪			2.5～30.0
	格列吡嗪控释片			5.0～20.0
格列奈类	瑞格列奈	刺激早时相胰岛素分泌，降低餐后血糖	体重增加、低血糖	1.0～16.0
	那格列奈			120～360
	米格列奈			30.0～60.0
TZDs	罗格列酮	增加外周组织对胰岛素的敏感性，改善胰岛素抵抗	体重增加、水肿	4.0～8.0
	吡格列酮			15.0～45.0
α-糖苷酶抑制剂	阿卡波糖	抑制碳水化合物在小肠上部的分解和吸收，降低餐后血糖	胃肠道反应	100～300
	伏格列波糖			0.2～0.9
	米格列醇			100～300
DPP-4抑制剂	西格列汀	通过抑制DPP-4而减少体内GLP-1失活，增强胰岛素的分泌、抑制胰高血糖素分泌	胃肠道反应	100
	利格列汀			5
	阿格列汀			25
	沙格列汀			5
	维格列汀			100
SGLT-2抑制剂	达格列净	通过抑制近端肾小管管腔侧细胞膜上的SGLT-2的作用而抑制葡萄糖的重吸收，降低肾糖阈、促进尿糖排泄	生殖泌尿系统感染	10
	恩格列净			10
	卡格列净			100

附录 6 - 4　常见胰岛素及胰岛素类似物制剂的种类和特点

类别	起效时间	峰值时间	持续作用时间
胰岛素			
短效（RI）	15 ～ 60 分钟	2 ～ 4 小时	5 ～ 8 小时
中效（NPH）	2.5 ～ 3 小时	5 ～ 7 小时	13 ～ 16 小时
长效（PZI）	3 ～ 4 小时	8 ～ 10 小时	长达 20 小时
预混（HI30R，HI 70/30）	0.5 小时	2 ～ 12 小时	14 ～ 24 小时
预混（50R）	0.5 小时	2 ～ 3 小时	10 ～ 24 小时
胰岛素类似物			
速效（门冬胰岛素）	10 ～ 15 分钟	1 ～ 2 小时	4 ～ 6 小时
速效（赖脯胰岛素）	10 ～ 15 分钟	1 ～ 1.5 小时	4 ～ 5 小时
速效（谷赖胰岛素）	10 ～ 15 分钟	1 ～ 1.5 小时	3 ～ 5 小时
长效（甘精胰岛素）	2 ～ 3 小时	无峰	长达 30 小时
长效（地特胰岛素）	3 ～ 4 小时	3 ～ 14 小时	长达 24 小时
长效（德谷胰岛素）	1 小时	无峰	长达 42 小时
预混（门冬胰岛素 30）	10 ～ 20 分钟	1 ～ 4 小时	14 ～ 24 小时
预混（门冬胰岛素 50）	10 ～ 20 分钟	1 ～ 4 小时	14 ～ 24 小时
预混（赖脯胰岛素 25）	15 分钟	30 ～ 70 分钟	16 ～ 24 小时
预混（赖脯胰岛素 50）	15 分钟	30 ～ 70 分钟	16 ～ 24 小时
双胰岛素类似物（德谷门冬双胰岛素 70/30）	0.17 ～ 0.25 小时	1.2 小时	超过 24 小时

附录 6 - 5　常见 GLP-1 受体激动剂的种类和特点

药物名称	用法、用量
艾塞那肽	5 ～ 10 μg，2 次/天，早、晚餐前 60 分钟内皮下注射
利拉鲁肽	0.6 ～ 1.8 mg，1 次/天，任意时间皮下注射
贝那鲁肽	0.1 ～ 0.2 mg，3 次/天，餐前 5 分钟皮下注射
利司那肽	10 ～ 20 μg，1 次/天，任何一餐前 60 分钟内皮下注射
艾塞那肽微球	2 mg，1 次/周，任意时间皮下注射
度拉糖肽	0.75 ～ 1.50 mg，1 次/周，任意时间皮下注射
聚乙二醇洛塞那肽	0.1 ～ 0.2 mg，1 次/周，任意时间皮下注射
司美格鲁肽	0.25 ～ 2.40 mg，1 次/周，任意时间皮下注射

（孙辽　丛丽　韦晓虹）

参考文献

［1］ 杜雪平，希彪. 全科医学基层实践［M］. 北京：人民卫生出版社，2017.

［2］ 方力争，贾建国. 全科医学手册［M］. 北京：人民卫生出版社，2017.

［3］ 葛均波，徐永健，王辰. 内科学［M］. 北京：人民卫生出版社，2018.

［4］ 纪立农，陈明，郭晓蕙，等. 中国慢性疾病防治基层医生诊疗手册（糖尿病分册）（2015 年版）［J］. 中国糖尿病杂志，2015（8）：673－701.

［5］ 中华医学会糖尿病学分会，国家基层糖尿病防治管理办公室. 国家基层糖尿病防治管理指南（2018）［J］. 中华内科杂志，2018，57（12）：885－893.

［6］ 中华医学会糖尿病学分会，国家基层糖尿病防治管理办公室. 国家基层糖尿病防治管理手册（2019）［J］. 中华内科杂志，2019，58（10）：713－735.

［7］ 中华医学会糖尿病学分会. 中国 2 型糖尿病防治指南（2020 年版）［J］. 中华糖尿病杂志，2021，13（4）：315－409.

［8］ OGURYSOVA K, DA R F J, HUANG Y, et al. IDF diabetes atlas：global estimates for the prevalence of diabetes for 2015 and 2040［J］. Diabetes research and clinical practice，2017（128）：40－50.

第七章

血 脂 异 常

第一节 定义与流行病学

血脂是血液中所有脂质的总称，包括胆固醇、甘油三酯（triglyceride，TG）和类脂（如磷脂）。与临床疾病密切相关的主要是胆固醇和 TG。总胆固醇（total cholesterol，TC）又分为低密度脂蛋白胆固醇（low-density lipoprotein cholesterol，LDL-C）和非高密度脂蛋白胆固醇（non-high-density lipoprotein cholesterol，non-HDL-C）。由于脂质不溶或微溶于水，胆固醇和 TG 与载脂蛋白（apolipoprotein，Apo）结合后以脂蛋白的形式存在。血脂异常（dyslipidemia）泛指包括血清中 TC、LDL-C、TG 和 HDL-C 在内的各种血脂成分异常。

近年来，随着生活方式改变和人口老龄化，中国人群血脂异常的比例逐年增加。2012 年全国调查结果显示：中国成人血脂异常患病率高达 40.4%，而且儿童和青少年血脂异常人数也明显增加，未来血脂异常及相关疾病负担不容忽视。

血脂异常是高血压、2 型糖尿病、冠心病、缺血性脑卒中等常见慢性病的重要致病性危险因素，主要危害是增加动脉粥样硬化性心血管疾病（ASCVD）的发病风险，TG 严重升高还可能诱发急性胰腺炎。血脂异常对健康危害严重，但由于通常无明显症状，一定程度上造成知晓率、就诊率及治疗率低下，而且即便是诊断明确并接受治疗的患者中仍有较高比例人群未能坚持长期有效管理，致使达标率低下。早诊断、早干预、早达标并长期有效控制血脂异常，是防治 ASCVD、降低我国人群整体心血管疾病风险的关键环节。

第二节　高危人群的筛查与管理

一、血脂异常的高危人群

通过建立居民健康档案、组织社区人群健康检查等多种方式，对重点人群进行血脂检测，有助于早期检出异常个体。及时给予健康指导及有效干预，并定期监测血脂水平变化，是防治 ASCVD 的重要基础。

血脂检测重点对象包括：40 岁以上男性和绝经后妇女；有 ASCVD 病史者，如冠心病、缺血性脑卒中或周围血管动脉粥样硬化疾病；存在多项 ASCVD 危险因素者，如高血压、糖尿病、超重或肥胖、吸烟等；有 ASCVD 家族史者，尤其一级直系亲属有早发病（男性发病在 55 岁前或女性在 65 岁前）或早病死者，或有家族性高脂血症患者；有皮肤黄色瘤及跟腱增厚者。

二、筛查方法

血脂异常的主要筛查方法是检测空腹血清血脂谱。血脂检测的基本项目应至少包括 TC、TG、LDL-C 和高密度脂蛋白胆固醇（high-density lipoprotein cholesterol，HDL-C）。由于检测结果受饮食习惯、运动、采血时间、标本采集和处理等因素的影响，因此建议：采血前保持一般饮食习惯至少 2 周；采血前 24 小时不进行剧烈活动；采血前禁食约 12 小时；血液标本需保持密封，避免振荡，1 ～ 2 小时离心分离血清，及时检测分析。

为了及时发现血脂异常，建议：因 ASCVD 住院者，应在入院时或入院 24 小时内检测血脂谱（至少包括 TC、TG、LDL-C 和 HDL-C）；ASCVD 患者及其高危人群，每 3 ～ 6 个月检测 1 次；40 岁以上男性和绝经期后妇女每年检测 1 次，20 ～ 40 岁健康成年人至少每 5 年检测 1 次，条件允许情况下每年检测 1 次。

三、健康教育与生活方式干预

定期开展社区人群血脂异常及相关疾病常识的宣传健康教育，提高居民的保健意识和疾病防治知识水平。教育方式可采用健康大课堂、科普健康手册发放等多种形式。健康教育内容包括血脂异常的危害、防治目标、生活方式指导等。生活方式干预主要包括控制饮食中胆固醇的摄入、加强运动、控制体重、戒烟限酒、心理干预等。建立社区人群血脂管理档案，定期评估并随访，随访内容包括基础疾病史、其他心血管危险因素情况、血脂控制情况、用药情况、有无新发的 ASCVD 等。

第三节 诊 断 思 路

血脂异常的诊断思路：根据实验室化验结果明确血脂水平是否超过正常范围；对于血脂异常患者，需要评估个体 ASCVD 危险分层和分型；同时应注意评估继发性因素引起的血脂异常。

一、确诊血脂异常

血脂异常多无明显症状和异常体征，诊断主要依据实验室检查结果。详细病史询问和细致体格检查有助于诊断。病史包括个人饮食生活习惯、既往心脑血管病史和其他外周血管疾病史、是否存在心血管疾病危险因素、有无引起继发性血脂异常的相关疾病史、有无引起血脂异常的相关药物使用史、有无血脂异常家族史、女性月经史等。体格检查主要注意有无皮肤黄色瘤、角膜环和高脂血症眼底改变等。临床血脂检测的基本项目包括 TC、LDL-C、TG 和 HDL-C。ASCVD 一级预防目标人群的合适血脂水平和异常切点见表 7－1。对于首次发现血脂异常者，应在 2 ～ 4 周内复查，明确诊断。

表 7－1   ASCVD 一级预防血脂水平分层标准

单位：mmol/L

分层	TC	LDL-C	TG	HDL-C
理想水平	—	<2.6	—	—
合适水平	<5.2	<3.4	<1.7	>1.04
边缘水平	≥5.2 且 <6.2	≥3.4 且 <4.1	≥1.7 且 <2.3	—
升高	≥6.2	≥4.1	≥2.3	—
降低	—	—	—	<1.0

注：TC、HDL-C、LDL-C 换算系数：1 mg/dL × 0.0259 = 1 mmol/L；TG 换算系数：1 mg/dL × 0.011 3 = 1 mmol/L。

二、危险分层

确诊血脂异常后，下一步需要根据患者的血脂水平及合并的危险因素判断患者的危险分层。按照有无 ASCVD 病史及其相关心血管危险因素，结合血脂水平综合评估 ASCVD 发病风险，进行危险分层（图 7－1）。

符合下列任意条件者，可直接列为高危或极高危人群：

高危：① LDL-C ≥ 4.9 mmol/L 或 TC ≥ 7.2 mmol/L；② 糖尿病患者：1.8 mmol/L ≤ LDL-C < 4.9 mmol/L（或）3.1 mmol/L ≤ TC < 7.2 mmol/L 且年龄 ≥ 40 岁。

极高危：ASCVD 患者

↓　不符合者，评估 10 年 ASCVD 发病风险

危险因素个数（吸烟、低 HDL-C、男性 ≥ 45 岁或女性 ≥ 55 岁）		血清胆固醇水平分层/（mmol/L）		
		3.1 ≤ TC < 4.1 或 1.8 ≤ LDL-C < 2.6	4.1 ≤ TC < 5.2 或 2.6 ≤ LDL-C < 3.4	5.2 ≤ TC < 7.2 或 3.4 ≤ LDL-C < 4.9
无高血压	0 ~ 1	低危	低危	低危
	2	低危	低危	中危
	3	低危	中危	中危
有高血压	0	低危	低危	低危
	1	低危	中危	中危
	2	中危	高危	高危
	3	高危	高危	高危

↓　ASCVD 10 年发病风险为中危且年龄 < 55 岁者，评估余生危险

具有以下任意 2 项及以上危险因素者，定义为高危：① 收缩压 ≥ 160 mmHg 或舒张压 ≥ 100 mmHg；② BMI ≥ 28 kg/m²；③ non-HDL-C ≥ 5.2 mmol/L；④ HDL-C < 1.0 mmol/L；⑤ 吸烟

图 7 - 1 ASCVD 危险评估流程

三、明确分类

血脂异常的分类比较复杂，主要有病因分类法（原发性、继发性）、表型分类法（临床分类）和基因分类法三种，其中最实用的是临床分类（表 7 - 2）。

表 7 - 2　血脂异常的临床分类

	TC	TG	HDL-C	相当于 WHO 表型
高胆固醇血症	增高	—	—	Ⅱa
高 TG 血症	—	增高	—	Ⅳ、Ⅰ
混合型高脂血症	增高	—增高	—	Ⅱb、Ⅲ、Ⅳ、Ⅴ
低 HDL-C 血症	—	—	降低	—

血脂异常与不良生活方式密切相关，如高脂和高能量饮食、酗酒、体力活动不足等。大部分原发性血脂异常是由于单一或多个基因突变所致，多具有明显的遗传倾向和家族聚集性，如家族性高胆固醇血症（familial hypercholesterolemia，FH）。而继发性血

脂异常则是由于其他疾病或因素引起的，例如，超重或肥胖、糖尿病、甲状腺功能减退症、肝脏疾病、慢性肾病等。此外，一些药物如糖皮质激素、噻嗪类利尿剂、口服避孕药等也可继发血脂代谢紊乱。

第四节　防　治　要　点

血脂异常治疗的最终目的是防治 ASCVD。社区管理的重点是识别和发现血脂异常个体，对血脂异常患者应全面评价个体的 ASCVD 总体风险，根据风险分层来决定血脂控制目标和治疗措施。通过治疗性生活方式干预和药物治疗相结合，对多重危险因素进行综合管理，同时在随访过程中注意监控药物副作用。

第五节　管　理　策　略

重点：
- 依据个体 ASCVD 危险程度采取不同强度干预措施是血脂异常防治的核心策略。
- 治疗性生活方式干预是血脂异常治疗的基础措施。
- 调脂治疗将降低 LDL-C 作为首要干预靶点。
- 根据血脂异常的类型及治疗目标，合理选择调脂药物，首选他汀类。
- 根据调脂疗效和个体耐受情况适当调整药物剂量，必要时联合用药。

一、分级管理

血脂异常尤其 LDL-C 升高在 ASCVD 发生、发展中起着核心作用，因此防控 ASCVD 的首要目标是降低 LDL-C 水平，non-HDL-C 可作为次要干预靶点。根据患者心血管危险程度，设定不同的调脂治疗目标值（表 7 - 3）。

表 7 - 3　不同 ASCVD 危险人群 LDL-C/non-HDL-C 治疗目标值

危险等级	LDL-C/（mmol/L）	non-HDL-C/（mmol/L）
低危/中危	<3.4	<4.1
高危	<2.6	<3.4
极高危	<1.8	<2.6

二、治疗性生活方式干预

血脂水平明显受到饮食习惯和生活方式的影响，因此改善生活方式是血脂异常管理的基础。无论患者 ASCVD 危险分层如何，均需要坚持治疗性生活方式改变，且应贯穿始终。良好生活方式主要包括：心脏健康饮食（满足必需营养需要的基础上控制总能量，合理分配各营养素比例，增加降低 LDL-C 的膳食成分，减少饱和脂肪酸和胆固醇的摄入，限盐、限酒）；规律运动（中等强度有氧代谢运动，每次 30 分钟，每周 5 ～ 7 天）；维持理想体重；远离烟草等。

三、药物治疗

根据基线血脂水平及 ASCVD 危险分层决定启动药物干预的时机。对于低、中危患者，应以生活方式干预为主，若经强化生活方式干预 2 ～ 3 个月后仍不能使血脂水平达标，则考虑启动调脂药物治疗；对于危险分层为高危的患者，在强化生活方式干预基础上，应积极启动药物治疗；而对于极高危患者，无论血脂基线水平如何，应立即启动调脂药物治疗并长期维持达标。

临床上常用的调脂药物大体可以分为主要降胆固醇的药物（如他汀类、胆固醇吸收抑制剂、胆酸螯合剂、普罗布考、血脂康）和主要降 TG 的药物（如贝特类、烟酸类、高纯度鱼油制剂），或两者兼有之。根据患者血脂异常的类型及治疗目标，个体化选择合适的调脂药物，并在治疗期间定期监测疗效和不良反应。

（一）他汀类（statins）药物

他汀类药物是细胞内胆固醇合成限速酶即 3 - 羟基 - 3 - 甲基戊二酰辅酶 A（3-hydroxy-3-methylglutaryl-coenzyme A，HMG-CoA）还原酶抑制剂，主要通过减少胆固醇合成和加速血清 LDL 分解代谢，能显著降低血清 TC 和 LDL-C 水平。大多数人对他汀类药物的耐受性良好，不良反应主要有肝酶升高且呈剂量依赖性。他汀类药物相关肌病，轻者表现为肌痛，严重者可出现肌炎和横纹肌溶解，多见于接受大剂量他汀治疗者。因此在治疗开始时应常规检测肝功能和肌酶，并在治疗期间密切监测和观察。

降低 LDL-C 水平是 ASCVD 防治的首要目标，除非患者无法耐受，他汀类药物应作为首选。中等强度的他汀（每日剂量可降低 LDL-C 25% ～ 50%）作为起始推荐，后根据疗效和耐受情况进行调整，如能耐受应长期应用。中等强度的他汀包括阿托伐他汀 10 ～ 20mg，瑞舒伐他汀 5 ～ 10 mg，洛伐他汀 40 mg，辛伐他汀 20 ～ 40 mg，普伐他汀 40 mg，氟伐他汀 80 mg，匹伐他汀 2 ～ 4 mg；另可用血脂康 1.2 g。选择哪种他汀类药物和其起始剂量作为起始治疗，需要根据患者的 ASCVD 风险分层、原有 LDL-C 水平和需要达标水平进行个体化选择。虽然不同种类和剂量的他汀降低 LDL-C 幅度差别很大，但需特别注意"他汀六原则"，即任何一种他汀类药物剂量倍增时，进一步降低 LDL-C 幅度仅约 6%。对于 LDL-C 不达标者或不能耐受强化他汀治疗时应考虑联合非他汀类降脂药物治疗，并密切观察治疗反应和监测其安全性，若用药期间出现严重或明显的副作用时应及时转往专科治疗。

（二）贝特类药物

贝特类药物通过激活过氧化物酶体增殖物激活受体 α（peroxisome proliferator activated receptor-α，PPARα）和激活脂蛋白脂酶（lipoprotein lipase，LPL）而降低血清 TG 水平和提高 HDL-C 水平。临床上可供选择的贝特类药物有非诺贝特和苯扎贝特。常见不良反应与他汀类药物类似。贝特类药物主要用于高 TG 血症、低 HDL-C 血症和以 TG 升高为主的混合型高脂血症。

（三）烟酸及其衍生物

烟酸及其衍生物属于 B 族维生素，大剂量（超过维生素用途）时具有明显降脂作用。主要通过抑制脂肪组织中 LPL 活性，减少游离脂肪酸（free fat acid，FFA）进入肝脏，减少肝脏合成和分泌极低密度脂蛋白胆固醇（very low-density lipoprotein cholesterol，VLDL-C），从而降低 TC、LDL-C、TG 和升高 HDL-C。烟酸类与他汀类联用可获得协同或增强的调脂效果，同时避免强化他汀带来的不良反应。建议低剂量起始，逐渐增加，根据疗效及耐受性调整用药。

（四）胆酸螯合剂

胆酸螯合剂是一种碱性阴离子交换树脂，难溶于水，可阻断肠道内胆汁中胆固醇的重吸收，是一类安全有效降低 TC 和 LDL-C 的药物，可单独或联合他汀使用。常见药物有考来烯胺、考来维仑。常见副作用有胃肠道不良反应和影响一些酸性药物的吸收。

（五）胆固醇吸收抑制剂

依折麦布是目前唯一的胆固醇吸收抑制剂，能有效抑制小肠上皮对胆固醇的吸收，可单药或联合其他种类调脂药物使用。对于经合理饮食控制和常规剂量他汀类药物治疗后，血脂水平仍不能达标者，可考虑联合使用依折麦布。该药安全性和耐受性良好，常见不良反应包括头痛和消化道症状，一般症状轻微，无须特殊处理。不推荐妊娠期和哺乳期妇女使用。

（六）普罗布考

普罗布考通过降低胆固醇的合成和促进胆固醇分解，从而降低血 TC 和 LDL-C 水平，对 TG 影响小。该药还具有显著的抗氧化作用，抑制泡沫细胞的形成，延缓动脉粥样硬化斑块形成和进展。常见不良反应为胃肠道反应，还可引起心电图 QT 间期延长和室性心律失常。

（七）前蛋白转化酶枯草溶菌素 9 型抑制剂

前蛋白转化酶枯草溶菌素 9 型（proprotein convertase subtilisin/kexin type 9，PCSK9）抑制剂是新型降脂药物，通过选择性结合 PCSK9，上调低密度脂蛋白受体数量，从而降低 LDL-C 水平，降低 ASCVD 和有 ASCVD 危险因素患者的心血管事件发生风险。目前，在中国获批的有依洛尤单抗、阿利西尤单抗。适用人群主要是原发性高胆固醇血症患者和混合型高脂血症患者（包括他汀不耐受者）。

联合应用调脂药物不仅可以提高血脂控制达标率，还可以降低药物不良反应发生率。联合调脂方案多由他汀类药物与另一种作用机制不同的调脂药组成。这里不建议基层医疗卫生机构和非心血管专科医生给予患者联合用药方案，对于单药难以达标或存在混合型血脂异常患者，应转诊到专科进一步制订调脂方案。

四、特殊人群管理

（一）糖尿病

糖尿病患者常常容易合并血脂代谢紊乱，显著增加发生心血管事件的风险。这类患者异常血脂谱主要表现：空腹和餐后 TG 升高、HDL-C 降低、TC 和 LDL-C 正常或轻度升高。糖尿病患者根据 ASCVD 危险分层确定 LDL-C 目标水平：高危者 LDL-C 水平应控制在 2.6 mmol/L 以下；极高危者 LDL-C 控制目标为 1.8 mmol/L 以下。同时 TG 水平应控制在 1.7 mmol/L 以下。所有患者均应该进行生活方式干预，在此基础上仍未达标者启动他汀治疗。对于 TG 明显升高（＞5.7 mmol/L），有效选择降低 TG 药物，如贝特类药物或高纯度鱼油制剂，以降低发生急性胰腺炎的风险。血脂治疗达标后，仍须长期维持治疗。

（二）高血压

高血压和血脂异常伴发率高，大大增加了 ASCVD 的发生与死亡风险。其主要表现为 TC、LDL-C 水平升高。根据风险评估，应在血压达标的基础上，设定 LDL-C 不同目标值，在改善生活方式基础上及早启动常规剂量他汀治疗，尽可能降低 ASCVD 发病风险及延缓疾病进展。长期坚持降压和降脂治疗，使血压和血脂双达标。

（三）代谢综合征

代谢综合征（metabolic syndrome，MS）是一组以腹型肥胖、高血糖、高血压以及血脂异常为主要表现的临床症候群，是发生心血管疾病和糖尿病的高危因素。在积极持久的生活方式干预（包括饮食控制、规律运动、减重、戒烟等）基础上，采用药物有效控制各个组分。血脂控制目标：LDL-C < 2.6 mmol/L，TG < 1.7 mmol/L，HDL-C ≥1.0 mmol/L。

（四）慢性肾脏疾病

血脂异常和慢性肾脏病（CKD）互为因果：CKD 可以引起血脂异常，同时血脂代谢紊乱也可以导致肾脏损害和促进疾病进展。血脂异常是 CKD 患者发生心脑血管事件的独立危险因素。因此，CKD 患者需要规范控制血脂：在可耐受的前提下，应接受他汀类药物治疗，必要时联用胆固醇吸收抑制剂。治疗目标：轻、中度 CKD 患者 LDL-C < 2.6 mmol/L，non-HDL-C < 3.4 mmol/L；重度 CKD、CKD 合并高血压或糖尿病患者 LDL-C < 1.8 mmol/L，non-HDL-C < 2.6 mmol/L；对于终末期肾病（end stage renal disease，ESRD）和血透患者，需仔细评估降脂治疗的风险和获益。

（五）家族性高胆固醇血症

家族性高胆固醇血症（FH）主要是 LDL 受体功能性遗传突变，呈常染色体显性遗传。临床特征主要是明显高 LDL-C 血症和早发冠心病。治疗的最终目的是降低心血管疾病发生危险，降低致死率和致残率。治疗要点包括：①全面的治疗性生活方式改变（减少脂肪和胆固醇摄入、运动、戒烟、减轻体重等）。②防治其他危险因素：如高血压和糖尿病。③早期治疗：FH 患者从青少年期开始长期坚持他汀类药物治疗；PCSK9

能够与低密度脂蛋白受体结合，降低肝脏从血液中清除 LDL-C 的能力。目前国内首个 PCSK9 抑制剂已获得批准用于治疗成人或 12 岁以上青少年纯合子型 FH。④经联合调脂药物治疗仍未达标，尤其是疾病处于进展期者，及时转诊至上级医疗机构；脂蛋白血浆置换可作为辅助治疗。

（六）卒中

无论是新发还是复发的非心源性缺血性脑卒中或短暂性脑缺血发作（transient ischemic attack，TIA）患者，高 TC 血症尤其高 LDL-C 血症是重要而可控的危险因素之一。无论是否有其他动脉粥样硬化证据，均建议给予他汀类药物长期治疗，且 LDL-C 目标值为小于 1.8 mmol/L。此外，长期使用他汀类药物治疗总体上是安全的，但有脑出血病史的非心源性缺血性卒中或 TIA 患者应权衡风险和获益，合理使用他汀类药物。

（七）高龄老年人

高龄老年患者常常多种疾病并存，而且多伴有不同程度的脏器（如肝、肾）功能减退，选择调脂药物时要充分评估患者获益/风险比，剂量选择个体化，从小剂量或中等剂量起始，根据治疗效果及时调整剂量，并重视药物间相互作用和监测药物安全性。同时，强调合理的饮食调整和安全有效的适当运动仍是老年人血脂异常治疗的基础。

五、转诊指征

为确保患者得到安全有效的治疗，基层医疗卫生机构的全科医师需要对无法确诊及危重的患者及时转诊到上级医疗卫生机构进行治疗。

（1）严格的生活方式干预和规范的药物治疗 3 ～ 6 个月，LDL-C 仍未达标。

（2）服用调脂药物过程中出现严重不良反应，如严重肝功能受损、他汀类药物相关性肌病。

（3）未经治疗的 LDL-C 大于 4.9 mmol/L 且怀疑为家族性高胆固醇血症。

（4）继发性血脂异常。

（5）合并不稳定型心绞痛或急性心肌梗死。

（6）合并急性脑卒中。

（7）合并急性胰腺炎。

（8）慢性稳定型冠心病者需要进一步评估血管病变程度及心功能状态。

（9）合并多脏器功能不全如心力衰竭、肾功能不全等情况。

（10）合并外周动脉粥样硬化考虑需要血运重建者。

第六节　管　理　流　程

血脂异常的管理流程见图 7 –2。

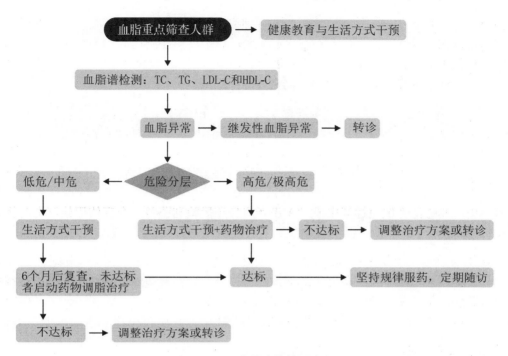

图 7 - 2 血脂异常的管理流程

（孙辽 丛丽 韦晓虹）

参考文献

[1] 《2014 年中国胆固醇教育计划血脂异常防治专家建议》专家组. 中国慢性疾病防治基层医生诊疗手册——血脂异常防治 [J]. 中国医刊, 2014 (6)：15 - 18.

[2] 2014 年中国胆固醇教育计划血脂异常防治建议专家组, 中华心血管病杂志编辑委员会, 血脂与动脉粥样硬化循证工作组, 等. 2014 年中国胆固醇教育计划血脂异常防治专家建议 [J]. 中华心血管病杂志, 2014, 42 (8)：633 - 636.

[3] 社区人群心血管疾病综合防治指南试行编审委员会, 中国成人血脂异常健康管理服务试点项目委员会. 社区人群心血管疾病综合防治指南 (试行) [J]. 中国医学前沿杂志 (电子版), 2017, 9 (1)：20 - 36.

[4] 于晓松, 季国忠. 全科医学 [M]. 北京：人民卫生出版社, 2016.

[5] 中国成人血脂异常防治指南修订联合委员会. 中国成人血脂异常防治指南 (2016 年修订版) [J]. 中国循环杂志, 2016, 31 (10)：937 - 950.

[6] 中国心血管病预防指南 (2017) 协作组, 中华心血管病杂志编辑委员会. 中国心血管病预防指南 (2017) [J]. 中华心血管病杂志, 2018, 46 (1)：10 - 25.

[7] 中国医师协会全科医师分会. 2 型糖尿病合并血脂异常的他汀类药物治疗专家共识 (基层版) [J]. 中华糖尿病杂志, 2017, 9 (12)：736 - 739.

[8] 中华医学会, 中华医学会杂志社, 中华医学会全科医学分会, 等. 血脂异常基层诊疗指南 (实践版·2019) [J]. 中华全科医师杂志, 2019, 18 (5)：417 - 421.

第八章

骨质疏松症

第一节　定义与流行病学

骨质疏松症是以骨量下降、骨微结构破坏，导致骨脆性增加，易发生骨折为特征的全身性骨病。流行病学调查显示，骨质疏松症在我国 50 岁以上人群中女性患病率为 20.7%，男性为 14.4%；在 60 岁以上的老年人群中，骨质疏松症的患病率明显升高，尤以女性为著。

第二节　高危人群的筛查与管理

骨质疏松症的高危因素包括：①不可控因素，包括种族、年龄、女性绝经、脆性骨折的家庭史。②可控因素，包括不健康生活方式、影响骨代谢的药物和疾病、跌倒及其危险因素、环境因素及自身因素。

骨质疏松风险评估初筛工具有以下两个。

一、亚洲人骨质疏松自我筛查工具（Osteoporosis Self-Assessment Tool for Asians，OSTA）

计算方法：OSTA 指数 = [体重（kg）- 年龄（岁）] × 0.2。

OSTA 指数评价骨质疏松风险级别见表 8 - 1。

表 8 - 1　OSTA 指数评价骨质疏松风险级别

风险级别	OSTA 指数
低	> -1
中	-1 ～ -4
高	< -4

二、国际骨质疏松基金会（International Osteoporosis Foundation，IOF）骨质疏松风险 1 分钟测试题

（1）父母曾被诊断有骨质疏松或曾在轻摔后骨折？

（2）父母中一人有驼背？

（3）实际年龄大于 40 岁？

（4）是否成年后因为轻摔后发生骨折？

（5）是否经常摔倒（去年超过一次），或因为身体较虚弱而担心摔倒？

（6）40 岁后的身高是否减少超过 3 cm？

（7）是否体质量过轻？（BMI < 19 kg/m^2）

（8）是否曾服用类固醇激素（如可的松、泼尼松）连续超过 3 个月？

（9）是否患有类风湿关节炎？

（10）是否被诊断出有甲状腺功能亢进或是甲状旁腺功能亢进、1 型糖尿病、克罗恩病或乳糜泻等胃肠疾病或营养不良？

（11）女士回答：是否在 45 岁或以前停经？

（12）女士回答：除了怀孕、绝经或子宫切除外，是否曾停经超过 12 个月？

（13）女士回答：是否在 50 岁前切除卵巢又未服用雌/孕激素补充剂？

男性回答：是否出现过阳痿、性欲减退或其他雄激素过低的相关症状？

（14）是否经常大量饮酒（每天饮用超过 2 单位的乙醇，相当于啤酒 500 g、葡萄酒 150 g 或烈性酒 50 g）？

（15）目前习惯吸烟，或曾经吸烟？

（16）每天运动量少于 30 分钟？（包括做家务、走路和跑步）

（17）是否不能食用乳制品，且没有服用钙片？

（18）每天从事户外活动时间是否少于 10 分钟，且没有服用维生素 D？

以上问题，1 项及以上回答"是"，即为阳性，提示存在骨质疏松风险，建议行骨密度检查。

第三节　诊断思路

一、确诊骨质疏松

国际学术界公认的骨密度检测方法是双能 X 线吸收法（dualenergy X-ray absorptiometry，DXA）测量值，DXA 也是骨质疏松诊断的"金标准"（表 8 - 2），测量部位为髋部、脊柱或前臂。

表 8-2　骨质疏松的诊断标准

诊断	T
正常	$T \geqslant -1.0SD$
低骨量	$-2.5SD < T < -1.0SD$
骨质疏松	$T \leqslant -2.5SD$
严重骨质疏松	$T \leqslant -2.5SD +$ 一处或多处脆性骨折

注：目前，WHO 对于骨质疏松的诊断建立在 T 值基础上，$T =$（实测值－同性别同种族正常青年峰值骨密度）/同种族同性别正常青年峰值骨密度的标准差。T 值用于表示绝经后妇女和大于 50 岁男性的骨密度水平。对于儿童、绝经前妇女及小于 50 岁男性，其骨密度水平建议用 Z 值表示，$Z =$（实测值－同性别同种族同龄人骨密度均值）/同性别同种族同龄人骨密度的标准差，$Z \leqslant -2.0$ 为"低于同年龄段预期范围"或低骨量。

二、明确分型

骨质疏松症包括原发性和继发性两大类。

原发性骨质疏松症则分为绝经后骨质疏松症、老年骨质疏松症和特发性骨质疏松症。绝经后骨质疏松症发生在女性绝经后的 5 ～ 10 年；而老年骨质疏松症是指老年人在 70 岁后发生的骨质疏松；特发性骨质疏松症主要发生在青少年人群，病因暂未明确。

继发性骨质疏松症指由其他药物和（或）疾病及其他的病因影响骨代谢而导致的骨质疏松。造成骨代谢异常的疾病主要有性腺功能减退症、甲亢等内分泌系统疾病，风湿免疫疾病、胃肠道疾病、慢性肾脏病及心肺疾病等。一般在详细询问病史后，可根据医院条件酌情对继发性骨质疏松症的原因进行鉴别（表 8-3）。

表 8-3　继发性骨质疏松症的原因及实验室评估

原因	实验室评估
性腺功能减退	雌激素/睾酮水平降低
甲状腺功能亢进症	三碘甲腺原氨酸（T3）、四碘甲腺原氨酸（T4）升高，促甲状腺激素（TSH）减低
甲状旁腺功能亢进症	甲状旁腺激素升高、血钙升高
维生素 D 缺乏	25-（OH）维生素 D 水平降低
库欣综合征	24 小时尿游离皮质醇升高，血浆皮质醇升高、节律紊乱
多发性骨髓瘤	血沉加快，尿本周氏蛋白阳性，血清蛋白电泳或"M 峰"
转移性骨肿瘤	肿瘤标志物
类风湿性关节炎	红细胞沉降率加快
影响骨代谢药物	糖皮质激素、噻唑烷二酮类药物、抗癫痫药物、质子泵抑制剂等

三、临床表现

骨质疏松症在早期时可无明显临床表现，随着病情进展，患者会逐渐出现骨痛、脊柱变形，甚至发生骨折等后果。椎体的压缩性骨折会造成胸廓畸形，导致腹部受压，影响心肺功能。病理性骨折引起的疼痛还可导致胸廓的运动能力下降，引起呼吸功能下降，极易并发上呼吸道和肺部感染。部分患者没有临床症状，在发生骨质疏松性骨折后才被诊断为骨质疏松症。

骨质疏松性骨折又称脆性骨折，是轻微外伤或日常活动中受到轻微外力时发生的骨折。曾发生过脆性骨折的患者再次骨折的风险显著增加。脆性骨折的常见部位是椎体、髋部、前臂远端、肱骨近端和骨盆等，其中最为常见的是椎体骨折，最为严重的骨折是髋部骨折。髋部骨折的发生率为 70 岁后每 5 年翻倍，且其并发肺栓塞和深静脉血栓的概率很高，严重威胁脆性骨折患者的生活质量及预期寿命。

对心理及生活质量的影响：老年患者自主生活能力减弱，如发生骨折、长期卧床或活动受限、足不出户，缺少与外界的接触和交流，常给患者造成巨大的心理负担和抑郁情绪。骨质疏松症及其相关骨折对患者心理状态的危害有恐惧、抑郁、焦虑、对生活丧失自信心等，且易被家人忽略。因此，重视和关注骨质疏松症患者的心理异常对于其病情的防治也十分重要。

四、检验检查

（一）骨密度检查

常用骨密度测量方法有双能 X 线吸收检测法（DXA）、定量计算机断层照相术（quantitative computed tomography，QCT）等。目前，公认的骨质疏松症诊断标准是基于 DXA 测量的结果。

测定骨密度的临床指征：①65 岁以上女性和 70 岁以上男性，无论有无其他骨质疏松危险因素；②对于 65 岁以下女性和 70 岁以下男性，有 1 个或多个骨质疏松危险因素也应进行检查；③有脆性骨折史和（或）脆性骨折家族史的男、女成年人；④各种原因引起性激素水平低下的成年男性和成年女性；⑤X 线或 CT 等影像学检查提示已有骨质疏松改变者；⑥接受骨质疏松治疗进行疗效监测者。符合以上任何 1 条，建议行骨密度检查。

（二）实验室及其他辅助检查

根据鉴别诊断，在诊断原发性骨质疏松症时选择相关检查。

1. 基本检查项目

基本检查项目有血常规、尿常规、肝肾功能、空腹葡萄糖、钙磷离子、碱性磷酸酶、性激素、25 羟维生素 D_3 等。

2. 骨转换生化标志物

有条件的单位可监测血清 Ⅰ 型胶原氨基端肽（P1NP）和血清 Ⅰ 型胶原羧基端肽（S-CTX）等。

3. **影像学检查**

（1）X线：可用于观察骨组织的形态结构，但只有当骨量下降30%时，在X线摄片中才能被显现出来，因此，X线用于诊断骨质疏松时，其敏感性和准确性不高；但对骨质疏松性骨折有重要意义，能够对骨质疏松所致的各种骨折进行定性和定位诊断，并能确定骨折的部位、类型、程度和移位方向。

（2）CT：用于判断骨折的程度和粉碎情况、椎体压缩程度和椎管内的压迫情况。

第四节　防治要点

一、未发生骨折的防治

目标：维持骨量和骨质量，预防增龄性骨丢失进一步发展为骨质疏松症；最终目标是避免发生第一次骨折。

（一）基础治疗

改善生活方式：加强营养，均衡膳食；摄入含有丰富钙、低盐及适量蛋白质的均衡饮食；适当日晒及户外活动和体育锻炼；避免烟酒和影响骨代谢的药物等；采取预防跌倒的各种措施（包括各种关节保护器），加强自身和周围环境的保护措施等。

（二）骨健康基本补充剂

1. 钙剂

充足的钙摄入有益于获得理想的骨峰值、减缓骨丢失和维护骨骼健康。我国营养学会推荐成人每日需要的元素钙含量为800 mg，而对于绝经后妇女和老年人群体，每日饮食推荐摄入的钙含量为1 000～1 200 mg。尽可能从饮食摄入足量的钙，若饮食中钙供给不足时需要给予钙剂补充。

2. 维生素D

我国维生素D不足状况普遍存在，维生素D有利于钙从胃肠道被吸收，机体维生素D缺乏或不足时可引起继发性甲状旁腺功能亢进，增加骨吸收，引起或加重骨质疏松，还可能影响其他抗骨质疏松药物的疗效。中国居民膳食营养素参考摄入量推荐成人维生素D摄入量为每天400 IU，65岁及以上老年人推荐摄入量为每天600 IU；可耐受最高摄入量为每天2 000 IU；用于骨质疏松症的防治时，维生素D的剂量为800～1 200 IU/d，并需与其他药物联合使用。建议监测血清25羟维生素D_3水平以了解患者维生素D营养状态，不推荐常规使用活性维生素D纠正维生素D缺乏。

（三）药物干预

1. 药物治疗适应证

具备以下情况之一者，需考虑抗骨质疏松药物治疗：①确诊骨质疏松者（骨密度：

$T \leqslant -2.5SD$），无论是否有过骨折。②骨量低下患者（骨密度：$-2.5SD < T < -1.0SD$）并存在 1 项以上骨质疏松危险因素，无论是否有过骨折。③无骨密度测定条件时，具备以下情况之一者，也需考虑药物治疗：已发生过脆性骨折、OSTA 筛查为高风险、FRAX 工具计算出髋部骨折概率 $\geqslant 3\%$，或任何重要部位的骨质疏松性骨折发生概率 $\geqslant 20\%$。

2. 防治骨质疏松的主要药物

（1）双膦酸盐。双膦酸盐能有效抑制破骨细胞活性，降低骨转换。阿仑膦酸钠、唑来膦酸是目前临床上常用的双膦酸盐药物，适用于绝经后骨质疏松症和男性骨质疏松症。哺乳期、妊娠期妇女及对药物成分过敏者禁忌使用；双膦酸盐类药物大部分以原形从肾脏排泄，肾功能异常的患者需减量或慎用。

阿仑膦酸钠片剂应空腹用 200 ～ 300 mL 水送服，服药后 30 分钟内应保持直立体位（站立或坐立），其间避免平卧或进食任何食品及其他药品。因此，患有食管排空延迟的疾病，以及因疾病或其他原因无法坚持站立或坐直 30 分钟者禁用阿仑膦酸钠。

唑来膦酸静脉注射剂，每瓶 5 mg，静脉滴注，每年使用 1 次。唑来膦酸静脉滴注时间需维持 15 分钟以上，患者使用前需根据其心功能情况进行适当水化。

双膦酸盐类药物的常见不良反应如胃肠道不良反应、一过性"流感样"症状及肾脏毒性等。首次静脉输注含氮双膦酸盐（如唑来膦酸）可出现一过性发热、肌痛等类流感样不良反应，一般在 3 天内可缓解，必要时可用非甾体抗炎药对症治疗。

（2）降钙素类。降钙素类能够抑制破骨细胞的生物活性、减少破骨细胞数量和骨量的丢失，缓解骨质疏松症及其骨折引起的骨痛，适用于骨质疏松症，对该药品过敏者禁忌使用。临床常用的有鲑降钙素鼻喷剂和鲑降钙素注射剂，用于鼻喷及皮下或肌内注射。该药能明显缓解骨痛，更适用于伴有疼痛症状的骨质疏松症患者。需注意的是，鲑鱼降钙素具有潜在增加肿瘤的风险，连续应用时间不超过 3 个月。

（3）活性维生素 D 及其类似物。适当剂量的活性维生素 D 能促进骨形成，抑制骨吸收，改善和保持老年人的肌肉力量和平衡能力，降低跌倒的风险。其适用于伴有肾功能受损、绝经后及老年性骨质疏松症等；高钙血症者禁用，肾结石患者慎用，服药期间需监测血钙浓度，尤其是同时补充钙剂者。常用有骨化三醇和 α - 骨化醇，前者不受肝肾功能影响，后者只有在肝功能正常时才有效。

（4）其他。如对于绝经后骨质疏松症女性患者进行雌激素补充治疗或选择性雌激素受体调节剂治疗，对男性骨质疏松患者进行雄激素补充治疗或选择性雄激素受体调节剂治疗，其他的骨质疏松治疗药物还包括甲状旁腺素类似物、锶盐、维生素 K。以上药物使用需评估患者相关适应证、禁忌证等，若社区条件有限，建议转诊至上级医院评估后使用。

二、已发生骨质疏松性骨折的防治

（一）防治原则

已发生骨质疏松性骨折的防治原则是复位、固定、功能锻炼及抗骨质疏松治疗。治疗方法应根据患者年龄、并发症、骨质疏松程度而定，以尽快缓解疼痛、恢复患者活动功能为宗旨，注重个体化原则。同时，还应积极防治下肢深静脉血栓、坠积性肺炎、尿路感染和骨折后长期卧床引起的褥疮等并发症。

（二）药物干预的原则

（1）发生骨质疏松性骨折后，推荐补充元素钙 1 000 mg/d；普通维生素 D 补充剂量推荐为 800 IU/d。上述两种骨健康补充剂需与抗骨质疏松药物联合、全程使用。

（2）骨质疏松性骨折发生前已在使用抗骨质疏松药物者不建议盲目停药；对未曾使用抗骨质疏松药物者，在骨折情况稳定时需尽早使用抗骨质疏松药物，通常在骨折愈合后还需要坚持使用至少 3 年，并定期随访。

第五节 管 理 策 略

社区卫生服务机构是和居民联系最为密切的医疗机构，社区卫生服务人员是骨质疏松症预防工作的最好承担者。我国社区卫生服务起步较晚，目前慢病管理的重点主要集中在高血压、糖尿病、冠心病等常见病上，因此，把骨质疏松症的预防下沉到社区卫生服务机构，逐渐提高其对骨质疏松症及骨质疏松性骨折的重视尤为重要。而进行骨质疏松症的社区预防和管理，一方面要看社区卫生服务机构是否具备适配人员、设备等相应能力；另一方面需要制订对骨质疏松有效、合理的管理策略。

一、管理目标和策略

（一）目标

一级预防针对具有骨质疏松危险因素，但尚未出现骨质疏松症的人群，应防止或延缓此类人群发展为骨质疏松症，并避免第一次骨折；二级预防针对 $T \leqslant -2.5SD$、已有骨质疏松症或曾发生过脆性骨折的人群，其目的是避免发生骨折或再次骨折。

（二）策略

对于骨质疏松症患者日常保健等基础措施的建议：避免不良生活方式（包括不喜户外及体力活动、嗜烟、酗酒、过量饮用含咖啡因饮品、蛋白质摄入不足或过量、钙和维生素 D 缺乏），采取防止跌倒的各种措施，重视钙剂和维生素 D 的补充。药物依从性差是骨质疏松症治疗中普遍存在的问题，患者对疾病危害的认知度低，坚持治疗的依从性不够，导致骨质疏松症的治疗效果降低。因此，需强调社区医生对于患者应用抗骨质疏松药物的依从性教育，应在患者启动治疗后即开始进行定期的复诊与随访。国际骨质疏松日为每年的 10 月 20 日，旨在促进全社会认识骨质疏松的普遍性和危害性，使其得以早发现、早诊断并能够及时得到治疗，最大限度地减少骨质疏松性骨折的发生。国际骨质疏松日每年都有一个主题以加强对骨质疏松症患者的健康宣传教育，促进患者能够正确对待患病事实，提高骨质疏松症患者对相关防治知识和技能的掌握及自我管理的依从性。

（三）病情监测

社区监测和随访的内容主要包括生活方式、骨折的及时发现及骨转换指标等评估。在生活方式方面，需要了解患者是否存在骨质疏松的危险因素，以及危险因素的控制情况，是否正确和坚持服药，有无补充钙剂和维生素 D，有无规律进行锻炼，生活中预防跌倒的措施等；通过身高测量或椎体成像进行骨折排查。

监测和随访的时间：每 1 ～ 3 个月进行门诊或电话随诊，及时记录和处理不良反应，了解症状改善情况及是否发生骨折等；给予健康教育指导；在药物治疗后的每年、效果稳定后的每 1 ～ 2 年应复查骨密度以评估疗效。

治疗评估原则如下：

应排除患者是否存在影响治疗效果的因素，如未摄入足量的维生素 D 与钙剂；服药持续性差；合并有导致药物吸收不佳的胃肠道疾病或相关药物等。

再从以下方面进行综合判断：①骨折评估原则。抗骨质疏松治疗可以减少但不能消除骨折风险。药物干预能显著降低骨折的再发风险，未治疗患者再发骨折风险增加。因此，如在治疗期间再次出现骨折，说明治疗无效。②骨密度评估原则。DXA 是首选的监测手段，未接受治疗的绝经后妇女髋部骨密度每年丢失率为 1% ～ 2%，因此患者接受治疗后，其骨密度保持稳定或升高均说明有效。

二、分级管理

按照疾病的轻重缓急和治疗难易程度进行分级管理，实现基层首诊和双向转诊。不同级别的医疗机构，应承担不同疾病状况的治疗，提高医疗卫生机构开展骨质疏松症预防控制的能力，促进患者合理就医、规范治疗。

（1）一级医院：以组织居民健康检查、建立居民健康档案等多种方式开展筛查，登记确诊的骨质疏松症患者。开展社区人群专题健康教育；对已患有骨质疏松症或合并高危因素的人群进行随访、基本治疗及康复治疗；对诊断不明者或有严重并发症者应及时转诊。

（2）二级医院：负责临床初步诊断，遵照诊疗指南制订个体化方案；对诊断及治疗不明或存在困难者，应尽早转诊到上级医院，对病情稳定者进行随诊。

（3）三级医院：根据需要完善相关检查，明确病因和进行确诊，并开展规范的治疗。经综合治疗后病情稳定者，需要下转至下级医疗机构进行后续治疗、康复及随访。

三、建档和随访

（1）建立健康档案。在社区居民健康档案的基础上，增加骨质疏松症管理的相关内容，以定期组织居民健康检查等方式开展高危人群筛查，登记确诊的骨质疏松症患者，进行危险因素的健康教育。

（2）饮食指导。合理膳食营养，摄取足够的钙质，增加饮食中的钙含量，减少影响钙吸收的因素。

（3）运动指导。适量运动，推荐进行适度负重运动，能够改善骨峰值和延缓骨丢失。运动方式推荐抗阻运动、负重运动，如快步走、哑铃操、蹬踏运动等。运动频率和强度为抗阻运动每周 2～3 次，负重运动每周 4～5 次。强度为每次运动后有肌肉酸胀、疲乏感，但相关症状在休息后的次日可消失。应根据个体状态和运动机能差异选择合适的运动方式，同时排除是否合并有不适合运动的疾病。

（4）跌倒的预防。跌倒是骨质疏松症患者出现骨折的常见诱因，大多数骨质疏松性骨折患者骨折后身体机能和生活质量下降，加重社会负担，甚至可能导致残疾、死亡。因此在骨质疏松症的非药物治疗中，采取各种措施预防跌倒的发生是极其重要的内容和环节。

（5）钙剂和维生素 D 补充的指导。

（6）治疗获益和费用、用药合理性分析。检查和药物是骨质疏松症患者主要的花费，无论是医疗费用还是骨折后的家庭照护都给患者和家庭带来很大的精神及经济负担，因此预防远远比治疗有用。检查和治疗需根据指征进行，以避免不必要的花费。

（7）随访。使用抗骨质疏松药物后，应进行定期随访。随访内容包括临床症状改善情况、骨折康复情况、再骨折预防实施情况。在随访抗骨质疏松治疗效果时，可观察骨转换指标并比较 DXA 是否超过最小有意义变化值。

四、转诊指征

出现以下情况须及时转诊：

（1）初发骨质疏松、病因不明。
（2）抗骨质疏松药物治疗后症状无缓解。
（3）药物治疗有明显不良反应。
（4）出现骨质疏松性骨折。
（5）出现新的疾患。

第六节　管　理　流　程

骨质疏松症的管理流程见图 8-1。

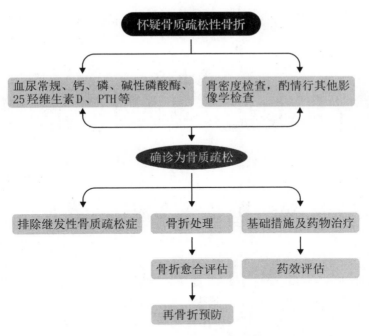

图8-1 骨质疏松症的管理流程

（孙辽 丛丽 林江虹）

参考文献

[1] 杜雪平，席彪. 全科医师基层实践［M］. 2版. 北京：人民卫生出版社，2017.

[2] 葛均波，徐永建. 内科学［M］. 9版. 北京：人民卫生出版社，2018.

[3] 余舒芳，林建华，李毅中，等. 骨质疏松性骨折二级预防的综合管理——骨质疏松性骨折二级预防示范基地福州中心专家共识［J］. 中华关节外科杂志（电子版），2014（6）：808-812.

[4] 原发性骨质疏松症基层诊疗指南（实践版·2019）［J］. 中华全科医师杂志，2020（4）：316-317.

[5] 中国健康促进基金会基层医疗机构骨质疏松症诊断与治疗专家共识委员会. 基层医疗机构骨质疏松症诊断和治疗专家共识（2021）［J］. 中国骨质疏松杂志，2021，27（7）：937-944.

[6] 中华医学会骨科学分会骨质疏松学组. 骨质疏松性骨折诊疗指南［J］. 中华骨科杂志，2017，37（1）：1-10.

[7] 中华医学会骨质疏松和骨矿盐疾病分会. 原发性骨质疏松症诊疗指南（2017）［J］. 中华内分泌代谢杂志，2017，33（10）：890-913.

第九章

高尿酸血症与痛风

第一节　定义与流行病学

高尿酸血症（hyperuricemia，HUA）是体内嘌呤代谢紊乱导致的一种慢性代谢性疾病。由于尿酸生成过多和（或）排泄减少，血清尿酸（serum uric acid，SUA）水平超过饱和浓度会析出尿酸盐结晶，其沉积在骨关节、皮下和肾脏等部位，引发急、慢性炎症和组织损伤，称之为痛风（gout）。

HUA 无明显临床症状，而痛风常常表现为反复发作的急性单关节炎、痛风石形成和慢性痛风性关节炎，累及肾脏时可引起尿酸性尿路结石、尿酸盐肾病等，严重者导致关节致畸、致残和肾功能衰竭。

HUA 不仅是痛风发生的最重要生化基础和最直接病因，还是高血压、糖尿病、心脑血管疾病和慢性肾脏病等常见慢性疾病的独立危险因素，被认为是继高血压、高血糖、高血脂之后的"第四高"，严重威胁人们的生命健康。

由于血尿酸水平受到诸多因素影响，如年龄、性别、遗传、饮食习惯、地域、民族、药物和经济发展情况等，不同地区 HUA 和痛风的患病率差异较大，我国目前尚缺乏全国性调查的流行病学资料。Meta 分析显示，中国 HUA 总体患病率为 13.3%，痛风为 1.1%。不同地区的资料显示，随着社会经济的发展和人们生活方式的改变，近年来，中国的 HUA 和痛风总体呈现出逐年上升的趋势，发病率随年龄增长而增高，且发病人群日趋年轻化，男性的发病率高于女性，城市的发病率高于农村、沿海的发病率高于内地。由此带来的疾病和社会经济负担日渐加重。

第二节 高危人群的筛查与管理

一、高尿酸血症的高危人群

无症状性 HUA 是痛风的亚临床阶段，同时也是代谢性疾病、冠心病、卒中、慢性肾脏病的独立危险因素。HUA 高危人群主要包括：高龄，男性，绝经后女性，一级亲属中有 HUA 或痛风患者，静坐生活方式或体力劳动不足者，高嘌呤、高蛋白、高脂饮食、过量酒精（尤其啤酒）摄入等不良饮食习惯者；存在代谢异常性疾病者，如超重肥胖、糖尿病、血脂异常、非酒精性脂肪肝等；存在心脑血管疾病者如冠心病、卒中等；存在影响嘌呤代谢的疾病者如骨髓增生性疾病、慢性肾脏病等；正在使用影响尿酸代谢的药物者如噻嗪类利尿剂、细胞毒性化疗药、抗结核药物等。

二、筛查方法

正常情况下，人体每天尿酸的产生和排泄基本处于动态平衡：体内 20% 的嘌呤来自饮食，80% 来自体内细胞核酸新陈代谢产生，而尿酸是人体嘌呤的终末代谢产物；每日产生的尿酸约 2/3 通过尿液从肾脏排出，约 1/3 由肠内细菌分解后随大便排出，极少量经汗液排泄。

HUA 通常是通过抽取静脉血，使用尿酸氧化酶法测定 SUA 来确定。定期对存在 HUA 危险因素的人群进行血尿酸检测，可以及早发现 HUA 和防治痛风。需特别注意的是，并不是所有的痛风患者在尿酸测定时都有异常，尤其急性痛风发作时，血尿酸可不高，这种情况下需要根据典型的临床表现和其他检查结果来明确诊断。

三、健康生活方式干预

对于 HUA 高危人群，应建立居民健康档案，普及 HUA 和痛风相关医学知识，提高人群保健和防治意识，并建立定期筛查方案和生活方式指导，早期发现并诊治 HUA 和痛风。与其他慢性代谢性疾病相似，改善不良生活方式是预防 HUA 和痛风的核心策略。健康的生活方式包括：均衡饮食，控制每日总热量，限制饮食中嘌呤摄入；适当多饮水，勤排尿；积极控制与尿酸升高有关的代谢性危险因素；避免使用升高尿酸的药物；加强锻炼，控制体重；戒烟、戒酒；保持生活作息规律、心情愉快等。

第三节 诊 断 思 路

首先根据 SUA 的水平明确 HUA 的诊断，再结合尿酸排泄情况确定 HUA 的分型。一般情况下，依据急性单关节炎临床表现、血尿酸水平、痛风石或泌尿系结石病史、影像学检查等可明确痛风诊断。对于确诊 HUA 或痛风患者，应该进一步积极评估有无并发症或合并症。

一、高尿酸血症的诊断标准和分型

正常嘌呤饮食下，成年人无论男性还是女性，不同日的 2 次空腹 SUA > 420 μmol/L (7 mg/dL)，即可确定 HUA。

低嘌呤饮食 5 天后，留取 HUA 患者的 24 小时尿液检测尿酸水平。根据 SUA 水平和尿酸排泄情况将 HUA 分为三种类型。由于肾功能不全会影响到尿酸的排泄，因此使用肌酐清除率 (creatinine clearance rate，Ccr) 进行校正，根据尿酸清除率 (clearance rate of uric acid，Cua) 和 Ccr 的比值对 HUA 分型 (表 9 - 1)。90% 的原发性 HUA 属于尿酸排泄不良型。分型诊断有助于发现 HUA 的病因，指导临床上准确合理地选择降尿酸药物。

表 9 - 1   HUA 的分型

类型	尿酸排泄率/ [mg/(kg·h)]	尿酸清除率/(mL/min)	Cua/Ccr/%
尿酸排泄不良型	< 0.48	< 6.2	< 5
尿酸生成过多型	> 0.51	≥ 6.2	> 10
混合型	> 0.51	< 6.2	5 ~ 10

注：Cua = (尿尿酸 × 每分钟尿量) /SUA。

二、痛风的诊断标准和分期

HUA 患者如果出现特征性关节炎表现 (足第一跖趾、踝、膝等单关节红、肿、热、痛)、尿路结石或肾绞痛发作，应考虑痛风可能。痛风的诊断应该包括临床症状、血尿酸水平、关节液及组织学尿酸盐结晶检查及影像学改变。目前，我国人群诊断痛风是采用美国风湿病学会 (American College of Rheumatology，ACR) 和欧洲抗风湿病联盟 (The European League Against Rheumatism，EULAR) 共同提出的 2015 年 ACR/EULAR 痛风分类标准 (表 9 - 2)，当总分 ≥ 8 分，即可诊断。如果在患者已经发作过的关节液、滑囊或疑似痛风结节中找到尿酸盐结晶，可直接诊断为痛风。

表 9 - 2　2015 年 ACR/EULAR 痛风分类标准

标准	分类	评分
症状发作曾累及关节/滑囊	踝关节/足中段	1
	第一跖趾关节	2
特异性症状数目（关节红肿、触痛、功能受限）	1 个	1
	2 个	2
	3 个	3
发病病程（符合以下 2 ~ 3 条为典型发作：①疼痛达峰时间 <24 小时；②症状缓解时间 <2 周；③间歇期）	单次典型发作	1
	反复发作	2
痛风石	有	4
血清尿酸水平（未使用降尿酸药物；急性发作 4 周后；任意时间最高值）	360 ~ 479 μmol/L	2
	480 ~ 599 μmol/L	3
	≥600 μmol/L	4
超声或双能 CT 发现尿酸盐沉积	有	4
X 线示痛风骨侵蚀表现	有	4

　　痛风的自然病程一般可分为四个阶段：无症状 HUA 期、关节炎急性发作期、关节炎发作间歇期、痛风石及慢性关节炎期。

　　对于不同阶段的患者合理制订个体化治疗决策至关重要，特别是及早关注无症状性 HUA 人群，早期给予恰当的预防，去除诱因，从而控制或延缓疾病发展。

三、鉴别诊断

　　如仅发现有 HUA，必须首先排除继发性因素，应详细询问病史，如是否存在肾脏病、血液病等其他系统疾病，或有无明确的相关用药史及肿瘤放化疗史。常见引起尿酸升高的药物主要有：①利尿剂，如氢氯噻嗪、呋塞米等；②钙调磷酸酶抑制剂，如他克莫司、环孢素 A 等；③抗结核药物，如乙胺丁醇、吡嗪酰胺等；④抗肿瘤药物，如环磷酰胺等。对于痛风性关节炎，应与类风湿关节炎、化脓性关节炎、假性痛风等相鉴别。血尿酸水平是其否升高是鉴别要点（表 9 - 3）。

表 9 - 3　痛风的鉴别诊断

	痛风性关节炎	类风湿关节炎	化脓性关节炎	假性痛风
好发人群	中老年男性及绝经后女性	青、中年女性	—	老年人
典型关节症状	受累关节红、肿、热、痛和功能障碍，最常见于单侧第一跖趾关节；痛风石	四肢近端小关节常呈对称性梭形肿胀畸形，晨僵明显	受累关节红、肿、热、痛，压痛明显，可伴有全身发热	—

续表9-3

	痛风性关节炎	类风湿关节炎	化脓性关节炎	假性痛风
关节液检查	偏振光显微镜下可见双折光的针形尿酸盐结晶	—	发现大量白细胞，可培养出致病菌	可发现有焦磷酸钙结晶或磷灰石
X线	穿凿样、虫蚀样圆形或弧形的骨质透亮缺损	—	—	软骨呈线状钙化或关节旁钙化
血尿酸	升高	不高	不高	不高

四、合并症或并发症

继发性 HUA 患者常见于以下情况：①存在血液系统疾病者，如骨髓增生性疾病等；②正在接受放化疗的恶性肿瘤患者；③各类肾脏病导致的慢性肾功能不全者。痛风性关节炎是痛风患者最常见的临床表现，但长期 HUA 可引起和（或）加重其他多器官功能损伤，并发高血压、糖尿病、血脂异常、冠心病、卒中和肾脏病变等。

第四节　防治要点

HUA 和痛风已逐渐成为社区常见慢性疾病之一，其工作重点在于：对 HUA 和痛风的高危人群应进行预防教育和健康生活方式指导，并定期监测 SUA 水平；对明确诊断 HUA 和（或）曾有痛风发作的患者，在健康宣教和生活方式干预的同时应定期对其进行评估、分类和分层管理，按照 SUA 水平及合并的临床症状和体征，决定药物起始治疗时机，并制订相应的治疗目标；对明确存在其他慢性疾病者，应同时按照其他慢性疾病规范处理；合理使用降尿酸药物并维持 SUA 水平长期达标，以及积极综合控制危险因素，提高生活质量，减少并发症发生，改善预后。

第五节　管　理　策　略

重点：

- 高尿酸血症与痛风的综合评估。
- 高尿酸血症与痛风的分层管理。
- 急性痛风及其他并发症的发现和初步处理。
- 转诊指征。

一、病情评估

对于至少 2 次正规实验室确诊的 HUA 者或既往有痛风发作患者，需要定期评估和监测患者的基本健康情况、症状和体征、饮食习惯和生活方式、并发症、伴发病、用药史和治疗情况等，综合评估后进行分类，以便进行后续针对性处理。

（1）一般情况：年龄、性别、体温、呼吸、脉搏、血压、身高、体重、腰围等。

（2）最近症状和体征：有无单关节红、肿、热、痛。

（3）生活方式：包括饮食习惯、饮酒和吸烟情况、日常运动情况。

（4）并发症：关节炎、肾功能不全、泌尿系结石、痛风石等。

（5）伴发病：高血压、糖尿病、血脂异常、缺血性心脏病、恶性肿瘤、血液系统疾病、肝炎、肺结核等慢性疾病。

（6）家族史、既往史、女性月经史。

（7）基本体格检查：关节、耳郭、皮下、腹部、下肢等查体。

（8）最近血尿酸水平的变化。

（9）治疗情况：包括既往并发症及合并用药情况。

二、分层管理

HUA 及痛风管理的基础是进行分层管理，根据 HUA 是否发生痛风或合并相关疾病或危险因素，制订个体化治疗方案（药物和非药物）及治疗目标（图 9－1），同时注重长程管理和持续达标。对于患者治疗效果不佳或出现严重并发症或合并症时，应及时转诊到上一级医院进一步诊治。

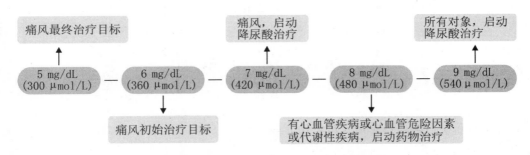

图 9-1 HUA 和痛风分层控制目标

（一）无症状 HUA 期

对于无症状 HUA 者也不容忽视，应积极分类处理：血尿酸水平 <540 μmol/L，需加强健康宣教及给予饮食、运动等方面的生活方式指导，每 6 个月检测 1 次血尿酸水平；血尿酸≥540 μmol/L，在健康生活方式干预的基础上，给予水化和碱化尿液处理促进尿酸从肾脏排泄，同时接受降尿酸药物治疗，用药过程中监测药物不良反应，每 3 个月检测 1 次尿酸水平；血尿酸≥480 μmol/L，如果合并有高血压、糖尿病、脂代谢异常、缺血性心脏病等危险因素者，即需要启动降尿酸治疗，同时积极进行降压、降糖、调脂等治疗控制多重危险因素，并尽量选择有利于尿酸排泄的药物。对于明确正在使用的影响尿酸代谢的药物，则应尽量避免使用，或者根据所患疾病情况由相应专科医生调整药物。治疗效果不佳者应及时转诊到上级医院调整治疗方案。

（二）痛风性关节炎急性发作期

大多数为突然发作的单关节炎，主要表现为剧烈的关节疼痛，伴关节及周围软组织出现红肿、发热。患者多在午夜或凌晨发病，常见诱因包括饮酒、暴食、劳累、受凉等。痛风急性发作应该尽早（24 小时内）给予对症、抗炎、止痛治疗，快速控制关节炎症状。处理措施包括卧床休息、患肢制动和药物治疗。药物推荐首选 NSAIDs。对于 NSAIDs 不耐受或存在禁忌时，可以考虑秋水仙碱或短期内使用糖皮质激素治疗。需注意的是，严重肾功能不全患者注意慎用 NSAIDs 类药物和秋水仙碱。对于正在接受降尿酸药物治疗的患者，急性期无须停药；对于未接受降尿酸治疗并拟启动降尿酸治疗的患者，建议在痛风急性发作缓解 2 周后再考虑启动降尿酸药物治疗，而且在初始降尿酸治疗同时给予药物预防痛风急性发作。

（三）痛风性关节炎发作间歇期

痛风性关节炎急性发作一般具有一定自限性，可自然缓解且不留后遗症。两次急性发作痛风性关节炎之间的无症状期称为发作间歇期。对痛风性关节炎发作间歇期患者的治疗，首先应遵循 HUA 的管理原则，积极纠正 HUA 并维持长期 SUA 达标。在日常生活中应尽量避免可能的诱发因素，预防急性关节炎复发，保护关节和脏器功能。同时治疗其他伴发的相关疾病。

（四）痛风石及慢性痛风性关节炎期

如果 HUA 长期未得到控制或者痛风性关节炎反复发作，尿酸盐结晶容易沉积在皮下及关节腔内产生痛风石结节。痛风石结节可出现在耳郭、皮下、关节、软骨和肾脏等部位，导致关节变形致残和肾脏功能不全。坚持长期规律降尿酸治疗并维持长期 SUA 达标，可以预防新的痛风石形成和帮助痛风石溶解。痛风石受挤压后容易破溃或形成瘘管，可见白色豆腐渣样物质流出。痛风石如有破溃，应及时就诊并注意有无合并细菌感染，避免细菌扩散造成败血症引起死亡或感染蔓延造成截肢等严重并发症。痛风石较大者，如果有神经压迫症状或破溃后经久不愈，需要转诊至上级医院，评估是否需要手术治疗，术后仍需要继续接受规范化综合治疗。

（五）并发症或伴发症

HUA 不仅可以导致痛风，还可以并发糖尿病、高血压、心脑血管疾病和肾脏病变等多系统疾病。对于合并有心血管危险因素或心血管疾病或代谢性疾病患者，应按照相应慢性病管理规范进行综合管理和全面控制。

三、治疗

（一）一般治疗

健康生活方式干预有助于 HUA 和痛风的预防与治疗，同时也有利于伴发病（如肥胖症、糖尿病、血脂异常、高血压等）的管理。应遵循下述原则：

（1）提倡健康饮食。控制每日总热量，限制饮食中嘌呤的摄入。已有 HUA、痛风、代谢性疾病和心血管危险因素及中老年人群，应以低嘌呤饮食为主，增加新鲜蔬菜的摄入（表9-4）。

表9-4　高尿酸血症的饮食建议

饮食建议	食物种类
避免	富含高嘌呤的动物内脏；高果糖的甜食或饮料；痛风发作期避免饮酒，发作间期需严格限酒
限制	牛肉、羊肉、猪肉、富含嘌呤的海鲜、天然水果汁、糖、甜点、盐、酱油和调味汁、酒精（尤其是啤酒和白酒）
鼓励	低脂或无脂乳类及其制品、足量新鲜蔬菜

（2）多饮水。每天饮水量应保证尿量在 1 500 mL 以上为宜，最好 2 000 mL 以上。尽量避免饮用含糖量高的饮料或果汁，如可乐、橙汁、苹果汁等。

（3）戒烟、戒酒。建议戒烟、戒酒（尤其是啤酒和白酒），关节炎发作急性期禁止饮酒。

（4）控制体重。超重或肥胖者应该减重，将体重控制在正常范围（BMI 18.5 ～ 23.9 kg/m^2）。

（5）坚持适量运动。建议每周规律有氧运动，保证每周至少 150 分钟运动时间。需注意的是，在运动中应当避免剧烈运动或突然受凉诱发痛风发作。关节炎发作急性期则应制动，不宜运动。

（6）规律饮食和作息。

（7）保持心情愉快。

（二）药物治疗

HUA 经生活方式干预（非药物途径）后，SUA 不达标时应及时启动药物降尿酸治疗。根据药物禁忌证、肝肾功能情况、用药经验等个体化选择相关药物，根据 SUA 的目标水平调整至最小有效剂量并长期维持 SUA 达标。初始启动降尿酸治疗时，应注意避免短期内血尿酸水平波动过大，否则容易诱发痛风急性发作。

1. 碱化尿液

当尿液 pH 处于 6.2 ～ 6.9，有利于尿酸盐结晶溶解和从尿液中排出，而当尿液 pH > 7.0 容易形成草酸钙、磷酸钙等结石。所以当尿 pH < 6.0 时，需要碱化尿液以增加尿中尿酸溶解度，且服用过程中要注意监测尿 pH 以调整剂量。临床上常用药物有碳酸氢钠和枸橼酸氢盐制剂。

2. 降尿酸治疗

临床上常用的降尿酸药物主要有抑制尿酸生成药物（如别嘌醇和非布司他）和促进尿酸排泄药物（如苯溴马隆）两大类。选择哪种药物主要是根据 HUA 病因、有无合并症及肝肾功能情况。所有降尿酸药物都建议从小剂量起始，逐渐增加剂量，直至 SUA 达到目标水平，坚持长期服药，规律随访。降尿酸治疗的目标为 SUA < 360 μmol/L。对于存在痛风石或痛风性关节炎反复发作的患者，血清尿酸水平应 < 300 μmol/L。但是长期治疗过程中，血清尿酸水平控制不宜过于严格，一般不建议 < 180 μmol/L。

（1）抑制尿酸生成药物。代表药物有别嘌醇和非布司他等。这类药物通过抑制黄嘌呤氧化酶的活性，从而减少尿酸生成，达到降低尿酸的作用。别嘌醇的常见副作用是肝肾功能损伤和皮肤过敏反应，严重者可发生超敏反应，如致死性剥脱性皮炎。*HLA-B* * 5801 基因阳性是别嘌醇发生不良反应的危险因素，且在中国汉族人群中该基因的阳性率比较高，因此如果条件允许，建议使用别嘌醇治疗前进行该基因筛查，阳性者禁用。使用别嘌醇从小剂量起始，逐渐加量，且治疗期间应密切观察有无超敏反应并监测肝肾功能，一旦出现皮疹应立即停药并及时就诊。非布司他使用前要注意评估该药物对心血管系统的安全性，其他常见不良反应包括肝功能损害、恶心、皮疹等。

（2）促尿酸排泄药物。常见代表药物是苯溴马隆。其主要是通过抑制肾小管对尿酸的重吸收而促进尿酸排泄。苯溴马隆在使用过程中注意适当增加饮水量和碱化尿液。对尿酸性肾结石和严重肾功能不全（肾小球滤过率 < 20 mL/min）的患者，苯溴马隆是禁用的。常见不良反应有胃肠道反应、肝功能损害、皮疹等。

3. 痛风急性发作期治疗

痛风急性发作期具有一定自限性，给予药物治疗的主要目的是迅速控制关节炎症状。越早治疗（24 小时内），效果更好。一线治疗药物有 NSAIDs、秋水仙碱和糖皮质激素。根据禁忌证、患者用药经验、痛风发作后用药时间及受累关节的大小和数量选择相关药物。

（1）NSAIDs。NSAIDs 包括非选择性环氧化酶（cyclooxygenase，COX）抑制剂和选择性 COX-2 抑制剂。若无禁忌应早期足量使用。非选择性 COX 抑制剂主要副作用是胃肠道不良反应，如消化道溃疡和消化道出血等；选择性 COX-2 抑制剂可以降低胃肠道不良反应发生率，但是可能增加心血管事件的发生风险。对于既往有消化道溃疡和（或）出血病史的患者禁用 NSAIDs 类药物。而对于合并有心功能不全和（或）心肌梗死的患者应避免使用选择性 COX-2 抑制剂。

（2）秋水仙碱。秋水仙碱通过有效抑制白细胞趋化和吞噬作用，减轻炎症，发挥快速止痛的效果。建议在痛风发作早期（12 小时内）尽早使用。秋水仙碱常见副作用是胃肠道反应，如恶心、呕吐、腹痛、腹泻等，且随着剂量增加而加重，因此使用过程中如果出现上述症状应该立即停药。少数患者使用秋水仙碱后可出现转氨酶升高，当超过正常值 2 倍时必须停药；对于肾功能受损患者应该根据肾功能酌情减量或停药。

（3）糖皮质激素。对于秋水仙碱、NSAIDs 有使用禁忌或治疗效果不佳的患者，可以选择短期内使用糖皮质激素控制急性痛风。全身用药时优先选择短期口服药，不宜口服者可考虑静脉使用。关节腔内注射短效糖皮质激素主要用于全身治疗效果欠佳的患者，但应避免短期内反复使用。使用糖皮质激素的注意事项主要包括预防和治疗高血压、糖尿病、水钠潴留、感染等。尽量避免使用长效制剂。

四、转诊指征

对出现以下的 HUA 急、慢性并发症或合并症者，以及难以控制的痛风急性发作和重症痛风的患者，应该及时转诊上级医院进一步诊治：

（1）急、慢性肾功能不全。
（2）泌尿系结石。
（3）痛风反复发作。
（4）合并恶性肿瘤。
（5）妊娠或哺乳。
（6）肝功能明显异常。
（7）合并复杂的全身疾病。
（8）其他无法处理的急症。

第六节　管　理　流　程

高尿酸血症与痛风的管理流程见图 9－2。

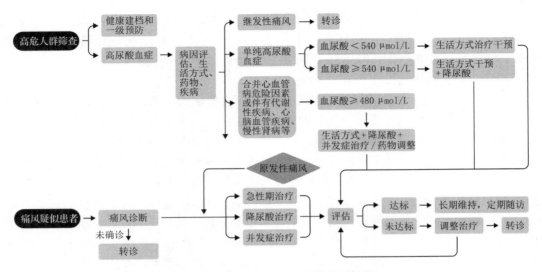

图 9 - 2　高尿酸血症与痛风的管理流程

（孙辽　丛丽　韦晓虹）

参考文献

[1] 高尿酸血症相关疾病诊疗多学科共识专家组. 中国高尿酸血症相关疾病诊疗多学科专家共识 [J]. 中华内科杂志, 2017, 56 (3): 235 - 248.

[2] 高尿酸血症与痛风患者膳食指导 WS/T 560—2017 [S]. 2017.

[3] 张昀, 曾学军, 徐娜, 等. 高尿酸血症社区管理流程的专家建议 [J]. 中华全科医师杂志, 2018, 17 (11): 878 - 883.

[4] 中华医学会, 中华医学会杂志社, 中华医学会全科医学分会, 中国医师协会风湿免疫科医师分会, 痛风专业委员会 (学组), 中华医学会《中华全科医师杂志》编辑委员会, 《痛风及高尿酸血症基层诊疗指南》编写专家组. 痛风及高尿酸血症基层诊疗指南 (2019 年) [J]. 中华全科医师杂志, 2020, 19 (4): 293 - 303.

[5] 中华医学会风湿病学分会. 2016 中国痛风诊疗指南 [J]. 中华内科杂志, 2016, 55 (11): 892 - 899.

[6] 中华医学会内分泌学分会. 高尿酸血症和痛风治疗的中国专家共识 [J]. 中华内分泌代谢杂志, 2013, 29 (11): 913 - 920.

第十章

肥　胖　症

第一节　定义与流行病学

肥胖症指体内脂肪堆积过多和（或）分布异常、体重增加，或体脂占体重百分比异常增高，并在某些组织局部过多沉积脂肪。最简单地来讲，肥胖是由于摄入的热量中除去消耗的那部分后剩余的热量过多引起的，让这个简单理论变得复杂的因素有遗传因素、环境因素、生活方式的影响等。肥胖率的增加会导致很多健康问题，如 2 型糖尿病、高血压、睡眠呼吸暂停综合征、骨关节炎等。肥胖症的患病率在过去 30 年飞速增长，已经超过营养不良成为公众关注的重要健康问题。1993—2009 年，我国 18 岁及以上成年人，以 WHO 标准判定，男性超重率和肥胖率分别由 10.0% 和 0.6% 增长至 24.8% 和 3.6%，女性分别由 14.5% 和 1.2% 增长至 20.9% 和 3.7%；以中国诊断标准判定，至 2009 年，男性超重率和肥胖率分别达到 30.0% 和 8.7%，女性达到 25.3% 和 8.6%。

第二节　高危人群的筛查与管理

体重管理对于慢病防治非常重要。对于高危人群，如常规评价方法判定体重已经处于超重等异常状态、饮食习惯不健康、静息生活方式、有早期糖脂代谢异常和已伴有如高血压、糖尿病等慢病的个体都应进行个体化的体重评估，对异常人群进行个体化综合体重管理的参与者应包括由营养师、运动指导师和临床医师等组成的医学团队。

第三节 诊 断 思 路

一、肥胖的诊断

体重指数（body mass index，BMI）的计算公式为体重/身高^2（kg/m^2），用于判断人体超重、肥胖与否及其程度（表 10 - 1）。我国成人 BMI 切点：18.5 kg/m^2 ≤BMI＜24 kg/m^2 为正常体重范围，24 kg/m^2 ≤BMI＜28 kg/m^2 为超重，BMI≥28 kg/m^2 为肥胖；同时结合腰围来判断相关疾病的危险度，其建议见表 10 - 2。中国人群向心性肥胖的标准为：男性腰围≥90 cm，女性腰围≥85 cm。

表 10 - 1 以 BMI 为基础的成人肥胖诊断及分级标准

单位：kg/m^2

分级	WHO（1998 年）	亚洲人群（2000 年）	相关疾病危险性
体重过低	＜18.5	＜18.5	低（但其他疾病危险性增加）
正常	18.5～24.9	18.5～22.9	平均水平
超重/肥胖前期	25.0～29.9	23.0～24.9	增加
Ⅰ度肥胖	30.0～34.9	25.0～29.9	中度增加
Ⅱ度肥胖	35.0～39.9	≥30.0	严重增加
Ⅲ度肥胖	≥40.0		极为严重增加

表 10 - 2 中国成人超重和肥胖的体重指数及腰围界限值与相关疾病危险[*]的关系

分类	体重指数/（kg/m^2）	腰围/cm		
		男 ＜85 女 ＜80	男 85～95 女 80～90	男 ≥95 女 ≥90
体重过低	＜18.5	—	—	—
体重指数	18.5～23.9	—	增加	高
超重	24～27.9	增加	高	极高
肥胖	≥28	高	极高	极高

注：*指心血管病的相对危险度升高，与 BMI 及腰围正常者相比，T2DM、高血压、血脂异常和心血管疾病的危险度增高。

二、肥胖相关并发症

肥胖症常伴随或合并 T2DM、代谢综合征、心脑血管疾病、胃食管反流、阻塞性睡眠呼吸暂停综合征、高尿酸血症和痛风、骨关节病、胆囊疾病，以及某些发病率增高的肿瘤，且麻醉和手术风险增高；同时，也是社会心理障碍的重要危险因素。

三、儿童肥胖

对于 2～18 岁的儿童及青少年，按生长图表所确定的百分位数来划分超重和肥胖，我国对于儿童肥胖的诊断标准推荐采用 2004 年中国学龄儿童青少年 BMI 超重、肥胖筛查分类标准（表 10–3），以大于第 95 百分位数者为肥胖，大于第 85 百分位数者为超重；而 18 岁之后男性与女性均以 BMI 24 kg/m² 和 28 kg/m² 为超重、肥胖诊断标准。

表 10–3　中国学龄儿童青少年超重、肥胖筛查 BMI 分类标准

单位：kg/m²

年龄/岁	男超重	男肥胖	女超重	女肥胖
7 ～	17.4	19.2	17.2	18.9
8 ～	18.1	20.3	18.1	19.9
9 ～	18.9	21.4	19.0	21.0
10 ～	19.6	22.5	20.0	22.1
11 ～	20.3	23.6	21.1	23.3
12 ～	21.0	24.7	21.9	24.5
13 ～	21.9	25.7	22.6	25.6
14 ～	22.6	26.4	23.0	26.3
15 ～	23.1	26.9	23.4	26.9
16 ～	23.5	27.4	23.7	27.4
17 ～	23.8	27.8	23.8	27.7
18	24.0	28.0	24.0	28.0

四、肥胖相关指标及程度评估

（1）腰围/腰围比（waist/hip ratio，WHR）。腰围：在肋骨下缘和髂骨上缘间的中点水平，平稳呼吸、站立位、双足分开约 30 cm 时测量。臀围：在臀部最突出部测量周径。WHO 建议：男性 WHR >0.9、女性 WHR >0.85，诊断为中心性肥胖。

（2）BMI 是目前全国通用的体重判断指标，受身高的影响小，但 BMI 对于病重伴水肿的患者，或者肌肉特别发达者并不适用，不能很好判断机体的具体成分及反映局部体脂分布。

（3）身体成分检测不仅可以评价单纯的体重增减，也能对脂肪和肌肉量、分布及占人体的比率进行细化分析，可以为针对性地实施干预提供科学的参考依据。目前较为准确判断机体成分的检测手段包括双能 X 线吸收检测（dualenergy X-ray absorptiometry，

DEXA)、CT、MRI 等，后两种方法可以精确区分腹部皮下脂肪和内脏脂肪，但成本均较高、耗时长，因此不推荐在社区开展。生物电阻抗分析法是利用体内不同组织成分的导电程度不同通过测定电阻的大小来评估脂肪、肌肉等物质的含量。该方法安全有效，虽然不如上述方法准确，但简便易行、精确度高、费用合理，因此可作为身体成分测量最实用的选择，易于在社区医院开展。

（4）理想体重与肥胖度。理想体重（kg）＝身高（cm）－105 或［身高（cm）－100］×0.9（男）或 0.85（女）；肥胖度＝［（实测体重－标准体重）/标准体重］×100%，±10% 为正常，≥10% ～ 20% 为超重，≥20% 为肥胖。

五、分型及鉴别诊断

（1）原发性肥胖症常指单纯性肥胖，其病因和发病机制尚未完全明确，主要原因是摄入的能量大于消耗的能量，但遗传因素不可忽视，常有肥胖家族史，多有进食过多和（或）运动不足。轻度肥胖症可无症状，中重度肥胖症可出现气急、关节痛、体力活动减少及焦虑、抑郁等。肥胖常与代谢性疾病、冠心病等同时发生，是多种疾病的基础。值得注意的是，必须在排除继发性肥胖后，才可诊断单纯性肥胖。

（2）很多疾病可伴随或并发继发性肥胖。无论是单纯性肥胖还是继发性肥胖，早期均缺乏典型表现，但继发性肥胖可有原发性疾病的临床特点（表10－4）。

表10－4　继发性肥胖的临床表现和实验室特点

原发性疾病	临床特点	实验室检查及其他检查
药物引起的肥胖	有服药史（氯丙嗪、胰岛素、丙戊酸钠、避孕药/黄体酮、泼尼松/地塞米松等），食量增加，停药后消失	—
库欣综合征	向心性肥胖，皮肤紫纹，高血压，月经紊乱，多血质，骨质疏松	血浆皮质醇增高，小剂量地塞米松不能抑制，糖耐量异常等
多囊卵巢综合征	闭经或月经周期延长，不育，多毛，肥胖，痤疮，男性化，女性发病	血浆睾酮升高，雌二醇降低，LH/FSH≥2，B超见卵巢多囊样改变
原发性甲减	肥胖，怕冷，水肿，脱发，贫血外貌，跟腱反射恢复时间延长，月经过多	血甲状腺激素降低，TSH升高
下丘脑性肥胖	均匀性肥胖伴下丘脑功能紊乱，月经紊乱或闭经，男性性功能减退	GnRH兴奋试验，CT，磁共振及脑电图明确下丘脑病变
泌乳素瘤	闭经，溢乳，不育，性功能减退，肥胖，阳痿，肿瘤压迫视神经和视交叉症状	血泌乳素明显增高，FSH、LH正常，雌二醇降低，垂体瘤
胰岛素瘤	空腹低血糖，因进食过多而有肥胖	血胰岛素升高，CT或动脉造影有助于诊断

（3）代谢综合征（metabolic syndrome，MS）是指人体的碳水化合物、蛋白质、脂

肪等物质发生代谢紊乱的病理状态，是一组复杂的代谢紊乱症候群。MS 中心环节是肥胖和胰岛素抵抗，并且是 T2DM、CVD 的危险因素，其心血管事件的发生率及死亡风险是正常人群的 2 ~ 3 倍。2004 年中华医学会糖尿病学分会制定了 MS 诊断标准，符合下列 4 项中至少 3 项可诊断：①收缩压≥140 mmHg 和（或）舒张压≥90 mmHg，或已确诊高血压；②TG≥1.7 mmol/L 和（或）HDL-C < 0.9 mmol/L（男）或 < 1.0 mmol/L（女）；③BMI≥25 kg/m²；(4) FPG≥6.1 mmol/L 和（或）餐后 2 小时血糖（2h PG）≥7.8 mmol/L，或已诊断 T2DM。

第四节 防治要点

对肥胖的管理需以肥胖相关并发症为中心，将慢病防治的诊断分级概念引入到肥胖症的诊治中，强调对肥胖症的早期预防、疾病管理和并发症防治，以进行肥胖症系统规范化的诊治（表 10 – 5）。

表 10 – 5 肥胖症防治的三个阶段

项目	定义	预防方法
一级预防	预防超重和肥胖的发生	健康教育；营造健康的生活环境；促进健康饮食习惯和规律的体力活动
二级预防	已经发生超重和肥胖的患者，预防体重进一步增加和肥胖相关并发症的发生	通过 BMI 进行筛查；肥胖诊断和并发症评估；治疗：生活方式及行为干预加减重药物治疗
三级预防	通过减重治疗消除或改善肥胖相关并发症并预防疾病的进展	生活方式、行为干预及减重药物治疗；可考虑手术治疗

第五节 管理策略

社区或家庭医师可以在每次的随访中通过评价超重或肥胖患者进行改变的准备，以确定适当的方法使患者朝积极的方向改变，保持健康的体重，减少肥胖相关并发症的患病率。体重管理是一个长期的过程，许多环境因素可增加患者减重的难度，其中一些是可以干预和改变的，关键是患者不要被减肥过程压垮，应帮助他们循序渐进地减重。如果处理每个需要改变的生活方式因素很多，患者可以选择先做其中一个改变，再逐渐进行另一个改变。社区医师可以协助他们认识这些小步骤。例如，帮助患者每天确立一个可改变的生活方式因素，问自己"今天我能为我和医生设置的目标做什么"。

加强肥胖及其并发症的知晓率和体重管理的知晓率，使人们认识到其危险性而尽可能地使体重维持在正常范围内。让患者知晓并坚持以生活方式改变为基础的体重管理，维持体重管理的可持续性，帮助患者树立信心；让患者知晓减重能在一定程度上减缓肥胖相关并发症的发生发展。

强调预防大于治疗，预防肥胖症应从儿童时期开始。结合患者的实际情况制订合理的减重方案和减重目标极为重要，体重过重及（或）迅速下降而不能维持下去或反复反弹往往使患者失去信心。与患者共同制订生活方式改变计划，包括制订合理膳食方案、减重食谱，如条件允许可有公共营养师、运动管理师共同参与，定期记录患者体重变化，随访并监督患者体重管理策略方案的执行情况，包括药物的使用，避免减重后反弹。对患者进行心理疏导，帮助患者缓解生活压力。加强随访，每1～2周进行电话随访或门诊访视：①记录体重、BMI及腰围的变化；②随访患者减重方案的执行情况，饮食控制和运动的坚持情况及药物的使用情况，指导其正确及坚持执行，避免减重后反弹；③随访肥胖相关并发症相关症状的变化，有无新发疾病，及时发现、及时治疗、及时转诊。

一、建立健康档案

患者档案信息应包括食物日记，最好是全面的饮食和生活方式评估，有助于评估患者超重和肥胖的风险。饮食和生活方式评估应该包括患者1周的饮食记录。均衡饮食应包括碳水化合物、蛋白质和脂肪。此外，还应保证摄入充足的矿物质和维生素，制订饮食方案时可以制作一个简单的7天饮食和生活方式评估表，在表格左边罗列出1周内的食物摄入量（包括三餐、点心或水果、可选零食）、饮水量（杯或毫升）、体力活动（时间、类型）、睡眠（质量）、情绪压力及每天做的能带来快乐的事。饮食和生活方式采集与评估有助于发现"致胖诱因"，并针对相关诱因和环节进行干预。在采集病史时，前因、诱因、持续因素结合体重、BMI等人体测量学、生化指标及肥胖相关并发症及使用药物情况等指导干预和治疗计划的制订。肥胖症的生活及行为方式治疗：改善生活方式是减重的基石，包括饮食、运动和行为方式干预，结合患者具体情况，制订个体化的生活行为方式治疗方案。

二、饮食方式改善

医学营养治疗是减重的最基本干预。减少能量摄入是减重治疗中最主要的部分，对于轻度和中度肥胖能够取得一定疗效，建议使摄入能量小于消耗能量，每日减少500～750 kcal（1 kcal＝4.789 J）能量的饮食摄入，限制糖和脂肪摄入量，同时供给充足的营养素，如必需氨基酸、维生素、矿物质等，需补充足量蛋白质，以减少限制饮食过程造成的蛋白质丢失，而富含营养素的膳食结构可提高患者依从性。

首先，要确定合适的能量摄入，每日所需总能量＝理想体重（kg）×每千克体重所需能量（kcal/kg）（表10-6）。其次，确定营养素分配比例，分配原则是蛋白质摄入量占总能量的 15%～20%、脂肪占 30% 以下、碳水化合物占 50%～55%；蛋白质应以优质蛋白为主（≥50%），如蛋、奶、鱼、肉及大豆蛋白质；摄入足够的新鲜蔬菜（400～500 g/d）和水果（100～200 g/d）；避免油煎及方便食品、快餐、甜品和零食等；适当增加膳食纤维、无热量液体及非吸收食物以满足饱腹感。

表 10-6 成人每日热量供给量表

单位：kcal/kg

体型	卧床	轻体力劳动	中体力劳动	重体力劳动
消瘦	20～25	35	40	40～45
正常	15～20	30	35	40
超重或肥胖	15	20～25	30	35

三、体育活动

体力活动是健康生活方式的关键组成部分，也是预防和治疗肥胖的重要组成部分。其对体重的影响程度取决于运动方式、总量、强度、时间和频率。提倡每周有氧运动至少 150 分钟，每天 30 分钟以上，每周运动至少 3～5 天；对于习惯于久坐的人群，建议逐渐开始锻炼，鼓励每天行走 10 000 步，或者在刚开始时每天至少比原来多走 2 000步。而维持体重下降以及防止减重后的体重反弹（长期，1 年以上）则需要更高水平的体育锻炼（每周 200～300 分钟）。

四、行为方式干预

行为方式干预是指通过各种方式增加肥胖症患者治疗的依从性，包括自我管理、教育、减轻压力、心理评估、激励和咨询、认知调整和动员社会支持机构等。情绪常常对饮食起到推动作用，肥胖症患者常会因压力、沮丧和抑郁导致过度进食，引发罪恶感而陷入恶性循环中，或因各种心理社会因素拒绝寻求帮助，因此在开始进行减肥计划前应考虑压力和情绪低落对减重的负性影响。行为 - 认知干预配合运动和饮食调整，更能显著降低体重。在此过程中，医生应对患者表达充分的倾听、支持和尊重，并建立信任，通过健康教育提高患者对肥胖危险性的认识，不要忽略任何细微进步，给予及时的认同、称赞，尤其是对肥胖儿童的体重管理，需给予适当的鼓励。

五、药物治疗

药物治疗只是生活 - 行为方式干预外的辅助治疗，不可单独应用。药物联合生活方式治疗相比仅改善生活方式能更有效减轻体重，尤其是对于肥胖合并相关并发症的患者。短期的药物治疗并不能得到长期的获益，对于肥胖的管理是长期的规划，因此减重药物的选择需要全面且慎重的考虑。目前，国内常用的减肥药有奥利司他等，其他药物因不良反应较多而不被推荐。

六、手术治疗

外科治疗仅用于重度肥胖、减重失败而又有严重并发症的患者，包括吸收不良性术式如空肠回肠分流术、限制性术式如胃束带术，目前应用较广泛的 Roux-en-Y 胃旁路术是吸收不良性及限制性手术。外科手术能显著降低严重肥胖患者的体重，降低心血管死亡率和全因死亡率，但可能引起营养不良、贫血、消化道狭窄等，须严格把握并发症。医生需要根据患者的 BMI 和并发症来判断手术治疗指征：①积极手术：$BMI \geqslant 32 \ kg/m^2$，无论是否存在其他合并症（非酒精性脂肪性肝炎、阻塞性睡眠呼吸暂停综合征、多囊卵巢综合征、肾功能异常等）；②慎重手术：$BMI \ 28 \sim 32 \ kg/m^2$，至少符合额外的 2 个代谢综合征组分（高甘油三酯、低高密度脂蛋白胆固醇和高血压），或存在合并症；③暂不推荐：$BMI \ 25 \sim 28 \ kg/m^2$。

七、儿童肥胖管理

对于儿童体重的控制，防止体重增加比减轻体重更重要。最佳和最有效的方法是针对家庭而不仅是儿童：鼓励增加日间活动、校园运动、健康的进餐习惯。儿童肥胖与静止的生活方式有关：看电视、计算机、玩电子游戏和长时间静坐是当今社会儿童肥胖发生率增加的重要原因。而对于儿童肥胖的饮食治疗，只能少量限制能量的摄入，尤其是限制摄入零食、饮料和高热量油炸食品等，显著饮食时仍需要提供足够的能量和营养以保证生长发育的需要，在儿童中不推荐极低热量膳食，很少推荐使用药物。

八、减重治疗的维持

机体存在多种机制调节能量平衡并维持自身体重相对稳定，通常减重计划结束后1 年，大部分人会复重30% ～ 35%，4 年内基本恢复到减重前水平，因此，减重后的维持非常重要。为了维持减重效果，社区医生或家庭医生应定期进行减重维持计划的随访，保持与患者的定期联系，帮助其保持低热量饮食，进行高强度体力运动（每周200 ～ 300分钟），规律监测体重变化以维持低体重。

九、转诊指征

若患者为继发性肥胖症、肥胖伴多种并发症、经过生活方式干预后减重不理想或无法坚持，或重度肥胖经过评估具有药物或外科手术指征等，建议这些人群转诊至上级医院重新评估其代谢风险，综合管理体重，制订新的体重管理方案，必要时行外科减重手术及综合管理肥胖相关并发症。

第六节　管 理 流 程

肥胖症的管理流程见图 10 - 1。

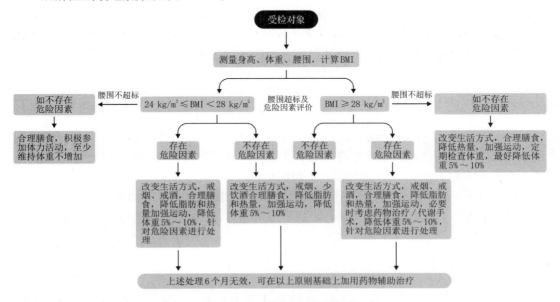

图 10 - 1　肥胖症的管理流程

（孙辽　丛丽　林江虹）

参考文献

[1] 葛均波，徐永建，王辰. 内科学 [M]. 北京：人民卫生出版社，2018.

[2] RAKEL R E，RAKELDP. 全科医学 [M]. 北京：人民卫生出版社，2018.

[3] 王勇，范书英. 2015 年肥胖药物管理临床实践指南解读 [J]. 中国全科医学，2016（5）：497 - 499.

[4] 赵宇星，朱惠娟，王林杰. 2016 年美国临床内分泌医师学会/美国内分泌学会肥胖症综合管理临床实践指南解读 [J]. 中国糖尿病杂志，2017，25（1）：10 - 13.

[5] 中国超重肥胖医学营养治疗专家共识编写委员会. 中国超重/肥胖医学营养治疗专家共识（2016年版）[J]. 中华糖尿病杂志，2016，8（9）：525 - 540.

[6] 中国肥胖问题工作组. 中国成人超重与肥胖症预防与控制指南（节录）[J]. 营养学报，2004，26（1）：1 - 4.

[7] 中国肥胖问题工作组. 中国学龄儿童青少年超重、肥胖筛查体重指数值分类标准 [J]. 中华流行病学杂志，2004，25（2）：97 - 102.

[8] 中国医师协会外科医师分会肥胖和糖尿病外科医师委员会. 中国肥胖和 2 型糖尿病外科治疗指南（2014）[J]. 糖尿病临床，2014，8（11）：499 - 504.

第十一章
胃食管反流病

第一节　定义与流行病学

胃食管反流病（gastroesophageal reflux disease，GERD）是指胃、十二指肠内容物反流至食管内而引起食管黏膜发生的消化性炎症。常见机制包括抗反流屏障结构与功能异常、食管清除作用减低、食管黏膜屏障功能减低。

GERD 是一种在世界范围内广泛存在的常见病，发病率与年龄呈正相关，男女之间发病无明显差异。东亚地区的 GERD 患病率有所增加，但仍低于西方人群。西亚和东南亚地区的 GERD 患病率高于东亚地区。

第二节　高危人群的筛查与管理

重点：
- 识别胃食管反流病的高危人群。
- 胃食管反流病的筛查方法。

一、胃食管反流病的高危人群

高危人群的早期识别、早期筛查，是早期预防和治疗 GERD 的前提。对于一些长期服用降低食管下括约肌（lower esophageal sphincter，LES）压力的药物、患有某些激素相关疾病及生活习惯不良的患者尤应警惕。

常见的降低食管下括约肌压力的药物有钙通道阻滞剂、硝酸甘油类、β-肾上腺素能药物、抗胆碱能药物、茶碱、安定类。

降低食管下括约肌压力的激素有黄体酮、胆囊收缩素、雌激素和胰高血糖素等。

降低食管下括约肌压力的食物有脂肪、巧克力、浓茶、可乐、酒精、咖啡、薄荷等。

二、筛查方法

（一）胃食管反流病自测量表（GerdQ 量表）

GerdQ 量表是一种以症状为基础的诊断问卷，通过患者对过去 1 周内胃灼热、反流、上腹痛、恶心、反流引起睡眠障碍、因反流症状使用非处方用药情况 6 个方面的回忆和评分，供医生判断是否可诊断为 GERD，并作为是否需要治疗的参考（表 11 - 1）。

表 11 - 1　GerdQ 量表（选择过去 1 周内的症状频率）

症状	症状频率分值			
	0 天	1 天	2～3 天	4～7 天
A1. 您胸骨后出现烧灼感（胃灼热）的频率？	0	1	2	3
A2. 感觉到有胃内容物（液体或食物）上反到您的喉咙或口腔（反流）的频率？	0	1	2	3
B1. 您感到上腹部中央疼痛的频率？	3	2	1	0
B2. 您感到恶心的频率？	3	2	1	0
C1. 由于您的胃灼热和/或反流而难以获得良好夜间睡眠的频率？	0	1	2	3
C2. 除医生告知服用的药物外，您额外服用药物来缓解胃灼热和/或反流的频率？（如碳酸钙、氢氧化铝等抗酸剂）	0	1	2	3

注：询问患者就诊前 1 周内量表相关症状出现的天数；阳性症状指支持 GERD 诊断的症状；阴性症状指不支持 GERD 诊断的症状；阳性影响指阳性症状对患者的影响；对于初诊患者，A + B + C ≥ 8 分提示 GERD 诊断；C≥3 分提示 GERD 影响生命质量。用于监测 GERD 治疗效果时，A 与 C 任何 1 项评分≤1 分，提示治疗有效；A 与 C 任何 1 项评分≥2 分，提示治疗方案需调整。

（二）质子泵抑制剂试验

对有胃灼热、反酸等反流症状而内镜表现阴性或在无内镜设备的医疗场所，疑有 GERD 的患者可采用质子泵抑制剂（proton pump inhibitor，PPI）试验。此方法适用于无报警症状者。使用标准为服用标准剂量 PPI，如奥美拉唑 20 mg、每日 2 次，疗程 2～4 周，对表现为食管外症状的患者，一般疗程至少 4 周。阳性标准为治疗的最后 1 周症状完全消失或仅有 1 次轻度的反流症状。

（三）胃镜检查

如果在内镜检查之前使用 PPI 获得症状缓解，则将其视为短暂症状，应停止治疗。如果症状持续或复发，则需要进行内镜检查。在内镜检查之前开始 PPI 时，即使随后进行内镜检查也不能区分糜烂性 GERD 和非糜烂性 GERD。PPI 之前的内镜检查是诊断糜烂性 GERD 或非糜烂性 GERD 的唯一方法。

（四）动态 24 小时食管 pH 监测

动态 24 小时食管 pH 监测可用来测量酸性食管反流发作的频率和持续时间，评价症状与反流的相关性。其局限性在于它不能监测非酸性反流活动，研究表明，存在食管外症状的患者有更多的酸反流。

（五）动态 24 小时胆汁反流监测

动态 24 小时胆汁反流监测对监测胆汁（碱）反流的 GERD 诊断更有意义。

（六）食管压力测定

食管压力测定能够直接显示 LES 和食管体部的动力情况。

（七）钡餐检查

钡餐检查主要适用于不愿接受或不能耐受胃镜检查者。

三、健康生活方式干预

健康的生活方式干预，可以预防和改善生活习惯不良引起的胃食管反流病。尤其是肥胖和吸烟，也威胁着患者的整体健康。而当生活方式干预无效后，广泛使用有效的抑酸剂，也会增加产生不良后果的概率，这与长期用药的不良反应有关。因此，健康生活方式干预主要在于维持理想体重，合理膳食，戒烟、限酒，保持心理平衡、身心愉悦。

第三节　诊　断　思　路

一、明确诊断

诊断标准：典型的胃灼热和反酸症状，可初步诊断 GERD；胃镜下若发现有反流性食管炎并能排除其他原因引起的食管病变，本病诊断可成立；若内镜检查阴性，但食管 pH 监测证实存在食管过度酸反流，则可建立非糜烂性胃食管反流病（内镜阴性胃食管反流病，non-erosive gastroesophageal reflux disease，NERD）的诊断。对拟诊 GERD 的患者，可考虑先使用质子泵抑制剂经验性治疗，若给予治疗后症状好转或消失，可确立 GERD 的诊断。对于症状不典型，特别是合并食管外症状的患者，常需结合多种检查手段进行综合分析来做出诊断。

二、明确分型

（1）非糜烂性胃食管反流病（NERD），又称内镜阴性胃食管反流病。

（2）反流性食管炎（reflux esophagitis，RE）或糜烂性食管炎（erosive esophagitis，EE）。

三、鉴别诊断

胃灼热、反酸是 GERD 的典型症状，但并非 GERD 患者的特异性症状。对初诊患者，特别是临床表现不典型的患者，要特别注意对警报征象和相关病史的采集，排除食管外器质性疾病及合并疾病。GERD 不仅会引起典型症状，还会引起食管外症状（慢性咳嗽、支气管哮喘、咽喉不适、咽痛和非心脏性胸痛）。由于食管外症状可能是 GERD 的唯一症状，因此在诊断 GERD 时必须将其考虑在内。

第四节　防治要点

GERD 管理要实行预防和治疗两手抓的原则。应进行持续有效的健康生活方式干预，改变患者不良的生活习惯，在此基础上，根据患者症状的严重程度，选择加用某些药物治疗加以预防。对于明确诊断的患者需通过自我管理教育、饮食运动控制体重、抑酸药物等综合治疗措施，实现全面管控达标的综合管理目标。

GERD 患者长期治疗的主要目的是除了控制症状外，还要预防并发症并改善患者健康相关的生活质量。预防胃酸反流可以很大程度改善 GERD 患者的生活质量。然而 GERD 存在以下几种特殊临床情况。

一、难治性胃食管反流病

尽管抑酸治疗对多数胃食管反流病患者有效，但仍有相当部分患者经过 PPI 治疗后症状无改善，甚至部分患者出现食管黏膜的损伤、新的反流症状或合并精神心理疾病。

发生原因：①治疗依从性不足，要保证 PPI 在餐前半小时内服用，让药物充分发挥餐后抑酸作用。②伴随疾病及其治疗药物影响，部分 GERD 患者合并其他疾病，并接受相关药物治疗，可能影响 PPI 疗效，导致难治性 GERD。③基因差异，部分个体属于 PPI 快代谢型，因此此类患者服用 PPI 效果弱于其他患者。④非酸反流或弱酸反流，运用食管阻抗技术发现了服用 PPI 的患者存在非酸反流，其中部分存在弱酸反流。⑤其他疾病表现为 GERD 症状。⑥合并食管裂孔疝。⑦精神心理等其他原因。

治疗原则：目前治疗仍较为困难，需根据不同的患者情况选择个体化有针对性的治疗。治疗措施包括生活方式的调整、PPI 的剂量及品种的调整、手术和内镜治疗。

二、非心源性胸痛

非心源性胸痛（non-cardiac chest pain，NCCP）是指非心脏原因、反复发作、类心绞痛样的胸骨后痛。食管是 NCCP 的主要来源，GERD 是其主要病因。由于与心源性胸痛的鉴别比较困难，因此以胸痛为主要表现者，应首先排除心脏来源疾病，如冠心病、主动脉夹层等。尽管其预后较好，但严重影响了患者的生活质量，对患者和社会造成了沉重的负担。

发生原因：NCCP 发病原因尚不完全明确，不同患者可有不同的发病机制，且存在重叠。GERD 是最常见的病因，其他机制包括食管动力异常、持续性食管纵行肌收缩、内脏高敏感，以及对食管内刺激中枢处理异常、自主神经功能紊乱和心理因素等。

治疗原则：不同发病机制应选择相应的治疗方法，考虑 GERD 相关的应选择抑酸、抗反流治疗，而非 GERD 相关的，多选择痛觉调节剂或精神心理治疗。针对食管动力障碍的药物作用有限。

三、咽喉反流

GERD 常合并咽喉反流（laryngo-pharyngeal reflux，LPR），胃反流物至咽喉可以引起局部炎症，导致声嘶、咽痛、癔球症及喉部新生物等，定义为反流性咽喉炎。

发生原因：①胃十二指肠内容物包括胃酸、胃蛋白酶及胆汁酸对咽部有直接损伤作用。②反流物与喉部远端组织相互作用，诱发迷走神经介导的支气管收缩反应。

治疗原则：主要治疗手段为 PPI 治疗。美国胃肠病协会指南推荐对合并典型食管症状的疑诊咽喉反流患者进行经验性 PPI 治疗，每日 2 次疗程 2 个月，若急性喉炎但无典型 GERD 症状者不推荐使用 PPI。有研究表明，艾司奥美拉唑治疗 LPR 3 个月可使症状明显缓解。

四、呼吸道症状

GERD 患者往往合并一些食管外表现，如咳嗽、哮喘等。2006 年，蒙特利尔全球共识中，将反流性咳嗽及哮喘定义为与 GERD 确定相关的食管外综合征。

发生原因：反流性咳嗽的病理生理学机制主要包括微吸入、食管支气管迷走反射的激活及反流诱导的气道敏感性增高等。反流性哮喘的发生还与夜间反流相关。

治疗原则：反流性咳嗽通过 GERD 的治疗可以改善咳嗽症状，研究表明 8 周的 PPI 治疗可明显缓解咳嗽症状。另外，抗反流手术治疗反流性咳嗽也有一定的效果，但目前缺乏大样本数据。GERD 的相关治疗并不能很好的改善哮喘症状，故目前存在争议，但对其生活质量有一定的改善。

五、吞咽困难

吞咽困难是 GERD 常见的症状，但要警惕部分患者食管狭窄或食管肿瘤的可能。抗反流手术后的吞咽困难多为一过性。对 Barrett 食管的射频消融治疗也可以导致食管良性狭窄。

发生原因：除去食管炎造成的狭窄、抗反流手术后或伴发肿瘤所导致的机械性梗阻，当前认为 GERD 吞咽困难的主要原因是反流造成的黏膜损伤。但也有研究发现吞咽困难与食管黏膜损伤程度无关，认为吞咽困难的成因可能与咽反流有关，也可能与异常的迷走神经反射有关。

治疗原则：急性食管炎患者所导致的吞咽困难在炎症急性期缓解后好转。PPI 治疗对多数 GERD 患者伴发吞咽困难的症状有效。抗反流手术相关的吞咽困难大多预后良好，为一过性，约在术后 6 周左右消失，少数吞咽困难患者需要内镜扩张治疗。

六、Barrett 食管

Barrett 食管目前在不同国家相关指南中定义各不相同，我国相关指南目前将 Barrett 食管定义为食管下段的复层鳞状上皮被化生的单层柱状上皮所替代的一种病理现象，可伴有或不伴有肠上皮化生（intestinal metaplasia，IM）。其中明确指出 IM 是食管腺癌的癌前病变，而不伴有 IM 的 Barrett 食管是否为癌前病变仍有争议。

发生原因：①遗传因素；②与胃、食管解剖结构异常关系密切；③食管、胃运动异常；④酸碱反流及黏膜屏障的破坏等。

治疗原则：治疗基本同 GERD 治疗，在伴有异型增生 Barrett 食管或局限于黏膜层的癌变大多数指南推荐内镜治疗。根据病灶类型可选择黏膜剥离术和消融治疗术。

第五节　管理策略

重点：
- 胃食管反流病的病情及并发症的评估。
- 确定个体化综合管理方案。
- 转诊指征。

管理策略分为病情评估和综合治疗两方面内容。充分评估病情及其并发症，是确定 GERD 管理策略的基础。

一、病情及并发症的评估

首诊医生通过详细的病史采集、体格检查、实验室及辅助检查等综合评估下列内容。

（一）典型症状

反酸是由于 LES 松弛使胃内的酸性液体、食物反流到食管、咽喉部、口腔、鼻腔，甚至到达气管、支气管和肺内，也可伴有胆汁、胰液的溢出。

胃灼热主要为反流物对食管下感觉神经末梢的化学刺激所致，表现为上腹部或胸骨后的一种温热感或烧灼感。

（二）非典型症状

胸痛是胃食管反流病的常见症状，疼痛部位一般在胸骨后、剑突下或上腹部，可伴有上躯干及肢体的放射痛，向左肩放射较多。

反流至咽部可出现咽部异物感、咽痛、癔球症、声嘶等症状。反流至口腔可出现口酸、口苦、口水增多、牙侵蚀症、口腔溃疡等症状及表现。反流至鼻腔可出现流涕、鼻后滴流、鼻塞等症状。反流至耳部可出现耳鸣、听力下降等症状。反流至喉及气管可出现咳嗽、而咳痰、憋气、哮喘、气管炎、吸入性肺炎、支气管扩张、肺纤维化等，甚至发生喉痉挛而窒息危及生命。

（三）病史采集要点

（1）主诉：患者诉此次就诊主要症状或体征及患病时间。

（2）现病史：此次反酸、胃灼热的主要表现、诱因、部位、性质、持续时间、加重及缓解因素、是否有伴随症状，询问症状初发时间及诊疗情况。

（3）个人史：询问生活方式，是否有血脂异常、吸烟、饮酒等其他相关危险因素。

（4）既往史：询问是否合并其他疾病，其严重程度及既往就诊情况，是否有高血压、高血脂、糖尿病等相关疾病，是否有消化道手术史。

（5）家族史：询问高血压、高血脂、糖尿病等家族患病情况，询问家族肿瘤性疾病相关情况。

（6）社会心理因素：对于有意愿的患者，可了解患者就诊原因，对该病的认识、看法，对预后的期待值。

（7）解释病情：向患者解释该病的病因、进展、诊疗计划及预后。结合患者意愿及病情，制订合理规范的诊疗计划，构建良好、和谐的医患关系。

二、分级预防

一级预防：针对一般人群，普及防病知识，宣传健康的生活方式，避免烟酒，节制饮食，保持适宜的体重及必要时减重，避免辛辣、生冷、过酸过甜食物，避免增加腹压因素，如大重量健身运动、搬运重物等。

二级预防：针对含有危险因素如吸烟、肥胖、年龄、饮酒、非甾体抗炎药、阿司匹林、抗胆碱能药物、社会因素、心身疾病、遗传因素等的高危人群定期筛查和检测，控制危险因素。

三级预防：针对患者群体，积极进行生活方式干预，指导合理用药，控制症状及预防并发症的发生，改善患者生活质量，对伴有 Barrett 食管等并发症者，定期接受内镜检查。

三、综合管理

GERD 患者临床表现多样，轻重不一，具有慢性复发倾向，经有效治疗后，应建立慢性病管理档案，定期复查，以确定食管炎等是否复发，或是否有新发症状，并予相应治疗，是否存在需要紧急处理和转诊的情况，是否有药物副作用等。

在解决现患的同时，还应适时提供预防服务，特别是以一级和二级预防为主的临床预防服务。需注意对患者生活方式和饮食习惯的教育；加强对反流性食管炎的监测，及时发现 Barrett 食管等并发症并予相应治疗。

治疗应遵循综合管理的原则，包括生活方式干预与药物治疗齐行并重，完全（充分）缓解胃灼热和其他症状，治愈潜在的食管炎，维持症状缓解和黏膜的愈合，治疗或预防并发症。

（一）一般治疗

生活方式的改变仍然是 GERD 任何治疗干预的基石，一部分患者经过生活方式的调整可以达到症状的缓解。

避免摄入可引起下食管括约肌松弛而造成反流的食物。避免服用酸性食物，这些食物可通过直接刺激食管黏膜而加重胃灼热症状。控制体重，养成良好的生活习惯，如戒烟，睡眠时抬高床头和避免餐后 2～3 小时睡卧等，这些措施有助于减少反流、加强食管酸清除，从而减少酸暴露。

（二）药物治疗

1. 质子泵抑制剂（PPI）

作为 GERD 的主要治疗方法，质子泵抑制剂在症状缓解和黏膜愈合方面的效果优于其他药物，且具有成本效益。建议将 PPI 作为治疗 GERD 的一线药物。目前，PPI 的选择有很多，单剂量 PPI 治疗无效可改用双倍剂量；一种 PPI 无效可尝试换用另一种 PPI，对于 EE 和 NERD 患者的症状缓解，PPI 治疗优于 H_2 受体拮抗剂（H_2RA）治疗。

GERD 往往需要维持治疗。NERD 及轻度食管炎（LA-A 和 LA-B 级）患者可采用按需治疗或间歇治疗。按需治疗指患者根据自身症状出现的情况自行服用药物，以症状达到满意控制为目的。间歇治疗指当患者症状出现时予规律服药一段时间，通常为两周，以达到症状的缓解。对于停用 PPI 后症状持续存在的 GERD 患者，以及重度食管炎（LA-C 和 LA-D 级）和 Barrett 食管患者需要 PPI 长期维持治疗，但这取决于患者自身的依从性，如患者难以忍受长期连续服药，按需治疗及间歇治疗也是可以接受的。

2. 钾离子竞争性酸阻滞剂

富马酸伏诺拉生片（简称伏诺拉生）是首个服务于中国患者的钾离子竞争性酸阻滞剂（potassium competitive acid blockers，P-CAB），其适应证目前在国内仅用于 RE 的初始及维持治疗。相比于 PPIs，伏诺拉生可使 RE 治疗疗程缩短至 4 周。由于该药在国内应用时间短，尚未普及各级医疗机构，目前尚未发现严重的不良事件，但仍需要长期的实践探索。

3. H_2 受体拮抗剂（H_2RA）

其疗效不如 PPI，目前仅推荐用于下列情况：①NERD 患者短期的症状缓解治疗，4～6 周后大部分患者出现药物耐受，效果不佳；②PPI 治疗期间存在夜间反流的客观证据者。一部分双倍剂量 PPI 治疗的患者存在夜间酸突破，临睡前加用 H_2RA 后，可减少夜间酸突破，改善症状。

4. 抗酸药

抗酸药仅用于症状轻、间歇发作的患者，作为临时缓解症状用药。

5. 促动力药

食管蠕动功能减弱、食管裂孔疝或合并其他功能性胃肠病时，促动力药可以加强胃排空。在 PPI 的基础上联合应用可以强化治疗，减少食管酸暴露。多潘立酮是外周多巴胺受体激动剂，促进胃排空的同时应注意其副作用，如心脏 QT 间期延长、女性长期使用有促进泌乳的不良反应，使用时应加以注意。目前临床使用的还有莫沙必利、伊托必利，均对胃排空有一定疗效。

（三）内镜治疗

Stretta 射频治疗是指 Stretta 系统向 LES 和胃贲门传递低功率和低温的射频能量，通过潜在地增加治疗区域中肌肉的厚度及平滑肌纤维的大小和数量，从而导致平滑肌重塑。这会促进食管胃屏障的增强，并可能降低下食管括约肌松弛的发生率。Stretta 射频治疗是在内镜检查中采用镇静方案进行的，在消化内镜室即可完成治疗，整个治疗过程仅需要 30 分钟，治疗完毕即刻苏醒。Stretta 射频治疗适用于希望避免长期用药或外科手术的患者。

（四）抗反流外科手术治疗

腹腔镜下胃底折叠术可有效控制与酸反流相关的 GERD。当 PPI 治疗有效且需要维持治疗而患者不愿长期服药时，可以考虑外科手术治疗。目前，最常用的抗反流手术术式是腹腔镜下胃底折叠术（Nissen 术式）。

手术适应证：①药物治疗无效及难治性 GERD；②出现 GERD 并发症或有食管外表现者；③伴随食管裂孔疝（特别是 Ⅱ、Ⅲ、Ⅳ 型）的 GERD。

手术禁忌证：①内科治疗不系统、不充分；②现有症状不能排除由心绞痛、消化系统相关其他疾病引起者；③精神疾病患者因疑似反流症状而要求手术治疗者；④不能耐受手术和有麻醉禁忌者。

（五）Linx™抗反流磁环

Linx™抗反流磁环由一系列钛珠组成，磁芯与钛线连接形成环。该环通过腹腔镜检查放置在远端食管的下端周围，有助于增强食管下括约肌，从而防止胃食管反流。此方法植入操作简单，不改变正常胃食管解剖结构，可重复性强，是一种值得进一步研究的抗反流治疗手段。

四、转诊指征

为确保患者得到安全有效的治疗，基层医疗卫生机构的全科医师需要将无法确诊及危重的患者转诊到上级医疗卫生机构进行治疗。

上转至二级或以上医院的标准：

（1）诊断无法明确。

（2）需要进一步明确是否存在食管狭窄、Barrett 食管等并发症。

（3）因合并其他疾病需要到上级医院进一步检查。

（4）在改善生活方式的基础上，按照初始治疗方案治疗 2 ～ 3 个月，症状仍无缓解。

（5）症状控制良好的患者再度复发或加重且难以控制。

（6）随访过程中出现消化道出血、食管狭窄、吸入反流物引起反复肺部疾病等基层医院无法处理的并发症，疑有癌变或其他严重临床疾患。

第六节 管 理 流 程

胃食管反流病的管理流程见图 11 - 1。

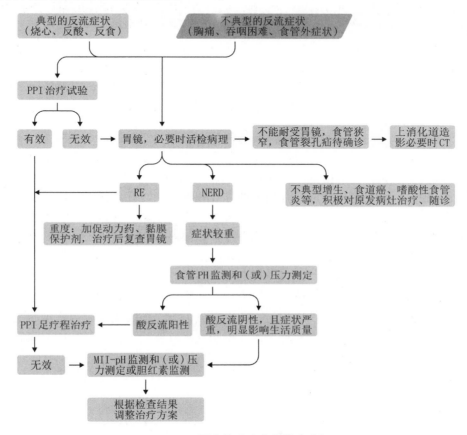

图 11 - 1 胃食管反流病的管理流程

（卫金歧 刘源）

参考文献

［1］陈旻湖，周丽雅. 胃食管反流病诊疗规范与进展［M］. 北京：人民卫生出版社，2016.

［2］杜雪平，希彪. 全科医学基层实践［M］. 北京：人民卫生出版社，2017.

［3］方力争，贾建国. 全科医学手册［M］. 北京：人民卫生出版社，2017.

［4］葛均波，徐永健，王辰. 内科学［M］. 北京：人民卫生出版社，2018.

［5］中华医学会，中华医学会杂志社，中华医学会消化病学分会，等. 胃食管反流病基层诊疗指南（2019 年）［J］. 中华全科医师杂志，2019，18（7）：635 - 641.

［6］中华医学会消化病学分会. Barrett 食管诊治共识（修订版，2011 年 6 月，重庆）［J］. 胃肠病学，2011，16（8）：485 - 486.

［7］SANDHU D S，FASS R. Current trends in the management of gastroesophageal reflux disease［J］. Gut liver，2018，12（1）：7 - 16.

第十二章

消化性溃疡

第一节　定义与流行病学

消化性溃疡（peptic ulcer，PU）定义为消化道黏膜在多种因素作用下，发生炎症反应、坏死和脱落，最终形成溃疡，其黏膜的坏死缺损达到黏膜肌层，甚至可至固有肌层或更深的层次。病变常见于食管、胃、十二指肠、胃-空肠吻合口附近，也可发生于含有胃黏膜的麦克尔憩室内，其中以胃溃疡（gastric ulcer，GU）、十二指肠溃疡（duodenal ulcer，DU）最常见。

本病在世界范围内均常见，据统计约有10%的人曾患过消化性溃疡，但其发病率在不同地区差异较大。我国人群中，尚无消化性溃疡发病率的确切流行病学资料。任何年龄均可发生消化性溃疡，其中以20～50岁多见，十二指肠溃疡于青壮年多见，而胃溃疡于中老年多见。男性较女性多见。十二指肠溃疡较胃溃疡多见，临床上两者的比例约为3:1。

第二节　高危人群的筛查与管理

一、消化性溃疡的高危人群

早期识别高危人群是早期防治消化性溃疡的前提。消化性溃疡的高危人群：①生活、饮食不规律者，精神紧张者。②有消化性溃疡家族史者。③有胃癌家族史者。④感染幽门螺杆菌者。⑤长期吸烟、大量饮酒者。⑥长期服用解热镇痛药（NSAIDs）、肾上腺皮质激素、抗凝药物、抗血小板药及降压药者。⑦存在基础疾病者，如缺血性心脏病、糖尿病、脑血管病变、肿瘤、肝硬化、慢性肾功能衰竭及血透患者等。

二、健康生活方式干预

通过详细采集病史识别高危人群，普及宣传教育，有助于早期预防和治疗消化性溃疡。生活上须注意避免过度劳累与紧张，保持愉快的心态，缓解精神压力。禁烟、戒酒，慎用 NSAIDs、激素等容易损伤胃黏膜的药物，如必须应用时，应尽量选用选择性环氧化酶－2（cyclooxygenase-2，COX-2）抑制剂或对胃肠黏膜损害较小的制剂，或者同服胃黏膜保护剂、质子泵抑制剂。在接受长期阿司匹林、NSAIDs 治疗前应检查幽门螺杆菌（HP），若阳性应予以根除。饮食要规律，不宜进食太快，避免进食过冷、过热、粗糙，以及浓茶、香料、咖啡等刺激性大的食物，且避免过饱或过饥。有消化道相关症状者应尽早行胃镜等检查。

第三节　诊　断　思　路

对于反复发作且伴有一定节律性及周期性的中上腹痛患者，可做出初步的诊断。可通过上消化道钡剂检查，特别是内镜检查确诊。

一、消化性溃疡的症状

消化性溃疡的典型症状是中上腹痛、反酸，腹痛的发生时间与进餐的关系是临床上鉴别胃溃疡、十二指肠溃疡的重要依据。胃溃疡多于餐后出现腹痛，而十二指肠溃疡常于空腹及夜间出现腹痛，进食后缓解。近年来，由于抑酸药和抗酸药等被广泛使用，症状不典型的溃疡患者逐渐增多。由于阿司匹林等 NSAIDs 镇痛作用较强，NSAIDs 相关溃疡在临床上多无明显症状，上消化道出血可为部分患者的首发症状，或表现为非特异性消化道症状，如纳差、恶心、腹胀等。

二、消化性溃疡的并发症

上消化道出血、穿孔、幽门梗阻等是消化性溃疡的主要并发症，病程长、反复发作的胃溃疡发生癌变的风险较高。

上消化道出血是消化性溃疡最常见的并发症，特别是 NSAIDs 相关溃疡，对于怀疑并发急性消化道出血的溃疡患者，应在 24 小时内争取行急诊胃镜检查，而对于有循环衰竭表现者，胃镜检查前应先积极纠正循环衰竭。穿孔为消化性溃疡病变穿透浆膜层所致，穿孔如发生于前壁多引起急性腹膜炎；穿孔如发生于后壁且发展较缓慢，往往和肝、胰、横结肠等邻近器官粘连，称为穿透性溃疡；消化性溃疡并发穿孔于老年患者多见，可能与老年患者使用 NSAIDs 类药物较多、临床症状较隐匿等原因有关。幽门梗阻多由十二指肠或幽门管溃疡引起。由于炎症水肿、幽门部痉挛，溃疡急性发作时可引起暂时性梗阻，随炎症的好转梗阻可缓解，如出现瘢痕收缩可致慢性梗阻。由于临床上早期发现并治疗、广泛使用 PPI 及根除 HP 等，目前已较少发生幽门梗阻。目前，消化性溃疡是否会并发胃癌仍有争议。根据目前统计的临床数据，一般认为十二指肠溃疡并未导致胃癌发生增加，甚至有数据显示两者可能负相关，而胃溃疡可导致胃癌特别是除贲门以外其他部位的胃癌发生增加，而从病理学的角度看，胃溃疡会否恶变尚有争议。

三、辅助检查

（一）胃镜检查

胃镜检查是诊断消化性溃疡最主要的方法。胃镜可直观显示溃疡数量、大小、形态、深度、分期及病变周围的黏膜情况，并可行活组织病理检查明确溃疡性质。此外，还能动态观察溃疡的活动期及愈合过程，明确急性出血的部位、出血速度和病因，观察药物治疗效果等。消化性溃疡的内镜下表现通常可分为三期，每期又可进一步分为两个阶段。

（1）活动期（A），又称厚苔期。A1 期：溃疡底覆污秽厚苔，底部可见裸露的血管、血凝块，边缘欠整，周边黏膜明显肿胀。A2 期：溃疡底覆清洁厚苔，边缘变清晰，周围见少量再生上皮，周边黏膜肿胀较前消退，有皱襞集中的倾向。

（2）愈合期（H），又称薄苔期。H1 期：溃疡白苔较前缩小，有明显的再生上皮，并长入溃疡内部。溃疡至底部黏膜的倾斜度变缓，边缘清晰。H2 期：溃疡苔进一步缩小，几乎全覆盖再生上皮。

（3）瘢痕期（S）。S1 期（红色瘢痕期）：稍有凹陷的溃疡面全部为再生上皮所覆盖，聚集的皱襞集中于一点，当 A 期溃疡较大时，此期可表现为集中于一点的瘢痕范围。再生上皮起初为栅栏状，逐渐演变为颗粒状。S2 期（白色瘢痕期）：溃疡面平整，再生上皮与周围结构、色泽完全一致。皱襞集中不明显。

消化性溃疡出血的 Forrest 分级：Forrest Ⅰa（喷射样出血）、Forrest Ⅰb（活动性渗血）、Forrest Ⅱa（血管裸露）、Forrest Ⅱb（血凝块附着）、Forrest Ⅱc（黑色基底）、Forrest Ⅲ（基底洁净）。

（二）上消化道钡剂 X 线检查

上消化道钡剂造影术是诊断消化性溃疡的重要检查方法之一，主要适用于未开展内镜检查的医疗机构或不能耐受胃镜检查的患者。对于急性出血患者，可在出血停止 48 小时后进行检查。溃疡有直接及间接两种 X 线征象，其直接征象为龛影，即由钡剂填充溃疡凹陷的部分而形成；间接征象为局部变形、痉挛性切迹、激惹及局部压痛点等。

（三）HP 感染的检测

HP 感染与消化性溃疡密切相关。常规做快速尿素酶试验或呼气试验等，以了解是否有 HP 感染。血清 HP 抗体检查不能区分是否现症感染，仅用于人群普查，不能用于 HP 根除治疗后复查。

检测 HP 前，已使用铋剂、抗菌药物及一些有抗菌作用的中药者须停药至少 4 周，使用抑酸药、抗酸药须停药至少 2 周。严重的萎缩性胃炎、活动性出血、胃恶性肿瘤可能会使尿素酶试验出现假阴性，可于不同时间检测，或采取非尿素酶试验的其他方法检测以获得更准确的结果。HP 检出率在肠化生组织中较低，而存在活动性炎症反应时提示感染 HP 可能性大；排除 NSAIDs 相关溃疡后，活动性溃疡患者 HP 感染的可能性大于 95%。如 HP 检测阴性，则应注意出现假阴性的可能性。

四、鉴别诊断

消化性溃疡还应注意与淋巴瘤、胃癌、巨细胞病毒感染、结核病、克罗恩病等所继发的上消化道溃疡鉴别。

内镜或 X 线检查所见胃的溃疡，须进行良、恶性溃疡（胃癌）的鉴别。内镜下恶性溃疡的特点为：①溃疡形状不规则，一般较大；②底凹凸不平、苔污秽；③边缘呈结节状隆起；④周围皱襞中断；⑤胃壁僵硬、蠕动减弱（X 线钡餐检查亦可见上述相应的 X 线征）。取活组织病理检查可确诊，但对于临床怀疑胃癌而一次病理活检阴性者，须在短时间内复查胃镜并再次进行活检；内镜下表现为良性溃疡并且活检阴性，仍有可能漏诊胃癌，故胃溃疡者须进行正规治疗疗程结束后复查胃镜。鉴别良、恶性溃疡不能仅依据溃疡缩小或者愈合情况，必须重复病理活检进一步证实。

五、特殊类型的消化性溃疡

（1）复合溃疡：为胃、十二指肠同时发生溃疡。幽门梗阻发生率较高。

（2）幽门管溃疡：疼痛可于餐后很快发生，多见呕吐，容易致出血、幽门梗阻和穿孔等并发症。

（3）球后溃疡：指发生在十二指肠降段、水平段的溃疡。十二指肠降段的初始部及乳头附近多见。疼痛可向右上腹及背部放射。较易并发出血。炎症反应严重可致胆总管引流障碍，导致急性胰腺炎或梗阻性黄疸。

（4）巨大溃疡：指直径大于 2 cm 的溃疡。其愈合时间较长，对药物治疗反应差，容易出现慢性穿透或穿孔。须注意与恶性溃疡进行鉴别。

（5）老年人消化性溃疡：临床症状多不典型，胃溃疡多发生于胃体的上部甚至底部，溃疡常较大，不易与胃癌鉴别。

（6）儿童期溃疡：主要发生于学龄儿童，发生率低于成人，患儿腹痛多在脐周，时常出现呕吐。

（7）无症状性溃疡：可无明显症状，首发症状可为出血、穿孔等并发症。任何年龄均可见，以老年人、长期服用 NSAIDs 患者多见。

第四节 防 治 要 点

消化性溃疡的主要原因有 HP 感染、长期服用阿司匹林等 NSAIDs 类药物，以及饮酒、吸烟、不良生活习惯等。应适当休息、减轻精神压力，停服不必要的 NSAIDs 或加用抑酸和保护胃黏膜药物，改善进食规律、戒烟、戒酒及少饮浓咖啡等。消化性溃疡的一般治疗包括保护胃黏膜、抑制胃酸分泌、根除 HP 等，治疗目标为去除病因、改善症状、愈合溃疡，防治相关急性并发症。

第五节　管 理 策 略

一、一般治疗

治疗消化溃疡可能的病因，同时还要注意饮食、避免刺激性食物，戒酒、戒烟，以及注意休息、减轻精神压力、避免剧烈运动等。

二、抑酸治疗

缓解消化道溃疡症状、促进溃疡愈合的最主要治疗是抑酸治疗。首选药物是 PPI，其通过作用在壁细胞分泌面的 H^+-K^+-ATP 酶（质子泵）并使其失活，从而阻断任何刺激引起的胃酸分泌。临床常用的 PPI 包括艾司奥美拉唑、奥美拉唑、泮托拉唑、雷贝拉唑、艾普拉唑、兰索拉唑等。治疗方法：标准剂量的 PPI 每日 1 次，于早餐前半小时服药。十二指肠溃疡的疗程通常为 4～6 周，而胃溃疡通常为 6～8 周，胃镜下溃疡愈合率一般可达 90% 以上。对于巨大溃疡和存在高危因素的患者，疗程应适当延长。使用 PPI 可使上消化道出血等相关并发症的发生减少。HP 阳性者，应进行根除 HP 治疗，并在根除 HP 疗程结束后，继续使用 PPI 至足够疗程。

其他的抗酸药、抑酸药亦可改善溃疡的腹痛、反酸等相关症状，促进溃疡愈合。抗酸药能结合或者中和胃酸，常用药物种类较多，可分为可溶性及不可溶性两类。可溶性药物主要为碳酸氢钠，不可溶性药物主要有氢氧化镁、碳酸钙、氢氧化铝及其凝胶等，常制成复盐或复方制剂，由于此类药物副作用较大，长期应用受限。H_2 受体阻滞剂通过选择性拮抗胃黏膜壁细胞的组胺 H_2 受体，进而抑制胃酸分泌，临床常用雷尼替丁等。H_2 受体阻滞剂的抑酸效果不如 PPI，通常使用其标准剂量，每日 2 次，治疗十二指肠溃疡的疗程需 8 周，而治疗胃溃疡时需要更长疗程。

三、抗 HP 治疗

HP 阳性的消化性溃疡应根除 HP，根除 HP 可有效促进溃疡愈合并预防复发。《第五次全国幽门螺杆菌感染处理共识报告》指出，推荐四联疗法（铋剂 + PPI + 2 种抗菌药物）作为根除 HP 的治疗方案（表 12 – 1）。

表 12 – 1 推荐的 HP 根除四联方案中抗生素的组合、剂量和用法

方案	抗生素 1	抗生素 2
1	阿莫西林 1 000 mg，每天 2 次	克拉霉素 500 mg，每天 2 次
2	阿莫西林 1 000 mg，每天 2 次	左氧氟沙星 500 mg 每天 1 次，或 200 mg 每天 2 次
3	阿莫西林 1 000 mg，每天 2 次	呋喃唑酮 100 mg，每天 2 次
4	四环素 500 mg，每天 3 次或 4 次	甲硝唑 400 mg，每天 3 次或 4 次
5	四环素 500 mg，每天 3 次或 4 次	呋喃唑酮 100 mg，每天 2 次
6	阿莫西林 1 000 mg，每天 2 次	甲硝唑 400 mg，每天 3 次或 4 次
7	阿莫西林 1 000 mg，每天 2 次	四环素 500 mg，每天 3 次或 4 次

注：标准剂量 PPI + 铋剂（每日 2 次，餐前 0.5 小时口服）＋ 2 种抗生素（餐后口服）。标准剂量 PPI 为艾司奥美拉唑 20 mg、艾普拉唑 5 mg、奥美拉唑 20 mg、兰索拉唑 30 mg、雷贝拉唑 10 mg（或 20 mg）、泮托拉唑 40 mg，以上选一；标准剂量的铋剂为枸橼酸铋钾 220 mg。

目前，HP 对抗菌药物的耐药率在我国呈上升趋势，其中，氟喹诺酮类药物及克拉霉素的耐药率较高，原则上不能重复使用；甲硝唑也有很高的耐药率，治疗的剂量和疗程应足够；阿莫西林、呋喃唑酮、四环素的耐药率低，不易产生耐药，在我国 HP 根除治疗方案中可作为优先选用的药物，必要时亦可重复使用；左氧氟沙星一般不用于首次治疗。

使用正规方案治疗 2 次均失败时，应对根除治疗的风险 – 获益比进行评估，若根除 HP 治疗后明确获益者，可在分析可能失败的原因、全面评估已使用过药物的基础上，由有经验的医师慎重选择治疗的方案，至少应间隔 3 ~ 6 个月，条件允许，可进行药敏试验。此外，在根除方案中，抑酸剂起着重要的作用，应选择疗效高、作用稳定并且受 *CYP2C19* 基因多态性影响较小的 PPI，以提高 HP 的根除率。

根除治疗后，所有患者均应进行复查，在根除 HP 治疗结束至少 4 周后进行判断。最好采取呼气试验等非侵入性方法复查。但呼气试验检测残胃者 HP 的结果并不可靠，应采用至少两种检测方法加以验证。

四、其他药物治疗

同时使用胃黏膜保护剂可使溃疡的愈合质量提高，减少溃疡复发。常用的药物有膜固思达、替普瑞酮、硫糖铝、铝碳酸镁等。对于难治性溃疡、老年人消化性溃疡、复发性溃疡和巨大溃疡，在抑酸、根除 HP 治疗的同时，联用胃黏膜保护剂。

五、NSAIDs 相关溃疡的防治

对于 NSAIDs 相关溃疡，若病情允许，首先停用 NSAIDs，若不能停用，应选用选择性 COX-2 抑制剂或临床证明对胃肠黏膜损害较小的药物。此外，PPI 为首选治疗药物，通过高效抑制胃酸的分泌，使患者的消化道症状显著改善，并预防出血，促进溃疡愈

合。胃黏膜保护剂可通过清除并抑制自由基、增加前列腺素合成、增加胃黏膜血流等作用，对 NSAIDs 相关溃疡有一定的疗效。在接受长期阿司匹林等 NSAIDs 治疗前，应检查 HP 并予根除。

六、并发出血的治疗

对于怀疑并发急性消化道出血的溃疡患者，应在 24 小时内争取行急诊胃镜检查，而对于有循环衰竭表现者，胃镜检查前应先积极纠正循环衰竭。

相比 H_2 受体拮抗剂，PPI 的止血效果更优。PPI 起效快，并可使再出血的发生率显著降低，早期使用 PPI 可改善胃镜下出血病灶的表现，因而减少胃镜下进行止血治疗的需要。我国最新的指南推荐，对 Forrest 分级Ⅰa、Ⅱb 的出血病变进行胃镜下止血治疗；对胃镜下进行止血治疗后的高危患者，如合并服用抗血小板药物或 NSAIDs、Forrest 分级Ⅰa 及Ⅱb、胃镜下止血效果不确定或胃镜下止血困难者，给予静脉使用大剂量 PPI 72 小时，并根据病情适当延长大剂量 PPI 的疗程，然后改为静脉使用标准剂量 PPI（每日 2 次，使用 3～5 天），之后改用口服标准剂量 PPI 直到溃疡愈合。

溃疡出血患者可早期检测 HP，并在出血停止后尽早启动 HP 根除治疗。由于胃内出血及 PPI 的使用，HP 组织学检测的假阴性率在急性期患者升高，可于出血停止 4 周后再次检测 HP，HP 根除治疗结束后应注意对根除 HP 的效果进行随访评估。

对于心血管二级预防接受低剂量阿司匹林治疗的患者，在出现溃疡出血时，需权衡血栓及出血的风险再决定是否停用抗血小板药物，尽早在出血控制稳定后恢复抗血小板治疗，应根据患者具体情况决定恢复治疗的具体时间。

七、消化性溃疡外科手术指征

目前，外科手术主要限于少数有并发症者，下列情况可考虑手术治疗：①大量出血而药物、内镜及血管介入治疗均无效；②急性穿孔、慢性穿透溃疡；③瘢痕性幽门梗阻，内镜治疗无效；④胃溃疡疑有癌变。

八、转诊指征

为确保患者得到安全有效的治疗，基层医疗卫生机构的全科医师需要对无法确诊及危重的患者转诊到上级医疗卫生机构进行治疗。上转至二级或以上医院的标准：

（1）经正规抗溃疡治疗后溃疡仍未愈合者。

（2）溃疡并发出血、穿孔者。

（3）怀疑溃疡恶变，不具备进行胃镜检查条件或者胃镜病理结果无法确诊者。

（4）早期胃癌拟进行胃镜下黏膜切除者。

（5）瘢痕性幽门梗阻和胃溃疡疑有恶变但不具备外科手术条件。

（6）医生判断患者合并其他需上级医院处理的情况或者疾病时。

第六节 管 理 流 程

消化性溃疡的管理流程见图 12 - 1。

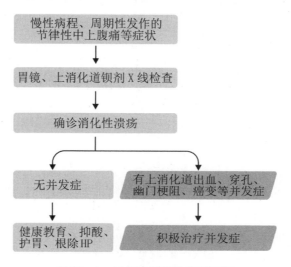

图 12 - 1 消化性溃疡的管理流程

（卫金歧 伍百贺）

参考文献

[1] 葛均波，徐永健，王辰. 内科学 [M]. 北京：人民卫生出版社，2018.

[2] 林三仁. 消化内科学高级教程 [M]. 北京：人民军医出版社，2009.

[3] 中华消化杂志编委会. 消化性溃疡诊断与治疗规范（2016 年，西安） [J]. 中华消化杂志，2016，36（8）：508 - 513.

第十三章

溃疡性结肠炎

第一节　定义与流行病学

炎症性肠病（inflammatory bowel disease，IBD）是一种特发性肠道炎症性疾病，包括溃疡性结肠炎（ulcerative colitis，UC）和克罗恩病（Crohn's disease，CD），以反复发作、慢性病程、病因不明为其特征。UC 是位于结肠黏膜层和黏膜下层的连续性炎症，一般先累及直肠并逐渐向上蔓延至全结肠，临床表现为反复发作的腹痛、黏液脓血便、腹泻等。

UC 在西方国家较为常见，在欧洲的发病率为（0.6～24.3）/10 万，北美的发病率为（0～19.2）/10 万，中东地区及亚洲的发病率为（0.1～6.3）/10 万，而在以上地区的患病率则分别为（4.9～505）/10 万、（37.5～248.6）/10 万、（4.9～168.3）/10 万。在一些亚洲国家如泰国、印度、韩国、伊朗、中国等，由于逐渐西方化的生活方式，UC 的发病率也呈逐年上升趋势。我国 1991—2000 年的 UC 患者数比1981—1990 年的增长了 3 倍。据推算，我国住院患者的 UC 患病率约为 11.6/10 万，男性的发病率比女性略高，好发于青春后期和成年初期。

第二节　高危人群的筛查与管理

UC 的院前筛查主要针对存在以下表现者：长期的反复腹痛、黏液血便、腹泻、里急后重感，伴或不伴发热、贫血、乏力及关节炎、外周关节痛、强直性脊柱炎、结膜炎、虹膜炎、坏疽性脓皮病等肠外表现，以及 UC 患者的一级亲属等。筛查方法包括到达回肠末段的肠镜检查、钡剂灌肠检查、CT 结肠成像、血常规、C 反应蛋白、红细胞沉降率等检查。

第三节 诊 断 思 路

一、溃疡性结肠炎的诊断标准

UC 的诊断需结合患者的临床病史、实验室检查、影像学检查、内镜检查及组织病理学表现等，并排除其他非感染性或感染性结肠炎。对于有典型临床表现的患者，若有结肠镜或钡剂灌肠检查两者之一符合 UC 表现的，可列为拟诊患者，若同时有病理学特征性改变的则可以确诊。对于临床表现和肠镜改变均不典型的初发病例，可暂列为"疑诊"病例，密切随访 3～6 个月，一般在 6 个月后复查肠镜及组织活检病理学检查。

（一）临床表现

UC 除少数为急性起病以外，一般为慢性起病，病情易反复发作，诱因可为饮食不当、过度劳累、感染等。UC 的临床表现多为长期的反复腹痛、黏液脓血便、腹泻、里急后重感等，重度 UC 可出现乏力、发热、低白蛋白血症、贫血等不同程度的全身表现，病程多为 4～6 周或以上。UC 可合并有多种肠外表现，多与自身免疫相关，包括强直性脊柱炎、关节炎、外周关节痛、坏疽性脓皮病、虹膜炎、结膜炎、原发性硬化性胆管炎等。轻型或缓解期 UC 可无阳性体征，重型者可出现发热、脉率增快，伴左下腹或全腹部压痛症状，并发中毒性巨结肠时可出现发热、呕吐、脱水、腹部膨隆、腹肌紧张等表现。

（二）影像学检查

UC 患者的钡剂灌肠检查表现为大肠黏膜粗乱或颗粒样改变，肠壁可见多发的小充盈缺损，肠管边缘见锯齿状阴影，肠管缩短，结肠袋消失，肠管呈铅管样。无条件行结肠镜检查的医疗机构可采用钡剂灌肠检查了解大肠黏膜情况。CT 结肠成像可用于结肠镜无法通过狭窄的肠腔时。

（三）肠镜表现

UC 在肠镜下多表现为从直肠开始的弥漫性黏膜充血、水肿、质脆，多发性糜烂或溃疡，并呈连续性分布。肠镜下轻度炎症表现为红斑、血管纹理消失、黏膜充血等；中度炎症表现为黏膜表面有出血黏附，血管形态消失，伴有颗粒状的粗糙外观，黏膜脆性增加；重度炎症的特征为黏膜的自发性出血及黏膜溃疡。缓解期肠镜下为正常黏膜表现，可见假性息肉形成。病程较长的患者可见肠腔狭窄、结肠袋形态消失。

（四）黏膜活检

黏膜组织病理学改变包括：

（1）活动期：①固有膜可见急性或慢性炎性细胞如淋巴细胞、中性粒细胞、嗜酸性粒细胞等弥漫浸润，上皮细胞间可见隐窝脓肿形成；②可有隐窝结构改变，如杯状细胞减少，隐窝排列紊乱，形态、大小不规则等；③黏膜表面可见糜烂或浅溃疡及肉芽组织。

（2）缓解期：①黏膜糜烂或溃疡愈合；②固有膜内慢性炎性细胞、中性粒细胞浸润减少；③隐窝分支、减少或萎缩等隐窝结构改变可保留，可见帕内特（Paneth）细胞化生。

二、诊断步骤

（一）病史询问和体格检查

病史询问应包括从疾病初发出现的症状、病情进展情况、治疗用药过程等，如腹泻及便血的病程、近期用药史、既往手术史、家族史，关注是否有肠外表现及肛周病变。体格检查时应注意患者有无贫血、营养不良等，并详细检查腹部、会阴、肛周并进行直肠指检。

（二）实验室检查

常规检查包括血常规、红细胞沉降率、C反应蛋白、血清白蛋白、电解质等，并行不少于3次的粪便常规检查和粪便培养。粪便钙卫蛋白可反映肠道炎症程度，有条件的医疗机构可行相关检测。另外，应行相关检查以排除血吸虫病、阿米巴肠病等寄生虫相关性肠炎。

（三）结肠镜检查

结肠镜检查是诊断UC的重要手段，应进入回肠末段并取黏膜活检，遇肠腔狭窄内镜无法通过时可应用CT结肠成像、钡剂灌肠等检查。

（四）小肠检查

小肠检查主要用于某些需与克罗恩病鉴别的情况，如病变不累及直肠的患者（未经药物治疗）、有盲肠至回肠末端的连续性炎症的患者（即倒灌性回肠炎）等。常用的小肠影像学检查包括全消化道钡餐、胶囊内镜、计算机断层扫描小肠成像（computer tomography enterography，CTE）、磁共振小肠成像（magnetic resonance imaging enterography，MRE）等。

（五）鉴别诊断

（1）急性感染性肠炎。急性感染性肠炎指沙门菌、大肠埃希菌、空肠弯曲杆菌、志贺菌等各类细菌感染。一般曾有进食不洁食物，常伴有腹痛、发热，具有自限性，病程一般不超过6周；抗菌药物治疗有效；粪便检出病原体可确诊。

（2）阿米巴肠病。排果酱样粪便为其常见临床表现，肠镜下可见结肠溃疡较深、边缘潜行，间有外观正常的黏膜。如在组织或粪便中找到阿米巴病原体则可确诊，高度疑诊的病例可采用诊断性抗阿米巴治疗，若治疗有效亦可诊断。

（3）肠道血吸虫病。患者一般曾有疫水接触史或疫区生活史，常伴有肝脾肿大。急性期时肠镜下可于大肠黏膜见黄褐色颗粒，组织病理学检查可见血吸虫卵，粪便中可发现血吸虫卵等。

（4）克罗恩病（表13-1）。

表 13 – 1　溃疡性结肠炎与克罗恩病的鉴别诊断

项目	溃疡性结肠炎	克罗恩病
症状	脓血便多见	脓血便较少见
病变分布	一般连续分布	可节段性分布
直肠受累	绝大多数受累	少见
肠腔狭窄	少见，多为中心性	多见，多为偏心性
内镜表现	黏膜弥漫充血水肿、质脆，多发浅溃疡	纵行溃疡及卵石样外观，病变间黏膜外观正常
组织病理特征	固有层全层弥漫性炎症，可见隐窝脓肿，杯状细胞减少，隐窝结构异常	非干酪性肉芽肿、裂隙状溃疡、黏膜下层可见淋巴细胞聚集

（5）其他。缺血性结肠炎、嗜酸性粒细胞性肠炎、真菌性肠炎、肠结核、白塞综合征、放射性肠炎、人类免疫缺陷病毒（human immunodeficiency virus，HIV）感染相关的结肠病变、结肠息肉病等。

第四节　防治要点

UC 的病因及发病机制尚未完全明确，目前主要强调早期诊断、早期规范治疗。对于有长期反复腹痛、腹泻、黏液脓血便等患者，建议完善肠镜等检查以早期诊断。对于已明确诊断 UC 的患者，治疗方法包括一般治疗（如调整饮食、补充营养、对症治疗等）、药物治疗（用药包括氨基水杨酸制剂、糖皮质激素、免疫调节剂、抗生素、益生菌等）、手术治疗（如发生肠梗阻、肠穿孔、消化道大出血、癌变等严重并发症时）。应综合评估病情，包括病程的长短，病变累及部位、范围，病情严重程度，全身情况等，对不同患者给予个体化、针对性的综合治疗。原则上应尽早控制疾病的症状，维持缓解，促进黏膜愈合，防治并发症和掌握手术治疗时机。

第五节　管理策略

一、疾病评估

（一）临床类型

根据临床类型，UC 可分为初发型和慢性复发型。初发型指无既往病史而首次发作；

慢性复发型在临床上最常见，是指临床缓解后再次出现症状。

（二）病变范围

根据病变范围，UC 可分为直肠炎（病变局限于直肠）、左半结肠炎（病变累及左半结肠，脾曲以远）、广泛性结肠炎（病变广泛，累及结肠脾曲以近甚至全结肠）。

（三）疾病活动性的严重程度

根据疾病的活动性，UC 可分为活动期和缓解期，活动期按病情严重程度可分为轻度、中度及重度，临床上常用改良 Truelove 和 Witts 疾病严重程度分型标准（表 13 - 2）。

表 13 - 2　改良 Truelove 和 Witts 疾病严重程度分型

严重程度分型	排便/（次/天）	便血	脉搏/（次/分）	体温/℃	血红蛋白	红细胞沉降率/（mm/h）
轻度	<4	轻或无	正常	正常	正常	<20
重度	≥6	重	>90	>37.8	<75% 正常值	>30

注：中度介于轻、重度之间。

二、治疗

（一）活动期的治疗

1. 轻度 UC

治疗轻度 UC 的药物主要为氨基水杨酸制剂，包括柳氮磺吡啶（sulfasalazine，SASP）和 5 - 氨基水杨酸（5-aminosalicylic acid，5-ASA）制剂如美沙拉嗪等。SASP 和 5-ASA 制剂的疗效相似，但 SASP 的不良反应发生率比 5-ASA 制剂高。若氨基水杨酸制剂治疗无效，可改用口服全身作用的糖皮质激素。

2. 中度 UC

对于使用足量的氨基水杨酸制剂治疗中度 UC 2 ～ 4 周后症状无明显缓解的患者，应改为使用糖皮质激素，按泼尼松 0.75 ～ 1.0 mg/（kg·d）（其他不同类型糖皮质激素的剂量可按上述泼尼松剂量折算）给药。经糖皮质激素治疗，相关症状缓解后可逐渐缓慢减量至停药，需注意减量过快可能会导致早期复发。硫嘌呤类药物包括 6 - 巯基嘌呤及硫唑嘌呤，适用于激素无效或激素依赖者，欧美相关指南推荐硫唑嘌呤的目标剂量一般为 1.5 ～ 2.5 mg/（kg·d）。氨基水杨酸制剂及硫嘌呤类药物合用时需要警惕其骨髓抑制的副作用。沙利度胺可用于难治性 UC，但目前不推荐作为首选的治疗药物。英夫利西单克隆抗体（infliximab，IFX）可用于糖皮质激素和上述免疫抑制剂治疗无效，或出现激素依赖，或无法耐受上述药物治疗者。其对 UC 的疗效在我国及国外已有相关研究给予了肯定。

远段结肠炎的治疗：可使用栓剂（病变局限在直肠者）或灌肠剂（病变局限在直肠、乙状结肠者）局部治疗，推荐口服与局部联合用药。可选择的药物包括美沙拉嗪栓剂，每次 0.5 ～ 1.0 g，每日 1 ～ 2 次；美沙拉嗪灌肠剂，每次 1 ～ 2 g，每日 1 ～ 2

次。糖皮质激素如氢化可的松琥珀酸钠盐每晚 100 ～ 200 mg。

3. 重度 UC

重度 UC 病情严重、进展迅速，若处理不当可危及生命，应积极予以治疗。

（1）一般治疗：①补充液体、补充电解质，尤其需注意补钾，纠正酸碱平衡紊乱。贫血严重者应适当输注红细胞改善贫血。若患者病情严重，需予禁食及胃肠外营养支持。②行外周血和粪便相关检查了解有无合并巨细胞病毒（cytomegalovirus，CMV）或难辨梭状芽孢杆菌（clostridium difficile）等病原体的感染，并行粪便致病菌培养了解有无合并肠道细菌感染。③因阿片类药物、抗胆碱能药物、止泻剂、非甾体消炎药等可能诱发中毒性巨结肠，应避免使用。④广谱抗菌药物可考虑用于中毒症状明显的患者。

（2）静脉用糖皮质激素：为首选治疗。一般用甲泼尼龙 40 ～ 60 mg/d。

（3）转换治疗方案：在使用足量静脉用糖皮质激素治疗 3 天仍然无效（即全身一般状况、腹部查体、便血量、排便频率、血清炎症指标等无好转）时，应转换治疗方案。转换治疗方案有两种选择：一是转换其他药物治疗。转换药物的选择包括：①环孢素 A（cyclosporine A，CsA），一般予 2 ～ 4 mg/（kg·d）静脉滴注。环孢素 A 起效快，短期内有较高的有效率，但用药期间需要监测血药浓度，防止不良反应发生。若治疗有效，待症状缓解后可改为口服用药继续治疗一段时间，一般不超过 6 个月，并逐渐过渡到硫嘌呤类药物以维持治疗。②他克莫司，属于钙调磷酸酶抑制剂，其治疗重度 UC 的短期疗效与 CsA 相近。③IFX，可用于重度 UC 的挽救治疗。若转换药物治疗 4 ～ 7 天后仍无效，应及时转为外科手术治疗。二是立即手术治疗。在转换治疗前应权衡利弊，根据患者具体病情做出选择。

（4）血栓预防和治疗：因重度 UC 活动期时可增加血栓形成风险，故可使用低分子肝素降低血栓形成风险。

（5）合并机会性感染的治疗：UC 患者若合并 CMV 结肠炎和难辨梭状芽孢杆菌感染时应积极给予抗感染药物治疗，如更昔洛韦、膦甲酸钠等可用于治疗 CMV 结肠炎，甲硝唑、万古霉素等可用于治疗难辨梭状芽孢杆菌感染。

（二）缓解期的维持治疗

UC 维持治疗的目标是维持临床和内镜表现的无激素缓解，除了轻度初发的病例，很少复发且复发时病情较轻、易于控制者以外，均应接受维持治疗。

维持治疗的药物：由氨基水杨酸制剂或糖皮质激素诱导缓解后，以诱导缓解剂量或减半量的氨基水杨酸制剂维持治疗，如用 SASP 维持，剂量一般为 2 ～ 3 g/d，疗程为 3 ～ 5 年或长期。直肠炎可用美沙拉嗪栓剂，每晚 1 次；直肠乙状结肠炎可用美沙拉嗪灌肠剂，隔天 1 次或数天 1 次，推荐可联合口服氨基水杨酸制剂。对于氨基水杨酸制剂治疗无效或不耐受者、糖皮质激素依赖者、他克莫司或环孢素 A 治疗有效者，可使用硫嘌呤类药物治疗，用量与诱导缓解剂量相同。以 IFX 诱导缓解的患者可继续 IFX 维持治疗。

（三）外科手术治疗

绝对指征：UC 合并肠穿孔、肠道大出血、癌变或高度怀疑为癌变者。

相对指征：经内科积极治疗无效的重度 UC；内科治疗疗效不佳和（或）出现严重

影响生命质量的药物不良反应者；合并中毒性巨结肠，内科治疗无效者。

三、饮食管理

平衡饮食是 UC 患者重要的饮食原则，平衡饮食要求每日摄入蛋白质、蔬菜、水果、淀粉类食物、脂肪、奶制品等。在疾病缓解期的 UC 患者一般不需要严格限制饮食，但需注意某些食物可能引起腹痛、腹泻等症状，如含不可溶性膳食纤维的食物、种子类、坚果等。患者需尝试并尽量避免可引起自身肠道不适的食物，进行个体化进食。疾病活动期的 UC 患者应进行低渣低纤维饮食，避免或限制摄入非水溶性纤维、酒类、糖果、含咖啡因的食物、高脂肪食物、辛辣食物等。建议少量多餐（平均每隔 2～3 小时进餐一次，或者每天 5～6 餐），可减轻肠道负担，利于食物的消化。病情较为严重者，必要时可能需要流质饮食或采用营养支持来缓解症状。

四、管理目标

UC 的控制目标是诱导并维持临床缓解，促进肠道黏膜愈合，防治各种相关并发症，改善患者的生活质量。临床缓解是指临床症状消失，如排便次数正常、无血便和里急后重等，且复查肠镜见肠黏膜正常或无活动性炎症。

五、疗效评价和随访

（一）临床疗效评定

缓解：临床症状消失，肠镜下见大肠黏膜大致正常，无活动性炎症。

有效：临床症状基本消失，复查肠镜见大肠黏膜有轻度炎症。

无效：临床症状，肠镜下表现均未见好转。

（二）复发的定义

复发是指病情进入缓解期（自然缓解或药物治疗后缓解）后，再次出现 UC 的症状，最常见的症状是便血、腹泻等。复发 ≤1 次/年为偶发，2 次/年为频发，若 UC 症状持续活动，无法缓解，则为持续型。

（三）糖皮质激素治疗疗效评价

（1）激素无效：经相当于泼尼松剂量 0.75～1.00 mg/（kg·d）的糖皮质激素治疗超过 4 周后，疾病仍处于活动期。

（2）激素依赖：①经糖皮质激素治疗后虽可维持缓解，但治疗 3 个月后泼尼松用量仍不能减至 10 mg/d；②停用激素 3 个月内症状复发。

（四）癌变的随访及监测

所有 UC 患者在起病 8～10 年时均应行肠镜检查确定目前病变的范围。广泛性结肠炎患者应每 2 年复查 1 次肠镜，起病 20 年后则每年复查肠镜；左半结肠炎患者从起病 15 年开始每 2 年复查 1 次肠镜；直肠炎患者无须肠镜监测。肠镜检查时应予多部位、多块取组织活检，以及于可疑病变部位取组织活检。

六、转诊指征

当出现以下情况时，基层医疗卫生机构的全科医师需要将患者转诊到上级医院进一步诊治：

（1）有典型的腹痛、黏液脓血便等症状，诊断不明，考虑不排除 UC 者。

（2）初次行肠镜发现肠道病变，考虑不排除 UC 者。

（3）已确诊 UC，药物治疗后症状无明显缓解、症状反复或病情加重者。

（4）确诊 UC 的患者在治疗过程中出现严重药物不良反应者。

（5）UC 患者出现严重的并发症如肠梗阻、肠穿孔、消化道大出血、癌变等。

（6）经医生判断患者合并其他需上级医院处理的情况时。

第六节　管　理　流　程

溃疡性结肠炎的管理流程见图 13 - 1。

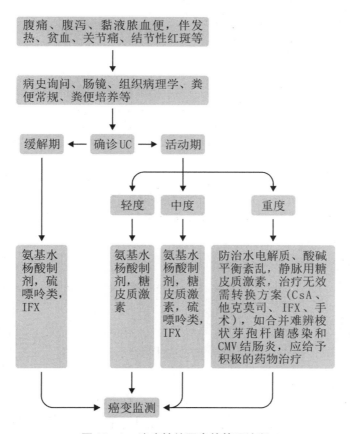

图 13 - 1　溃疡性结肠炎的管理流程

（卫金歧　古志强）

参考文献

［1］陈灏珠，林果为，王吉耀，等. 实用内科学［M］. 15 版. 北京：人民卫生出版社，2017.

［2］中华医学会消化病学分会炎症性肠病学组. 炎症性肠病诊断与治疗的共识意见（2018 年·北京）［J］. 中华炎性肠病杂志（中英文），2018，2（3）：173 – 190.

［3］DENNIS L K，ANTHONY S F，STEPHEN H，et al. Harrison's gastroenterology and hepatology［M］. 3rd ed. New York：McGraw-Hill Education，2016.

第十四章

贫 血

第一节 定义与流行病学

贫血（anemia）是因人体外周血红细胞容量减少，且低于正常范围下限，不能运输足够的氧至组织而产生的综合征。正常的血红蛋白和血细胞比容水平取决于多个因素，尤其是年龄和性别（表 14 - 1）。由于红细胞容量测定较为复杂，临床上常以血红蛋白（hemoglobin，Hb）浓度来代替。根据 WHO，将成年男性的血红蛋白水平低于 130 g/L，成年女性的血红蛋白水平低于 120 g/L 定义为贫血。贫血的定义也可以包括最低的健康人群中血红蛋白水平的 2.5%。

表 14 - 1　按年龄和性别划分的正常血红蛋白和血细胞比容水平

年龄	血红蛋白/（g/dL）	血细胞比容/（mL/dL）
<3 个月	10.4 ～ 12.2	30 ～ 36
3 ～ 7 岁	11.7 ～ 13.5	34 ～ 40
成年女性	12.0 ～ 16.0	35 ～ 48
成年男性	14.0 ～ 18.0	40 ～ 52

我国血液病学家共识标准是，在我国海平面地区，成年男性 Hb < 120 g/L、成年女性（非妊娠）Hb < 110 g/L、孕妇 Hb < 100 g/L 即诊断为贫血。国外的诊断标准一般都以 1972 年 WHO 制定的标准为基础，即在海平面地区，Hb 低于下述水平则诊断为贫血：6 个月至 6 岁，110 g/L；6 ～ 14 岁，120 g/L；成年男性，130 g/L；成年女性，120 g/L；孕妇，110 g/L。应该注意某些特殊人群的 Hb 浓度本身较成人低，如婴儿、儿童及妊娠妇女；环境也会影响 Hb 浓度，如久居高原地区的居民其 Hb 的正常值较海平面居民的高。同时，在妊娠及特殊疾病状态下因血浆容量增加，即使红细胞容量是正常的，但因血液被稀释，Hb 浓度降低，容易被误诊为贫血，如低蛋白血症、充血性心力衰竭、脾大及巨球蛋白血症。相反，在脱水或失血等循环血容量减少时，由于血液浓缩，Hb 浓度增高，即使红细胞容量减少，有贫血也不容易表现出来，容易漏诊。因此，在判断有无贫血时，应考虑上述因素对疾病鉴别诊断的影响。

贫血影响世界约 25% 的人口，而且更常见于儿童、女性、老年人和慢性病患者。在美国，即使患病率降至低于 5%，仍然有超过 30% 的患者年龄大于 85 岁。贫血的危险因素主要包括营养缺乏、年龄增长、慢性疾病和妊娠。贫血会影响生活质量，严重的慢性贫血可能导致充血性心力衰竭。

缺铁性贫血（iron deficiency anemia，IDA）是最常见的贫血，其发病率在发展中国家、经济不发达地区、婴幼儿、育龄妇女明显提高。我国上海地区人群调查显示，铁缺乏症的年发病率在 6 个月至 2 岁婴幼儿为 75.0% ～ 82.5%，妊娠 3 个月以上妇女为 66.7%，育龄妇女为 43.3%，10 ～ 17 岁青少年为 13.2%，以上人群 IDA 患病率分别为 33.8% ～ 45.7%、19.3%、11.4% 和 9.8%。

第二节　高危人群的筛查与管理

一、贫血的高危人群

贫血的高危人群有：①有贫血家族遗传史者。②有营养不良史者。③有月经过多史者。④有生育史者。⑤有危险因素暴露史者。⑥有造血系统肿瘤史者。⑦有实体瘤放化疗史者。⑧消化性溃疡患者。⑨痔疮患者。⑩自身免疫性疾病患者。

二、贫血的筛查

院前筛查是贫血管理的首要环节。对病史的详细询问有助于第一时间了解高危因素，因此应对现病史、既往史、家族史、营养史、月经生育史及危险因素暴露史等详细询问。现病史可提供贫血发生的时间、速度、程度、并发症及可能的诱因。既往史可提供贫血的原发病线索。发生贫血的遗传背景可在家族史询问中得到了解。某些病史的询问对贫血具有辅助诊断价值，如营养史和月经生育史，对缺铁、缺叶酸或维生素 B_{12} 等造血原料所致的贫血、失血性贫血的辅助诊断具有重要价值。危险因素暴露史对造血组织受损和感染相关性贫血的诊断至关重要。关于贫血的筛查，血常规是目前最简便易行的方法。

三、健康教育干预

健康教育的最终目的是帮助人们树立健康意识，建立健康的行为和生活方式。通过科学的健康教育可降低甚至消除影响健康的危险因素，以达到预防疾病、促进健康、提高生活质量的目的。针对贫血的健康干预措施包括：①通过发放宣传资料、举办专题讲座等多种途径普及专业知识，帮助人们了解贫血的病因、危害、临床表现及防治方法，达到主动参与预防的目的。②做好特殊人群健康管理，如管理孕晚期营养、提倡科学母乳喂养、及时添加辅食、规范儿童系统保健管理等。③注意饮食均衡，科学膳食。④加强社区筛查，包括慢性病筛查。

第三节　诊断思路

贫血的诊断主要遵循病史询问—实验室检查—分析资料—诊断的基本思路。

首先了解贫血发生的原因、时间、速度、程度、并发症及可能的诱因等，可通过现病史、既往史、营养史、家族史、月经生育史及危险因素暴露史的询问得到相关证据。

体格检查包括：

（1）一般状况：患者的发育、营养、表情、血压及体温等，均可为贫血诊断提供线索。如恶性肿瘤患者一般情况差，常呈恶病质；消瘦及下垂部位水肿提示营养不良性贫血；血压增高伴有面部或全身水肿见于肾性疾病；表情淡漠、反应迟钝和面部水肿提示甲状腺功能减退。贫血严重者可有低热；高热往往系原发病或并发感染所致，急性溶血也可见高热。

（2）特殊体征：可为明确贫血性质提供重要依据。①皮肤、巩膜、指甲与舌：皮肤、巩膜黄染是溶血性贫血的重要体征之一。皮肤瘀点瘀斑提示白血病、再生障碍性贫血或出血明显已有贫血的血小板减少性紫癜等。指甲扁平或凹陷，呈勺状，又称匙状甲，常见于缺铁性贫血。舌乳头萎缩、舌质淡而光滑见于营养性贫血、巨幼细胞性贫血、缺铁性贫血。巨幼细胞性贫血者舌质可呈酱红色，常伴有疼痛。②面容、骨骼：重型地中海贫血由于骨髓舭亢进而出现颅骨增厚、额部隆起、鼻梁塌陷、眼睑水肿的特殊面容。胸骨压痛提示白血病或溶血性贫血。肋骨、脊柱、额骨等多部位骨骼疼痛及压痛要考虑多发性骨髓瘤、骨转移癌及白血病。③淋巴结、脾肿大：贫血伴有明显局部或全身性淋巴结肿大常提示恶性淋巴瘤、急性或慢性淋巴细胞白血病、恶性组织细胞病等。伴轻、中度脾肿大要考虑溶血性贫血、恶性淋巴瘤、肝硬化、寄生虫感染。如脾明显肿大常为慢性粒细胞白血病、骨髓纤维化。对于某些疾病，阴性体征也有诊断意义，如一位贫血患者虽有全血细胞减少，若发现淋巴结及脾肿大，即不再考虑原发性再生障碍性贫血。

（3）神经系统表现：维生素 B_{12} 缺乏引起的巨幼细胞性贫血，可有末梢神经炎及脊髓后束和侧索联合变性，出现触觉、位置和震颤感觉减退或消失，行动不便。

血常规检查可以确定有无贫血。网织红细胞计数间接反映骨髓红系增生情况；骨髓细胞涂片分类反映骨髓细胞的增生程度、细胞成分、比例和形态变化；骨髓活检反映骨髓造血组织的结构、增生程度、细胞成分和形态变化。

对采集病史、体格检查和实验室检查获得的有关贫血的临床资料的正确分析，基本可以查明贫血的发病机制或病因，做出贫血的诊断。

一、确定贫血

我国血液病学家认为，在我国海平面地区，成年男性 Hb < 120 g/L、成年女性（非妊娠）Hb < 110 g/L、孕妇 Hb < 100 g/L 即为贫血（表 14 – 2）。国外一般都以 1972 年 WHO 制定的诊断标准为基础（表 14 – 3）。

表 14 – 2　贫血诊断标准（中国）

诊断标准	静脉血 Hb/（g/L）
成年男性	< 120
成年女性（非妊娠）	< 110
孕妇	< 100

注：①婴儿、儿童及妊娠妇女的 Hb 浓度较成人低。②久居高原地区居民的 Hb 正常值较海平面居民为高。

表 14 – 3　贫血诊断标准（WHO，1972）

诊断标准	静脉血 Hb/（g/L）
6 个月至 6 岁以下儿童	< 110
6 ~ 14 岁儿童	< 120
成年男性	< 130
成年女性	< 120
孕妇	< 110

二、贫血的一般分类

基于不同的临床特点，贫血有不同的分类。按照贫血发生的速度分为急性贫血、慢性贫血。按红细胞形态分为大细胞性贫血、正常细胞性贫血和小细胞低色素性贫血（表 14 – 4）。按 Hb 浓度分为轻度、中度、重度和极重度贫血（表 14 – 5）。按骨髓红系增生情况分为增生不良性贫血和增生性贫血。

表 14 – 4　贫血的细胞学分类

类型	平均红细胞体积（MCV）/fL	平均红细胞血红蛋白浓度（MCHC）/%	常见典型疾病
大细胞性贫血	> 100	32 ~ 35	巨幼细胞性贫血
正常细胞性贫血	80 ~ 100	32 ~ 35	再生障碍性贫血
小细胞低色素性贫血	< 80	< 32	缺铁性贫血

表 14 - 5 贫血的严重程度分类

血红蛋白浓度	<30 g/L	30～59 g/L	60～90 g/L	>90 g/L
贫血严重程度	极重度	重度	中度	轻度

三、贫血的病因分类

贫血的一般分类对辅助诊断和指导治疗有一定意义，但依据发病机制和（或）病因的分类更能反映贫血的病理本质，主要分为红细胞生成减少性贫血、红细胞破坏过多性贫血和失血性贫血。

（一）红细胞生成减少性贫血

（1）造血干/祖细胞异常所致疾病：再生障碍性贫血、纯红细胞再生障碍性贫血、先天性红细胞生成异常性贫血、造血系统恶性克隆性疾病。

（2）造血调节异常所致疾病：骨髓纤维化、免疫相关性全血细胞减少、慢性病性贫血、阵发性睡眠性血红蛋白尿。

（3）造血原料不足或者利用障碍所致疾病：巨幼细胞性贫血、缺铁性贫血。

（二）红细胞破坏过多性贫血

红细胞破坏过多性贫血主要是溶血性贫血（haemolytic anaemia，HA）。

（三）失血性贫血

（1）出凝血性疾病：原发性免疫性血小板减少症、血友病、严重肝病。

（2）非出凝血疾病：外伤、肿瘤、结核、痔疮、支气管扩张、消化性溃疡。

（四）贫血所致主要系统受累表现

贫血最常见的全身症状为乏力，各个系统受累的表现主要与贫血的程度、贫血导致血液携氧能力下降的速度、贫血时血容量下降的程度、发生贫血的速度、血液循环系统与呼吸系统等对贫血的代偿和耐受能力等因素有关。

（1）神经系统：主要表现为头痛、眩晕、萎靡、晕厥、失眠、多梦、耳鸣、眼花、肢体麻木、记忆力减退、注意力不集中。发生的机制主要有：①贫血导致脑组织缺氧。②急性失血性贫血造成血容量不足或血压降低。③严重溶血引起高胆红素血症或高游离血红蛋白血症。④引起贫血的原发病（白血病中枢神经系统浸润）。⑤贫血并发颅内或眼底出血。⑥贫血并发的末梢神经炎。

（2）皮肤黏膜：贫血时以皮肤、黏膜苍白为主要表现，其他还有皮肤粗糙、缺少光泽甚至形成溃疡。发生的机制主要有：①贫血发生时因体液调节引起有效血容量重新分布。②单位容积血液内红细胞和血红蛋白含量减少是贫血发生的本质。③贫血可造成皮肤黏膜供血减少和营养不足。④溶血性贫血可引起皮肤黏膜黄染。⑤某些造血系统肿瘤性疾病亦可并发皮肤损害（如绿色瘤）。

（3）呼吸系统：活动后显著的呼吸加快、加深见于轻度贫血；平静状态即可有气短甚至端坐呼吸主要见于重度贫血。发生的机制主要有：①贫血发生时，低氧和高二氧化碳状态刺激呼吸中枢。②贫血可合并呼吸道感染。③引起贫血的原发病可影响呼吸系统，如白血病引起的呼吸系统浸润、红斑狼疮性贫血可并发"狼疮肺"、长期反复输血将导致"含铁血黄素肺"。

（4）循环系统：急性失血性贫血其循环系统的主要表现为心率加快、心悸。轻度非失血性贫血主要表现为活动后心悸、心率加快；中重度贫血时无论何种状态均可出现心悸和心率加快。发生的机制主要有：①急性失血性贫血所致有效血容量下降。②心脏对组织缺氧的反应。③长期贫血会导致贫血性心脏病。④多次输血会导致血色病进而引起心功能不全。⑤某些引起贫血的原发病也可累及心脏和血管。

（5）消化系统：贫血可导致消化系统症状，同时引起贫血的消化系统疾病还会有原发病的临床表现。发生的机制主要有：①贫血导致的消化系统功能和结构的改变，如消化腺分泌减少和腺体萎缩。②胆道结石和炎症导致的慢性溶血。③造血原料缺乏，如铁、叶酸或维生素 B_{12} 的缺乏。

（6）泌尿系统：贫血可导致泌尿系统症状，引起贫血的泌尿系统疾病还会有原发病的临床表现。发生的机制主要有：①胆红素尿和高尿胆原尿出现于血管外溶血。②血管内溶血以出现游离血红蛋白和含铁血黄素尿为特征，甚至因游离血红蛋白堵塞肾小管导致急性肾功能衰竭。③急性重度失血性贫血可因血容量不足而致肾血流量减少，最后可致肾功能不全。

（7）内分泌系统。贫血引起内分泌系统的改变主要有以下机制：①孕妇可因分娩时大出血造成急性失血性贫血，进而导致垂体缺血坏死发生希恩综合征。②长期贫血会影响腺体如甲状腺、性腺、肾上腺和胰腺的功能，进而改变促红细胞生成素（hemopoietin，EPO）和胃肠激素的分泌。③某些自身免疫性疾病不仅可以影响造血系统，而且可以累及内分泌器官导致激素分泌异常。

（8）生殖系统。贫血引起生殖系统的改变主要有以下机制：①睾丸的生精细胞会因长期贫血而缺血坏死，进而睾酮的分泌受影响，引起男性特征的减弱。②贫血可影响女性激素的分泌。③贫血合并凝血因子及血小板量或质的异常时会导致女性月经过多。

（9）免疫系统：所有继发于免疫系统疾病的贫血患者，均有原发免疫系统疾病的临床表现。发生的机制主要有：①红细胞抵御病原微生物感染过程中的调理素作用会因红细胞减少而降低。②机体的非特异性免疫功能会受红细胞膜上 C3 减少的影响。③贫血患者的 T 细胞亚群会因反复输血受到影响。④贫血患者的免疫功能受某些抗贫血药物的改变。

（10）造血系统：贫血发生时外周血以血细胞量、形态和生化成分上的改变为特征，某些情况下还可以合并血浆或血清成分的异常。发生的机制主要有：①红细胞减少导致相应的血红蛋白、血细胞比容下降及网织红细胞的改变。②贫血可合并白细胞和血小板量的异常。③血细胞形态的改变包括大细胞性、小细胞性、正细胞性贫血及异常红细胞、白细胞和血小板的生成。④贫血时红细胞内合成较多的 2，3 - 二磷酸甘油酸（2，3-diphosphoglycerate，2，3-DPG）。⑤红细胞膜、红细胞内特定的酶、Hb 的异常及某些贫血时可并发白细胞和血小板质的改变。⑥浆细胞病性贫血、溶血性贫血、合并弥漫性血管内凝血（disseminated intravascular coagulation，DIC）的贫血、肝病性贫血和肾性贫血可出现血浆或血清成分的改变。⑦肝、脾、淋巴结肿大常见于造血系统肿瘤性疾病所致的贫血。⑧溶血性贫血可出现肝或脾肿大。⑨骨髓纤维化和脾功能亢进性贫血常合并脾大。

四、常见贫血的诊断及鉴别

（一）缺铁性贫血

（1）病因：需铁量增加而摄入不足，铁吸收障碍，铁丢失过多（慢性失血）。

（2）临床表现：缺铁的原发病表现，贫血表现，组织缺铁表现。

（3）辅助检查：①血象。呈小细胞低色素性贫血，平均红细胞体积（mean corpuscular volume，MCV）、平均红细胞血红蛋白量（mean corpuscular hemoglobin，MCH）、平均红细胞血红蛋白浓度（mean corpuscular hemoglobin concentration，MCHC）均减低；外周血涂片示红细胞体积小，中央淡染区扩大；网织红细胞正常或轻度增高；白细胞和血小板计数一般正常。②骨髓象：增生活跃或明显活跃，红系增生，以中晚幼红细胞为主，呈老核幼浆样改变，粒系、巨核系无明显异常；铁染色示细胞外铁阴性，细胞内铁减低。③铁代谢：血清铁、铁蛋白、转铁蛋白饱和度减低，总铁结合力增高。缺铁性贫血是一种慢性疾病，治疗周期需根据其具体病情遵医嘱而定，但一般治疗周期较长，一般为 6～9 个月。治疗缺铁性贫血的治疗原则是根除病因、补充贮铁，主要治疗方式以补充铁剂为主。

（二）巨幼细胞性贫血

（1）病因：多见于 2 岁以内的婴幼儿。主要因缺乏维生素 B_{12} 或叶酸所致。

（2）临床表现：①贫血症状。②其他系统受累症状：婴幼儿可存在表情呆滞、嗜睡、对外界反应迟钝、少哭或不哭、智力发育和动作发育落后甚至倒退等表现。大多患者会出现舌炎、舌头疼痛、舌面光滑、舌乳头萎缩、口角炎、口腔黏膜溃疡、食欲不振、食后腹胀。因贫血而引起骨髓外造血反应，可呈三系减少现象，故常伴有肝、脾、淋巴结肿大。

（3）辅助检查：①血常规中红细胞比血红蛋白减少更明显。②骨髓象表现为骨髓增生活跃，以红细胞增生为主，各期红细胞体积大于正常，骨髓出现巨幼红细胞。巨幼红细胞贫血经维生素 B_{12} 及叶酸治疗有效。

（三）再生障碍性贫血

（1）病因：与骨髓的造血功能不良有关，也与继发的疾病或药物有关，如慢性肝炎，特殊的病毒感染，或抗肿瘤药等。

（2）临床表现：主要为贫血、出血和感染，临床表现的轻重取决于血红蛋白、白细胞和血小板减少的程度，也与骨髓衰竭和外周血细胞减少发生的急缓程度有关。

（3）辅助检查：①血常规。外周血呈全血细胞减少，属正细胞性贫血，亦可呈轻度大红细胞。②骨髓象。骨髓呈多部位增生减低或重度减低，三系造血细胞明显减少，尤其是巨核细胞和幼红细胞；非造血细胞增多，尤为淋巴细胞增多。目前，再生障碍性贫血治疗的关键是恢复造血功能、止血和控制感染，主要药物有免疫抑制剂、环孢素A、雄激素、造血生长因子，造血生长因子主要用于治疗重型再生障碍性贫血患者，包括粒细胞集落刺激因子（rhG-CSF）、粒-巨噬细胞集落刺激因子（rhGM-GSF）、EPO等；造血干细胞移植（hematopoietic stem cell transplantation，HSCT）为治疗重型再生障碍性贫血、极重型再生障碍性贫血患者的最佳方法，且能达到根治目的。

第四节　防治要点

一、预防

（一）监测高危人群

贫血是个渐进隐匿的过程，对高危人群的监测有助于早期发现贫血。详细的病史询问对监测高危人群至关重要：了解遗传背景可确定是否有贫血家族遗传史；对人群生活方式的调查可初步筛查有营养不良史的人群；女性的月经生育史可为缺铁、失血性贫血的辅助诊断提供线索；危险因素暴露史对造血组织受损和感染相关性贫血的诊断极其重要；既往史特别是造血系统肿瘤史、实体瘤放化疗史、消化性溃疡病史、痔疮史及自身免疫性疾病史可提供贫血的原发病线索。针对贫血高危人群，血常规检查是目前最简便易行的筛查方法。针对不同类型的贫血，血常规红细胞参数的检验对疾病的鉴别具有重要意义。

（二）贫血教育

贫血可以是一种独立的疾病，也可属于某种疾病的一个症状，一经确诊就应接受治疗，并且努力查找病因，积极行病因治疗。加强贫血教育，使患者充分认识贫血并提高贫血患者的自我管理能力，其方法和形式可多种多样，涉及饮食、血常规监测和自我管理能力等方面的指导。关于贫血的教育主要包括：贫血临床表现、贫血的危害、如何防治急慢性并发症、贫血的治疗目标、饮食计划、血常规的监测及贫血基础疾病的随访。

（三）饮食预防

饮食预防是营养不良性贫血的基础预防手段，主要是叶酸、维生素 B_{12} 及铁的检测和富含上述物质的食物的补充。

（四）血常规监测

血常规监测是贫血管理的基础，结果直接提示疾病的治疗效果。临床上，血常规主要包括指尖和静脉血常规（表14-6），必要时加网织红细胞检测。

表14-6　常用血常规监测方法及优缺点

项目	优点	缺点
指尖采血	更方便	有可能被稀释，影响准确度
静脉采血	需要静脉抽血	更准确

二、治疗

针对贫血的治疗分为对症和对因两方面。社区管理层面和医院管理层面应面对不同程度的贫血和合并不同疾病的贫血人群创建良好的贫血治疗体系。

（一）对症治疗

对症治疗的目的是减轻重度血细胞减少对患者的致命影响，为对因治疗赢得发挥作用的时间，其具体包括：应积极对重度贫血患者、老年贫血患者或合并心肺功能不全的贫血患者输红细胞、纠正贫血，以改善体内缺氧状态；急性大量失血的患者应及时输血或红细胞及血浆，迅速恢复血容量并纠正贫血；对贫血合并出血者，应根据出血机制的不同采取不同的止血治疗；对贫血合并感染者，应酌情予抗生素治疗；对贫血合并其他脏器功能不全者，应根据脏器的不同及功能不全的程度而予不同的支持治疗；先天性溶血性贫血多次输血并发血色病者应予祛铁治疗。

（二）对因治疗

对因治疗是指针对发病机制的治疗。例如，缺铁性贫血的治疗重点是补铁及治疗导致缺铁的原发病；巨幼细胞性贫血应补充叶酸或维生素 B_{12}；溶血性贫血可采用糖皮质激素治疗或者行脾切除术；遗传性球形红细胞增多症选择脾切除具有肯定疗效；造血干细胞移植可用于造血干细胞异常性贫血；再生障碍性贫血采用抗胸腺细胞球蛋白（anti-thymocyte globulin，ATG）和抗淋巴细胞球蛋白（anti-lymphocyte globulin，ALG）、环孢素 A 及造血正调控因子治疗；肾性贫血采用 EPO 治疗；肿瘤性贫血采用化疗或者放疗；免疫相关性贫血采用免疫抑制剂治疗；各类继发性贫血应积极治疗原发病。

第五节　管　理　策　略

贫血的管理策略应侧重于提高贫血的知晓率、诊断率和治疗率。

一、院内管理

贫血患者的院内管理分为病情评估和综合治疗两方面。充分评估贫血病情及其并发症，是确定贫血管理策略的基础。

（一）病情及并发症评估

首诊医生通过详细的病史采集、体格检查、实验室及辅助检查等对下列内容进行综合评估：①贫血发生的时间、速度。现病史和既往史的采集。②贫血的程度。血常规、血生化和骨髓涂片。③并发症评估。急性并发症，如休克、心功能不全、肾功能不全、DIC；慢性并发症，如头晕乏力、肢体麻木、记忆力减退、消化不良、内分泌异常、生殖系统异常；其他并发症，如免疫功能低下、急性感染、慢性感染等。

（二） 综合管理

贫血患者经评估无急性并发症、严重的慢性并发症后，应该明确病因，针对病因治疗，如输血、补充造血原料。

（三） 转诊

为尽量减轻患者的经济负担，最大限度发挥社区医生的优势和协同作用。上级医疗卫生机构对诊断明确、经过治疗病情稳定转入恢复期的患者，需要将其转回所在辖区的基层医疗卫生机构进行继续治疗和康复。转回基层医疗卫生机构即下转，参考标准如下：①血红蛋白稳定在 60 g/L 以上。②贫血急性并发症治疗后病情稳定。③导致贫血的基础疾病已确诊，制订了治疗方案，经疗效评估病情已得到稳定控制。④其他经上级医疗机构医生判定可以转回基层医疗机构继续治疗管理的患者。

二、社区管理

（一） 高危人群筛查及管理

针对高危人群进行贫血筛查，有助于早期发现贫血。具体筛查方法详见院前筛查部分。社区管理中的定期随访在初期监管中的意义非常重要，社区医生给予高危人群适当的心理支持和贫血教育，包括通过饮食指导确保患者的饮食习惯改变并长期坚持，定期监测血常规和给予自我管理能力等方面的指导，进行如何防治急慢性并发症等专业知识的科普，并给予适当的健康干预措施。

（二） 贫血患者的随访和评估

初诊贫血患者应由基层医疗机构在建立居民健康档案的基础上，建立贫血患者管理档案，详细询问贫血病情，是否存在贫血家族史等。健康档案至少应包括患者健康体检、年度评估和随访服务记录。随着信息化系统的不断完善，医疗卫生服务信息的互联互通，患者的就诊记录、转会诊记录及住院记录均应纳入健康档案内容。贫血患者档案应统一保存在电子数据中心，注意隐私保护。纸质档案由责任医务人员或档案管理人员统一汇总、及时归档。同时应对贫血患者开展初诊评估和年度评估，评估内容主要包括疾病行为危险因素、并发症及并存临床情况、体格检查及实验室检查信息等。

（三） 急性并发症的识别与处理

（1）重度和极重度贫血：贫血患者 Hb < 60 g/L 即可诊断重度贫血。患者极易出现晕厥甚至休克，需紧急输注红细胞，立即评估生命体征，密切观察生命体征的变化，同时预约红细胞输注，病情严重者在监护下及时转诊上级医院。

（2）急性重度失血性贫血：患者短时间内血容量迅速下降。积极输注红细胞，同时积极查找导致出血的基础疾病并加以诊疗，必要时二者同时进行。一经诊断尽快进行转诊，转诊前应建立静脉通道，给予静脉滴注生理盐水补液治疗。

（四） 慢性并发症的筛查与评估

慢性贫血需定期监测血常规并积极治疗基础疾病。对于已确诊的贫血患者，应加强对其并发症教育和提倡健康的饮食方式，根据患者情况给予个体化的饮食指导。

（五）转诊

为确保患者得到安全有效的治疗，基层医疗卫生机构的全科医师需要对无法确诊及危重的患者转诊到上级医疗卫生机构进行治疗，故贫血的转诊多意为社区向上级医院转诊治疗，即上转。上转至二级或以上医院的标准：①初次发现贫血，病因不明确者。②贫血存在急性并发症者。③重度贫血患者。④充分治疗 3 个月后 Hb 仍不达标甚至持续下降者。如上所述，贫血患者若存在急性并发症，需要第一时间识别并处理，对于 Hb <60 g/L 并存在输血指征者，存在因贫血而导致的症状、体征，如合并心衰、心绞痛、腰痛、酱油色尿等，需急诊转诊，积极治疗。

第六节　管　理　流　程

贫血的管理流程见图 14 −1。

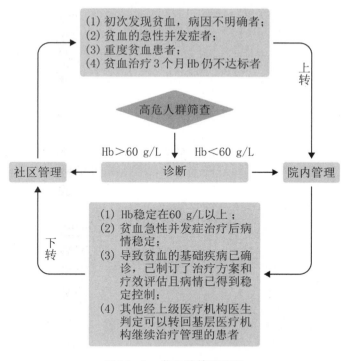

图 14 − 1　贫血的管理流程

（徐景勃　汤美雯）

参考文献

［1］杜雪平，王家骥，希彪. 全科医学基层实践［M］. 北京：人民卫生出版社，2017.

［2］方力争，贾建国，郭爱民，等. 全科医学手册［M］. 北京：人民卫生出版社，2017.

［3］葛均波，徐永健，王辰. 内科学［M］. 北京：人民卫生出版社，2018.

［4］LONG B，KOYFMAN A. Emergency medicine evaluation and management of anemia［J］. Emergency medicine clinics of North America，2018，36（3）：609 - 630.

［5］VIETH J T，LANE D R. Anemia［J］. Emergency medicine clinics of North America，2014（32）613 - 628.

［6］WORLD HEALTH ORGANIZATION（WHO）. Haemoglobin concentrations for the diagnosis of anaemia and assessment of severity. Vitamin and mineral nutrition information system. Geneva，World Health Organization，2011（WHO/NMH/NHD/MNM/11.1）［EB/OL］.［2017 - 10 - 19］. http://www.who.int/vmnis/indicators/haemoglobin.

第十五章

系统性红斑狼疮

第一节　定义与流行病学

系统性红斑狼疮（systemic lupus erythematosus，SLE）是多种病因导致多器官、多系统损害的慢性系统性免疫性疾病。患者体内产生以抗核抗体为代表的多种自身抗体，可累及全身各系统的脏器和组织，病程呈现病情缓解和急性发作反复交替的特点。因几乎所有自身免疫性疾病的临床表现其均可出现，许多学者视之为自身免疫性疾病的原型。

SLE 的病因复杂，与遗传、雌激素、环境（如病毒与细菌感染、紫外线）等多种因素有关。本病以女性多见，尤其 20 ～ 40 岁育龄期女性发病率较高，男女患病比为 1：（10 ～ 12）。SLE 患病率的地域差异较大，目前全球 SLE 患病率为（20 ～ 241）/10 万，中国大陆地区 SLE 患病率为（30 ～ 70）/10 万，女性中高达 113/10 万。

第二节　高危人群的筛查与管理

一、系统性红斑狼疮的高危人群

应早期识别 SLE 高危因素并预防 SLE 发生，以改善预后、减轻家庭及社会经济负担。

有以下高危因素者为 SLE 高危人群：

（1）有相关症状的育龄期女性：该病女性患病率明显升高，尤其育龄期女性为 SLE 的好发人群。特别是有不明原因发热、面部皮疹、关节痛伴或不伴口腔溃疡、乏力等表现，少数患者以蛋白尿、反复血管栓塞或不良妊娠事件起病，应注意排查。

（2）遗传：已确诊 SLE 或干燥综合征女性患者其子女的 SLE 发病率较高。同卵双生子中已有一人发病者，另一人同样发生 SLE 的可能性较大。SLE 的遗传多样性与先天性或适应性免疫相关。补体缺乏也是本病的高危因素。

（3）环境因素：紫外线照射、微生物（如 EB 病毒等）感染及部分药物与 SLE 发病及活动相关。特别是食用光敏性食物后日晒者易诱发 SLE。青霉素、异烟肼、肼屈嗪、普鲁卡因胺、氯丙嗪、甲基多巴、青霉胺、干扰素等药物与 SLE 发病明确相关。

（4）社会经济因素：低收入、生活环境恶劣者患病率较高，可能与其较少获得医疗保健及长期劳累、作息不规律、免疫功能紊乱有关。

（5）特异性自身抗体阳性者：若常规体检筛查时发现有特异性自身抗体阳性，意义较大（表 15 - 1）。即使无 SLE 临床表现，也应密切监测随访。

表 15 - 1　相关抗体及靶器官损害

自身抗体	对应的靶器官损害
抗 ds-DNA 抗体、抗 Clq 抗体	肾小球肾炎
抗 SSA/Ro 抗体、抗 SSB/La 抗体	新生儿狼疮和先天性心脏传导阻滞、平滑肌受累、光过敏、血管炎、皮损、外分泌腺炎
ANCA（P-ANCA 及 C-ANCA），MPO 及 PR3	血管炎
抗核糖体 P 蛋白抗体、抗神经元抗体、抗磷脂抗体、抗核小体抗体	中枢神经系统损害
抗淋巴细胞抗体	血液系统损害、白细胞减少
抗红细胞抗体	溶血性贫血
抗血小板抗体、抗磷脂抗体	血小板减少
抗磷脂抗体	血栓栓塞、妊娠丢失
抗 RNP 抗体	肺动脉高压、雷诺现象

注：抗 ds-DNA 抗体：抗双链 DNA 抗体；ANCA：抗中性粒细胞胞浆抗体；P-ANCA：抗中性粒细胞胞浆抗体核周型；C-ANCA：抗中性粒细胞胞浆抗体胞质型；MPO：髓过氧化物酶；PR3：丝氨酸蛋白酶 3。

上述高危人群应密切观察及随诊，一旦出现全身多系统表现如面部红斑、皮疹、关节痛、口腔溃疡、脱发、雷诺现象、蛋白尿等，需要高度警惕 SLE 的发生。

二、筛查方法

高危人群应定期监测随访，注意有无新发典型皮疹、脱发、口腔溃疡、关节痛、发热等表现，定期检查血常规、尿常规、抗核抗体谱及抗心磷脂抗体、狼疮抗凝物、抗 β_2 - 糖蛋白 1（β_2-GP1）抗体、补体等。

（一）社区筛查识别高危人群

（1）皮肤黏膜表现：如盘状红斑、面颊部蝶形红斑、口腔及鼻黏膜无痛性溃疡、光过敏、脱发（弥漫性或斑秃）及甲周红斑、指端缺血等。

（2）关节炎表现：非侵蚀性关节炎，可累及指、腕、膝等关节，对称或不对称，一般无明显晨僵、红肿热痛及关节畸形。

（3）全身症状：发热（可为低热或中高热）、全身乏力、体重下降等。

（4）反复出现流产、死胎等不良妊娠事件或者反复出现组织器官栓塞事件，无法用其他病因解释。

（5）其他表现：颜面和双下肢水肿，高血压，心悸，气促，呼吸困难，腹胀，不能解释的精神异常、性格改变或脑血管病表现。

（6）血常规检查：可有一系或者三系减少（血白细胞和血小板下降，溶血性贫血）。尿常规检查：蛋白尿、镜下血尿、脓尿。

（7）特异性自身抗体阳性人群：复查抗核抗体（antinuclear antibody，ANA）、抗ds-DNA抗体、抗Sm抗体或抗磷脂抗体、血清补体。

（8）影像学检查提示有浆膜腔积液、肺动脉高压者，尤其无基础病史的青年女性。

（二）建立健康档案信息

对健康人群进行常规筛查，早期识别高危人群，定期监测随访，并建立健康档案信息。

三、健康生活方式干预

日常生活管理：高危人群注意环境卫生，避免日晒、劳累、感染，均衡饮食，定期监测随诊。

高危人群尽量避免使用可能诱发 SLE 的药物，如青霉素、肼屈嗪、普鲁卡因胺、异烟肼、氯丙嗪、甲基多巴、青霉胺、干扰素等，因有发生药物性狼疮的可能。

食物因素：避免摄入苜蓿芽及含有刀豆氨酸的食物，建议摄入富含 omega-3 脂肪酸的食物并补充维生素 D。避免食用光敏性食物。

第三节　诊　断　思　路

重点：
● 系统性红斑狼疮的诊断要点。
● 系统性红斑狼疮的鉴别诊断。

一、明确系统性红斑狼疮诊断

典型病例可按美国风湿病学会（ACR）1997 年修订的 SLE 分类标准（表 15-2）、系统性红斑狼疮国际临床协作组（systemic lupus international collaborating clinics，SLICC）2012 年的标准（表 15-3）、欧洲抗风湿病联盟（EULAR）/ACR 2019 年的

SLE 标准（表 15 – 4）来确立 SLE 诊断。

表 15 – 2　ACR 1997 年修订的 SLE 分类标准

类别	临床表现
（1）颊部红斑	固定红斑，扁平或高起，在两颊突起部位，不累及鼻唇沟
（2）盘状红斑	片状，突起于皮肤的红斑，边缘隆起，可有角质脱屑和毛囊栓及萎缩性瘢痕
（3）光过敏	对日光有明显的反应，引起皮疹（可从病史得知或者观察到）
（4）口腔溃疡	经医生观察到的口腔或鼻咽部溃疡，一般为无痛性
（5）关节炎	非侵蚀性关节炎，累及 2 个或更多的外周关节，有压痛、肿胀或积液
（6）浆膜炎	胸膜炎或心包炎
（7）肾脏病变	尿蛋白 $>0.5\ g/24\ h$ 或 $+++$，或管型（红细胞、血红蛋白、颗粒或者混合管型）
（8）神经病变	癫痫发作或者精神病，除外药物或者已知的代谢紊乱
（9）血液学异常	溶血性贫血，或白细胞减少，或淋巴细胞减少，或血小板减少
（10）免疫学异常	抗 ds-DNA 抗体（＋）、抗 Sm 抗体（＋）、抗心磷脂抗体（＋）（包括抗心磷脂抗体、狼疮凝集物或至少持续 6 个月的梅毒血清学假阳性，3 项中具备 1 项阳性）
（11）抗核抗体	ANA 阳性

以上 11 项符合 4 项或 4 项以上者，在排除感染、肿瘤和其他结缔组织病后，可诊断 SLE。其诊断敏感性和特异性分别为 95% 和 85%

表 15 – 3　2012 年 SLICC 的 SLE 标准

临床标准	免疫学标准
急性或者亚急性皮肤型狼疮	ANA（＋）
慢性皮肤型狼疮	抗 ds-DNA 抗体（＋）（ELISA 法至少 2 次阳性）
口鼻部溃疡	抗 Sm 抗体（＋）
非瘢痕形成引起的脱发	抗心磷脂抗体（＋）
关节炎：炎性滑膜炎	狼疮凝集物阳性或梅毒血清学
浆膜炎：胸膜炎和心包炎	假阳性或者中高水平抗心磷脂
肾脏病变：尿蛋白 $>0.5\ g/24\ h$ 或红细胞管型	抗体或抗 β_2-GP1 抗体阳性
神经病变：癫痫、精神病、多发单神经炎、脊髓炎、外周或颅神经病变、急性精神混乱状态	补体降低（C3、C4、CH50）
溶血性贫血	直接抗人球蛋白试验阳性（Coombs 试验阳性）
至少 1 次白细胞减少（$<4\times10^9\ L^{-1}$）或淋巴细胞减少（$<1\times10^9\ L^{-1}$）	
至少 1 次血小板减少（$<100\times10^9\ L^{-1}$）	

确诊条件：①肾脏病理证实为狼疮肾炎并伴 ANA 或抗 ds-DNA 抗体阳性；
　　　　　②临床及免疫指标中有 4 项以上符合（至少包含 1 项临床指标和 1 项免疫学指标）。
诊断的敏感性和特异性分别为 94% 和 92%

表 15 – 4　2019 年 EULAR/ACR 的 SLE 标准

临床领域及标准	权重/分	免疫学领域及标准	权重/分
全身症状		抗磷脂抗体方面	
发热，T > 38. 3 ℃	2	抗心磷脂抗体 IgG > 40 U/L	2
皮肤病变		或抗 β_2-GP1 抗体 > 40 U/L	2
口腔溃疡	2	或狼疮凝集物阳性	2
非瘢痕性脱发	2	补体方面	
亚急性皮肤狼疮	4	低 C3 或低 C4	3
急性皮肤狼疮	6	低 C3 和低 C4	4
浆膜炎方面		高度特异性抗体方面	
胸腔积液或心包积液	5	抗 ds-DNA 抗体 （ + ）	6
急性心包炎	6	抗 Sm 抗体 （ + ）	6
神经病变			
谵妄	2		
精神症状	3		
癫痫	5		
关节病变			
≥2 个关节炎或关节压痛 + ≥30 分钟的晨僵	6		
血液系统方面			
白细胞减少 < 4 × 10^9 L^{-1}	3		
血小板减少 < 100 × 10^9 L^{-1}	4		
免疫性溶血	4		
肾脏方面			
尿蛋白 > 0. 5 g/24 h	4		
肾穿刺病理为 II 型或 V 型狼疮肾炎	8		
肾穿刺病理为 III 型或 IV 型狼疮肾炎	10		

入围标准：ANA 阳性 （ANA≥1：80）。

权重积分≥10 分可分类诊断为 SLE。

对于每条标准，须排除感染、恶性肿瘤、药物等原因；既往符合某条标准可以计分；标准不必同时发生；至少符合 1 条临床标准；在每个方面，只有最高权重标准的得分计入总分

二、鉴别诊断

（1）类风湿关节炎（rheumatoid arthritis，RA）。相较于 RA，SLE 发病年龄更早，多为育龄期女性，也可出现多关节疼痛，但关节病变程度轻且持续时间短；病变为非侵蚀性，一般不会遗留关节畸形，而 RA 病程久者有典型尺侧偏移、天鹅颈、纽扣花畸形。SLE 患者多具有特征性皮疹，不少患者有肾脏病变，ANA 阳性率很高，免疫学检查可发现抗 ds-DNA 抗体、抗 Sm 抗体阳性，而 RA 多有类风湿因子（rheumatoid factor，RF）、抗环瓜氨酸肽抗体（抗 CCP 抗体，anti-cycloguanidine antibody，A-CCP）阳性。

（2）多发性肌炎（polymyositis，PM）或皮肌炎（dermatomyositis，DM）。SLE 患者可出现类似 PM 或 DM 的肌痛/无力表现，但肌痛程度轻，肌酶谱多基本正常，肌电图也无特异性改变，而皮肌炎或多发性肌炎患者除有肌痛、无力外还有特征性皮疹（如眶周水肿、向阳疹、披肩征和技工手等），合并肾炎及中枢神经系统表现者少见，一般肌炎特异性抗体阳性，抗 dsDNA 抗体和抗 Sm 抗体均为阴性。部分患者可同时发生 PM/DM 和 SLE，称为重叠综合征。

（3）结节性多动脉炎（polyarteritis nodosa，PAN）。本病的病理表现多见于中等大小的动脉，小动脉少见，而 SLE 引起的血管炎则以小血管为主。PAN 患者的皮肤改变主要为结节性红斑和皮下结节，关节病变多表现为大关节肿痛，可合并有动脉瘤形成，外周血白细胞常升高，一般 ANA、抗 ds-DNA 抗体及抗 Sm 抗体阴性。

（4）混合性结缔组织病（mixed connective tissue disease，MCTD）。SLE 和 MCTD 临床表现都可有雷诺现象、关节痛或关节炎、肌痛等表现，但 MCTD 一般 ANA 呈高滴度斑点型，抗 RNP 抗体呈高滴度阳性，抗 ds-DNA 抗体及抗 Sm 抗体阴性。

（5）糖皮质激素导致的精神异常。SLE 可出现神经精神症状，称为神经精神狼疮，其起病多较急，表现多种多样，可有幻听、幻视、被害妄想、性格改变，上述症状极易被误诊为精神分裂样精神病或精神分裂症。SLE 出现精神障碍时，常伴发神经损害。而糖皮质激素所致的精神症状常有激素用药史，主要表现为欣快、易激惹，自我感觉良好，呈轻躁狂或躁狂状态、类偏执观念等，精神症状在用药后出现，激素停用或减量后症状缓解。

（6）药物性狼疮。药物所导致的狼疮称为药物性狼疮，特征为其临床和血清学表现在用药时出现，而停药后临床症状迅速改善。已知与药物性狼疮相关的药物分为三类：①明确相关的药物，如氯丙嗪、甲基多巴、肼屈嗪、盐酸普鲁卡因胺、异烟肼、某些生物制剂如肿瘤坏死因子拮抗剂；②可能有关的药物，如苯妥英钠、青霉胺、奎尼丁等；③相关性不明确的药物，如金制剂、抗生素（如青霉素）、灰黄霉素。药物性狼疮相对于 SLE 来说，全身表现较轻，可有发热、关节炎、浆膜炎、面部皮疹、口腔溃疡等，而累及肾脏、血液系统及神经系统较少见。

第四节　防治要点

一、治疗原则和目标

SLE 的治疗原则：早期、个体化治疗，最大限度地延缓疾病进展，降低器官损害，改善预后。

SLE 治疗的短期目标：控制疾病活动、改善临床症状，达到临床缓解或可能达到的最低疾病活动度；长期目标：预防和减少复发，减少药物不良反应，预防和控制疾病所致的器官损害，实现病情长期持续缓解，降低病死率，提高患者的生活质量。此外，还要重视并发症（如感染、动脉粥样硬化、高血压、血脂异常、糖尿病、骨质疏松等）的预防和治疗。

二、治疗措施

SLE 的治疗措施：①一般治疗。②免疫抑制药物治疗，如使用糖皮质激素、环磷酰胺（CTX）、环孢素 A（CsA）、甲氨蝶呤（MTX）、硫唑嘌呤（AZA）、吗替麦考酚酯（MMF）、他克莫司（FK506）、来氟米特（LEF）、羟氯喹（HCQ）、雷公藤多苷。③其他治疗，如静脉滴注大剂量丙种球蛋白、血浆置换、免疫吸附、造血干细胞移植、生物制剂等治疗。④控制并发症、合并症。

第五节　管理策略

重点：
- 系统性红斑狼疮的综合管理。
- 系统性红斑狼疮急慢性并发症的筛查。
- 转诊指征。

一、病情评估

首诊医生应通过详细的病史采集、体格检查、实验室检查及各项辅助检查等综合评估病情。需定期评估 SLE 活动情况，计算 SLE 疾病活动指数（systemic lupus erythematosus disease activity index，SLEDAI）评分及重要器官受累。其目标是制订个体化治疗方案、控制狼疮活动、防止和减轻靶器官损害，最终提高患者生活质量，改善患者预后。除应用一、二级预防措施外，建议转上级医院进行专科治疗。

（一）评估狼疮活动程度

SLE 确诊后，须对疾病的活动性进行评估，常用来判断狼疮有无活动的评分标准为 SLEDAI 评分（表 15 – 5）。

表 15 – 5　系统性红斑狼疮的 SLEDAI 评分

计分	评价项目	具体说明
8	癫痫发作	最近开始发作的，排除代谢、感染、药物因素
8	精神症状	严重紊乱，干扰正常活动，排除尿毒症、药物影响等
8	器质性脑病	智力的改变包括定向力、记忆力或其他智力功能的损害并出现反复不定的临床症状，至少同时有以下 2 项：感觉紊乱、不连贯的松散语言、失眠或白天瞌睡、精神活动增多或减少，排除代谢、感染、药物因素
8	视觉障碍	SLE 视网膜病变，排除高血压、感染、药物因素
8	脑神经病变	累及脑神经的新出现的感觉、运动神经病变
8	狼疮性头痛	严重持续性头痛，麻醉性镇痛药无效
8	脑血管意外	新出现的脑血管意外，应除外动脉硬化
8	血管炎	溃疡、坏疽、有触痛的手指小结节、甲周碎片状梗死、出血或经活检、血管造影证实
4	关节炎	2 个以上的关节痛和炎性体征（压痛、肿胀、渗出）
4	肌炎	近端肌痛或无力，伴肌酸磷酸肌酶 CK 或醛缩酶升高，或肌电图改变，或活检证实
4	管型尿	血红蛋白、颗粒及红细胞管型
4	血尿	>5 个 RBC/HP，除外结石、感染及其他原因
4	蛋白尿	>0.5 g/24 h，新出现或近期增加
4	脓尿	>5 个 WBC/HP，除外感染
2	新出现的皮疹	新出现或复发的炎症性皮疹
2	脱发	新出现或复发的异常斑块状或弥散性脱发
2	黏膜溃疡	新出现或复发的口腔或鼻黏膜溃疡
2	胸膜炎	胸膜炎性胸痛伴胸膜摩擦音、渗出或胸膜肥厚
2	心包炎	心包炎及心包摩擦音或积液（心电图或超声心动图证实）
2	低补体	CH50、C3、C4 低于正常范围最低值
2	抗 ds-DNA 抗体	升高大于 25% 或高于检测范围
1	发热	T > 38 ℃，须排除感染因素
1	血小板减少	$< 100 \times 10^9 \, L^{-1}$，须排除药物因素
1	白细胞减少	$< 3 \times 10^9 \, L^{-1}$，须排除药物因素

轻度活动（SLEDAI≤6 分）、中度活动（SLEDAI 7 ~ 12 分）、重度活动（SLEDAI > 12 分）

对于 SLE 活动期的患者，建议至少每个月评估 1 次疾病活动度；SLE 稳定期的患者，建议每 3～6 个月评估疾病活动度 1 次。如果出现复发，则应按照疾病活动期来处理。

（二）明确有无重要脏器或系统受累及狼疮危象

（1）狼疮性肾炎（lupus nephritis，LN）。SLE 累及肾脏可表现为不同程度的水肿、高血压、蛋白尿、血尿、管型尿、脓尿及肾功能损害。SLE 患者应定期进行尿常规和尿蛋白定量检查，若尿蛋白＋＋＋或 24 小时尿蛋白 > 0.5 g 可诊断为狼疮性肾炎。若肾穿刺活检提示"狼疮性肾炎"也可以直接诊断。

（2）神经精神狼疮（neuropsychiatric lupus NP-SLE）。SLE 中枢表现包括脑血管意外，狼疮样头痛，无菌性脑膜炎，脱髓鞘综合征，运动障碍，脊髓病，癫痫发作，急性精神错乱，认知障碍，焦虑，情绪失调，精神障碍等。SLE 周围神经系统表现包括格林－巴利综合征，自主神经系统功能紊乱，单神经病变，重症肌无力，颅神经病变，神经丛病变，多发性神经病变等。有 NP-SLE 表现的均视为病情活动。尤其出现脑血管意外（包括脑血栓、脑梗死和脑出血），虽然仅占 NP-SLE 的 3%，但却严重威胁狼疮患者的生命。

（3）狼疮血液系统损害。SLE 患者可出现一系或三系下降，狼疮患者中白细胞下降和（或）血小板下降常见，贫血为溶血性贫血，查 Coombs 试验阳性，血小板减少与血中抗血小板抗体有关。系统性红斑狼疮还可累及心血管、肺、消化系统等重要脏器，出现相应的临床表现。

（4）狼疮危象。狼疮危象即危及生命的重型 SLE，如严重的中枢神经系统损害、急进性狼疮肾炎、严重心脏损害、严重狼疮肺炎或肺出血、严重狼疮肝炎、严重血管炎、严重的溶血性贫血、粒细胞缺乏症、血小板减少性紫癜等。

二、综合管理

管理目标：预防 SLE 患病，控制狼疮活动，延缓并发症发生，改善预后，减轻家庭及社会经济负担。

管理策略：三级预防、生活指导及个体化治疗方案。

（一）三级预防

一级预防：识别高危人群，加强教育及生活方式指导，定期随访筛查，预防发病。

二级预防：确诊 SLE，注意疾病活动控制及预防并发症出现。除坚持一级预防的各项措施外，羟氯喹治疗是基石，激素与免疫抑制剂治疗根据疾病活动程度选定，定期复查 SLE 活动及器官损害的各项指标，加强随诊。

三级预防：有 SLE 活动、可能出现重要器官与系统受累或严重并发症的患者，应及时转上级医院专科诊治。经过治疗病情稳定者可于社区随诊，定期复查、评估疾病活动度及器官组织受累情况。

（二）社区管理

对 SLE 患者，应积极进行疾病控制宣传教育、饮食治疗、运动治疗、药物治疗和妊娠等方面的指导。

（1）调整生活方式：①适度运动，避免劳累。低强度的锻炼对狼疮患者有益，可延迟或预防残疾、缓解压力、促进睡眠、减少肌痛无力及疲劳感、减少抑郁和骨质疏松的发生。狼疮患者建议尝试步行、骑自行车、游泳等活动。另外，定期体育锻炼也有助于保护患者心血管系统。②防治各种感染，避免接触常见的危险物质，例如，过度日晒、使用青霉素、避孕药等可能诱发狼疮的药物。③均衡膳食、充分休息。SLE 患者需控制热量、合理膳食、控制体重，如合并肾衰竭则应减少蛋白质摄入，强调优质低蛋白饮食。良好的睡眠调整有助于减少疼痛症状、减少抑郁的发生，改善患者的生活质量。④注重心理支持，进行心理安慰和疏导，使患者树立信心、配合治疗。

（2）疾病宣传教育：全科医师可进行大课堂式、小组式的集体教育，也可以进行针对性的个体教育，还可以利用手机或互联网进行远程教育。教育内容包括饮食、运动，以及每日血压、尿量、体重监测和自我管理能力等方面的指导。根据患者所处疾病状态给予针对性的个体化指导是治疗的基础。

（三）药物治疗

1. 羟氯喹

羟氯喹（hydroxychloroquine，HCQ）为 SLE 的基础药物。对无禁忌的 SLE 患者，推荐长期使用羟氯喹作为基础治疗。SLE 患者长期服用羟氯喹可降低疾病活动度，降低发生器官损伤和血栓的风险，改善血脂情况，提高生存率。服用羟氯喹的患者，建议对其进行眼部相关风险评估：高风险的患者建议每年进行 1 次眼科检查，低风险的患者建议服药第五年起每年进行 1 次眼科检查。

2. 糖皮质激素

糖皮质激素一般选用泼尼松或甲泼尼龙。

诱导缓解期：SLEDAI 评分中低度活动者，泼尼松 $0.5 \sim 1.0$ mg/（kg·d），病情稳定后缓慢减量，病情允许以 $5 \sim 10$ mg/d 泼尼松小剂量长期维持。出现狼疮危象或严重器官损害者需大剂量糖皮质激素冲击治疗，即用甲泼尼龙每次 $500 \sim 1\,000$ mg，静脉滴注，每日 1 次，连用 3 天为 1 个疗程，之后口服激素治疗。必要时 $1 \sim 2$ 周后可重复。

3. 免疫抑制剂

病情较严重的患者，应在应用糖皮质激素治疗的基础上加用免疫抑制剂，以更好地控制狼疮活动，减少激素用量及预防疾病复发。常用免疫抑制剂见表 15 - 6。

表 15 - 6　常见免疫抑制剂用法及副作用

免疫抑制剂	用法	常见副作用
环磷酰胺（CTX）	0.5 g，q2w 或 $0.5 \sim 1.0$ g/m²，q4w，静脉滴注；口服为 $1 \sim 2$ mg/（kg·d），分 2 次服	胃肠道反应、脱发、骨髓抑制、肝功能损害、性腺抑制、出血性膀胱炎、感染风险、远期癌症风险
吗替麦考酚酯（MMF）	$1.5 \sim 2.0$ g/d，分 2 次口服	胃肠道反应、骨髓抑制、感染风险、远期癌症风险

续表 15 – 6

免疫抑制剂	用法	常见副作用
环孢素 A（CsA）	3～5 mg/(kg·d)，分 2 次口服	胃肠道反应、多毛、肝肾功能损伤、高血压、高尿酸血症、高血脂
他克莫司（FK506）	2～6 mg/d，分 2 次口服	胃肠道反应、肝肾功能损伤、高血压、高尿酸血症、高血脂
甲氨蝶呤（MTX）	10～15 mg，qw	胃肠道反应、肝功能损伤、口腔黏膜糜烂、骨髓抑制、肺纤维化
硫唑蝶呤（AZA）	50～100 mg/d	胃肠道反应、肝功能损伤、骨髓抑制
来氟米特（LEF）	10～20 mg/d	腹泻、皮疹、胃肠道反应、肝功能损伤、骨髓抑制、致畸
羟氯喹（HCQ）	0.1～0.2 g，bid	眼底病变、胃肠道反应、神经系统症状，偶见皮疹及肝功能损伤
雷公藤多苷	20 mg，tid	胃肠道反应、骨髓抑制、肝功能损害、性腺抑制、皮损

4. 丙种球蛋白及生物制剂等其他治疗措施

病情危重、SLE 明显活动或（和）并发严重感染患者，可静脉应用大剂量丙种球蛋白 [0.4 g/(kg·d)] 3～5 天为 1 疗程，可中和自身抗体，缓解狼疮活动，对重症血小板减少性紫癜亦有效。

近年来，随着生物制剂的迅猛发展，贝利木单抗及利妥昔单抗也被用于 SLE 的治疗。其他如血浆置换、免疫吸附、造血干细胞移植也被用于狼疮危重患者的治疗。抗磷脂综合征及狼疮肾炎患者常加用阿司匹林或华法林等药物进行抗血小板聚集、抗凝治疗。

SLE 累及重要脏器系统（如肾、脑、心脏、血液系统等）、狼疮危象者需要及时转上级医院专科治疗。

三、急性并发症识别与处理

SLE 可出现感染、狼疮脑炎、急性肾功能衰竭、心力衰竭、心肌梗死、狼疮危象、严重电解质紊乱、急性血栓等急性并发症，严重者危及生命，要及时转上级医院进行专科处理。

（1）感染。感染是 SLE 患者死亡的首位病因，在 SLE 整个治疗期间，应及时评估可能的感染风险，通过多种途径识别、预防和控制感染。SLE 可合并呼吸道、消化道、泌尿系、皮肤、神经系统等感染，特别是在长期应用激素、免疫抑制剂的人群。通常，合并感染者有相应感染症状，如畏寒、发热、咳嗽、咳痰、腹痛、腹泻、尿频、尿急、尿痛、血尿、头痛，以及皮肤破溃、疼痛、渗出等症状，体查常可发现相应的肺部啰音、腹部压痛、肾区叩痛、输尿管行程压痛及脑膜刺激征等体征。特殊人群如老年人、小孩及免疫功能极其低下人群的症状体征可不典型，需要医生细致地询问病史、详细地体格检查，以及进一步的实验室检查以明确。一般怀疑感染时，需要留取标本行药物过敏原学检查，之后根据感染部位和常见致病菌经验性用药，如有病原学及药敏结果，根据具体情况选择合适的抗生素。

（2）神经精神狼疮。SLE 患者出现剧烈头痛、肢体无力、运动障碍、癫痫发作、急性精神错乱、焦虑、认知障碍、情绪失调、精神障碍，需要考虑神经精神狼疮可能。

（3）急进性狼疮性肾炎和急性肾功能衰竭。高危人群发现有蛋白尿、血尿、颜面及双下肢水肿、高血压等症状，短时间内出现胃纳差、恶心呕吐、贫血、少尿等症状，提示有狼疮性肾炎可能，并有可能发展为急性肾功能衰竭。

（4）狼疮危象。患者短时间内若出现严重的中枢神经系统损害、急进性狼疮肾炎、严重心脏损害、严重狼疮肺炎或肺出血、严重狼疮肝炎、严重血管炎、严重的溶血性贫血、粒细胞缺乏症、血小板减少性紫癜等，应考虑狼疮危象，可危及生命。

（5）急性栓塞。患者可出现单侧肢体肿胀，静脉栓塞常伴静脉迂曲或怒张；动脉栓塞常伴疼痛、远端肢体温度下降，可苍白发绀，甚至可发生坏疽。出现胸痛、咯血及呼吸困难需考虑肺栓塞或冠状动脉栓塞可能。

四、慢性并发症筛查与管理

应注意监测有无合并血管炎（如雷诺现象、甲周红斑、周围血管病变）、神经病变（如感觉异常、运动障碍、神经源性膀胱）、眼部病变（如青光眼、白内障、眼底改变）、肺动脉高压、抗磷脂综合征（反复妊娠丢失、血栓事件等）、慢性肾炎、慢性肾脏病甚至尿毒症。须定期观察症状体征，定期筛查是否并发慢性并发症，行尿常规、肾功能、B 超、定期眼科检查等。

五、SLE 患者妊娠管理

SLE 患者妊娠必须做到有计划地进行，并全程监护。SLE 女性患者妊娠比普通人群风险更高。据报道，SLE 患者妊娠发生早产、先兆子痫和 HELLP（homolysis，elevated liver enzyme and low platelets syndrome）综合征（子痫、溶血、转氨酶水平升高、血小板计数低）比例分别为 25% ～ 35%、10% ～ 15% 和 1.0% ～ 1.5%。非缓解期的 SLE 患者容易出现流产、早产和死胎，而妊娠可诱发 SLE 活动，故狼疮患者应在风湿免疫科和妇产科专科医生指导下判断妊娠时机，全程妊娠管理。对妊娠的 SLE 患者，应密切监测 SLE 疾病活动度及胎儿生长发育情况；若无禁忌，推荐妊娠期全程服用羟氯喹，如出现疾病活动，可考虑使用激素及硫唑嘌呤等控制病情。

（一）SLE 患者的妊娠时机

（1）疾病长期处于缓解期，至少 6 个月。

（2）无肾脏、神经系统、肺脏等重要器官组织的损害。

（3）血清抗 ds-DNA 抗体、抗磷脂抗体和抗 Ro 抗体低水平。

（4）糖皮质激素的使用剂量 <15 mg/d。

（5）24 小时蛋白尿定量 <0.5 g。

（6）至少停用免疫抑制药物如环磷酰胺、甲氨蝶呤、雷公藤、霉酚酸酯 6 个月。

（二）SLE 患者的妊娠禁忌证

（1）6 个月内曾有严重狼疮发作。

（2）6 个月内狼疮肾炎处于活动期。

（3）严重肺动脉高压（肺动脉收缩压 >50 mmHg 或有肺动脉高压症状）。

（4）严重的肺通气受限。

（5）严重的心力衰竭。

（6）慢性肾脏病 4～5 期。

（7）既往有先兆子痫病史或过去 6 个月内发生 HELLP 综合征、卒中或其他严重疾病。

（三）SLE 妊娠期间允许及禁用药物

SLE 妊娠期药物使用见表 15-7。

表 15-7 SLE 妊娠期药物使用

药物	允许	禁用
糖皮质激素	泼尼松、甲泼尼龙	—
抗疟药	羟氯喹	
免疫抑制剂	硫唑嘌呤、他克莫司、环孢素 A	甲氨蝶呤（孕前 3 个月停药）、来氟米特、环磷酰胺、吗替麦考酚酯、利妥昔单抗
抗血小板药物	阿司匹林	氯吡格雷、噻氯匹定
抗凝血药	肝素	华法林
降压药物	甲基多巴、肼苯达嗪（慎用）、β 受体阻滞剂（慎用）	血管紧张素转换酶抑制剂、血管紧张素转换酶受体拮抗剂
抗炎镇痛药物	对乙酰氨基酚、NSAIDs（孕早期和孕晚期不建议使用）	COX-2 抑制剂
骨质疏松预防治疗	钙补充剂、维生素 D	二磷酸盐

（四）SLE 患者妊娠管理流程

系统性红斑狼疮患者妊娠管理流程见图 15-1。

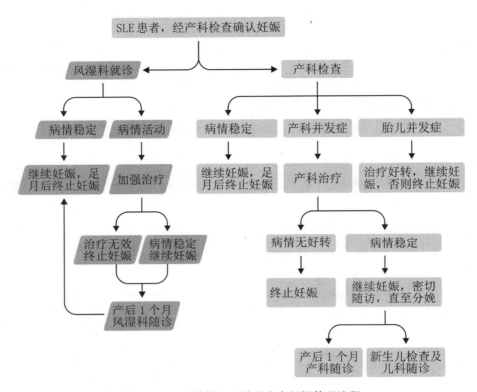

图 15 - 1　系统性红斑狼疮患者妊娠管理流程

六、转诊指征

（1）初诊怀疑，但社区无法进一步完善检查明确诊断的患者，如需行自身抗体、CT、MRI 或造影等检查者。

（2）病情加重、疾病高度活动、生命体征不稳定者；需要呼吸机等抢救措施或需要手术者。

（3）病情进行性恶化，出现少尿、急性肾功能衰竭、血白细胞、血小板极度低下、狼疮肺炎、心肌炎、狼疮脑炎、恶性抗磷脂综合征者。

（4）治疗效果不佳或需要联用特殊免疫抑制剂或生物制剂者。

（5）病情需要行血液透析或者血浆置换者。

（6）妊娠期 SLE 患者。

第六节 管理流程

系统性红斑狼疮的管理流程见图 15 - 2。

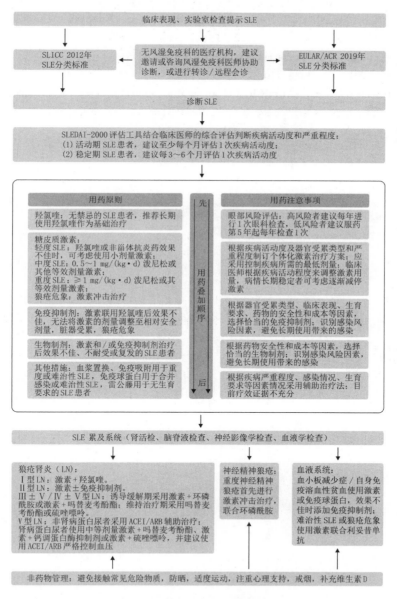

图 15 - 2 系统性红斑狼疮的管理流程

（张桦 郑晶）

参考文献

［1］ FIRESTEIN G S, et al. 凯利风湿病学［M］. 栗占国, 主译. 9 版. 北京: 北京大学医学出版社, 2015.

［2］ 中国系统性红斑狼疮研究协作组专家组, 国家风湿病数据中心. 中国系统性红斑狼疮患者围产期管理建议［J］. 中华医学杂志, 2015, 95 (14): 1056 – 1060.

［3］ 中华医学会风湿病学分会, 国家皮肤与免疫疾病临床医学研究中心, 中国系统性红斑狼疮研究协作组. 2020 中国系统性红斑狼疮诊疗指南［J］. 中华内科杂志, 2020, 59 (3): 172 – 185.

［4］ BALANESCU A, DONISAN T, BALANESCU D. An ever-challenging relationship: lupus and pregnancy［J］. Reumatologia, 2017, 55 (1): 29 – 37.

［5］ LATEEF A, PETRI M. Management of pregnancy in systemic lupus Erythematosus［J］. Nature reviews rheumatology, 2012, 8 (12): 710 – 718.

［6］ PATORE D, COSTA M L, PARPINELLI M A, et al. A critical review on obstetric follow-up of women affected by systemic lupus erythematosus［J］. Revista brasileira de ginecologiae obstetricia, 2018, 40 (4): 209 – 224.

第十六章

类风湿关节炎

第一节 定义与流行病学

类风湿关节炎（rheumatoid arthritis，RA）是一种以侵蚀性关节炎为主要临床表现的自身免疫性疾病，可发生于任何年龄，好发年龄为 30 ～ 50 岁。其病理基础为滑膜炎和血管翳形成，后期出现骨侵蚀和关节间隙缩窄，最终导致关节破坏、畸形和功能丧失，同时可并发间质性肺疾病、心血管病变、神经病变、眼部病变、肾脏损害和血液系统疾病等。目前 RA 仍是一种常见的慢性、高致残性疾病。

RA 病因尚不完全清楚。目前认为，RA 是一种抗原驱动、多种细胞介导及遗传相关的自身免疫病。感染和自身免疫反应是 RA 发病的中心环节，而内分泌、遗传和环境因素等则增加了患者的易感性。流行病学提示，全球 RA 发病率为 0.5% ～ 1.0%，中国大陆地区发病率为 0.42%，患者人数约 500 万，男女患病比率约为 1 : 4。随着 RA 病程的延长、病情的进展，患者残疾及关节功能受限发生率逐渐升高。

第二节 高危人群的筛查与管理

一、类风湿关节炎的高危人群

RA 高危人群：①一级直系亲属中有 RA 患者。②直系亲属中有其他结缔组织病如系统性红斑狼疮、干燥综合征、硬皮病等的家族成员，其容易发生 RA。③更年期及生产后的妇女。④长期精神压力过大，处于紧张劳累状态。⑤居住地、工作环境寒冷、潮湿、温差大，受风受凉者。⑥已患某种结缔组织疾病或者有肺结核病史者。⑦有不良生活习惯，如长期大量吸烟、久坐不动、肥胖及挑食偏食者。

二、筛查方法

对高危人群须定期监测随访，全科医师要定期对高危人群检查有无新发多关节炎、晨僵等临床表现，定期检查血常规、尿常规、RF、A-CCP、红细胞沉降率（erythrocyte sedimentation，ESR）、C 反应蛋白（c-reactive protein，CRP）等，若有怀疑尽早完善关节影像学检查。

（一）通过社区居民健康档案信息发现患者

对健康人群进行常规筛查，注意留取家族成员及工作生活习惯信息，注意识别高危人群。

（二）门诊或健康体检发现患者

全科医生通过询问病史和体格检查筛查高危人群，若发现伴有晨僵的多关节炎、手关节炎表现的患者，均应高度警惕 RA 可能，体格检查若发现关节区有肿胀、压痛甚至出现典型天鹅颈、纽扣花畸形及尺侧偏移等更应考虑 RA。实验室检查示 RF 或 A-CCP 阳性患者，特别是双阳性或滴度显著升高（3 倍以上）的患者要考虑 RA。

三、健康生活方式干预

长期大量吸烟、久坐不动、肥胖、挑食、偏食是 RA 的高危因素，故需要戒烟、控制体重、合理饮食，定期检查。

建议 RA 患者注意生活方式的调整，包括禁烟、控制体重、合理饮食、补充足够的维生素，并适当运动。建议患者若病情稳定无急性疼痛，每周坚持 1 ～ 2 次的有氧运动（不建议高强度运动），并建议每日做关节操，有助于减缓关节畸形，缓解疲劳感，加强关节肌肉活性，稳定关节，改善关节功能和提高生活质量。

第三节　诊　断　思　路

一、类风湿关节炎的诊断

目前，国际上常用 1987 年 ACR 的分类标准（表 16 – 1）和 2010 年 ACR/EULAR 发布的分类标准（表 16 – 2）来诊断 RA。1987 年和 2010 年的分类标准在敏感度和特异度方面各有优势，临床医师可结合患者的具体情况同时参考，对 RA 做出准确诊断。部分患者根据上述标准仍不足以诊断，非典型病例可根据早期类风湿性关节炎诊断标准（表 16 – 3）得出早期诊断。

表 16 – 1 ACR 1987 年修订的 RA 分类标准

类别	临床表现
（1）晨僵	关节内或周围晨僵持续至少 1 小时（病程≥6 周）
（2）多关节炎	至少 3 个以上关节部位的关节炎，观察到 14 个关节区＊≥3 个，同时有软组织肿胀或积液（不是单纯性骨性肥大）（病程≥6 周）
（3）手关节炎	腕、掌指或近端指间关节中，至少有 1 个关节区肿胀（病程≥6 周）
（4）对称性关节炎	身体两侧关节同时受累（近端指间关节、掌指关节及跖趾关节受累时，不一定完全对称）（病程≥6 周）
（5）类风湿结节	观察到在关节伸侧、关节周围或骨突出部位有皮下结节
（6）RF 阳性	所用检测方法在正常人群中阳性率小于 5%
（7）放射学改变	手和腕有典型的 RA 放射学改变，包括骨质侵蚀或受累关节及其近部位有明确的骨质疏松

诊断：7 项中符合 4 项以上，排除其他关节炎，可诊断为类风湿性关节炎。

＊包括两侧的近端指间关节、掌指关节、腕关节、肘关节、膝关节、踝关节及跖趾关节，共 14 个关节区

表 16 – 2 ACR/EULAR 2010 年类风湿性关节炎分类标准

关节受累情况		得分
受累关节数目/个	受累关节	
1	中大关节	0
2～10	中大关节	1
1～3	小关节	2
4～10	小关节	3
>10	至少 1 个小关节	5
血清学		
RF/CCP 均为阴性		0
RF/CCP 至少 1 项阳性		2
RF/CCP 至少 1 项高滴度阳性		3
滑膜炎持续时间		
<6 周		0
>6 周		1
急性时相反应物		
CRP/ESR 均正常		0

续表 16-2

关节受累情况	得分
血清学	
CRP/ESR 升高	1

诊断：计分≥6 分且除外其他关节炎可以诊断为 RA。

RF：类风湿因子；抗 CCP 抗体：抗环瓜氨酸肽抗体；血清学抗体高滴度阳性指 >3 倍正常值上限；

CRP：C 反应蛋白；ESR：红细胞沉降率。

注：在每个域内，取患者符合条件的最高分。例如，患者有 5 个小关节和 4 个大关节受累，评分为 3 分

表 16-3　早期类风湿性关节炎诊断标准

(1) 晨僵≥30 分钟	
(2) 多关节炎	14 个关节区至少同时有 3 个关节区软组织肿胀或积液或压痛
(3) 手关节炎	腕关节、掌指关节、近端指间关节受累
(4) A-CCP (+)	
(5) RF (+)	

5 项中符合 3 项以上，可诊断为早期类风湿性关节炎

二、鉴别诊断

（1）骨关节炎。骨关节炎多见于 50 岁以上中老年，累及的主要部位为膝、髋、脊柱等负重关节，一般呈对称性，活动后关节疼痛加重，休息后减轻，可伴短暂晨僵及关节肿胀、积液。手骨关节炎易被误诊为 RA，但一般更常累及远端指间关节，常见体征有方形手、赫伯登（Heberden）结节（远端指间关节骨性结节）和布复尔（Bouchard）结节（近端指间关节骨性结节），膝关节腔大量积液时可出现浮髌试验阳性。大多数患者红细胞沉降率、C 反应蛋白正常或轻度升高，一般无 RF、A-CCP 及抗角蛋白抗体阳性。X 线常提示关节间隙狭窄、关节退行性变、关节边缘骨疣形成。

（2）强直性脊柱炎。强直性脊柱炎也可出现外周关节肿胀、疼痛及晨僵，但下肢关节如膝、踝、髋关节多于上肢关节，关节痛一般不对称，更多见于青壮年男性，骶髂关节常有典型的影像学改变。90% 以上患者 HLA-B27 阳性，血清 RF 及 A-CCP 阴性，常伴眼葡萄膜炎、皮疹、肠炎等关节外表现。

（3）银屑病关节炎。银屑病关节炎可表现为对称性多关节炎及晨僵，与 RA 非常类似。不同点为本病更常累及远端指间关节，可出现整个手指的肿胀（腊肠指）、疼痛，典型银屑病的皮肤及指甲改变（如指甲顶针样改变及分层等），X 线结果常提示"铅笔帽征"。血清 RF 常阴性，HLA-B27 常阳性。

（4）系统性红斑狼疮。系统性红斑狼疮患者可出现手指关节肿痛和血清 RF 阳性，易被误诊为 RA。但本病一般为非侵蚀性关节炎，较少引起关节畸形、功能障碍，部分

患者可出现关节半脱位，称之为雅库（Jaccoud）关节。狼疮患者可出现典型皮疹（如蝶形红斑、盘状红斑）、脱发、口腔溃疡、蛋白尿、血液系统损害、神经系统损害等多系统表现。血清 ANA、抗 ds-DNA 抗体及抗 Sm 抗体等多种自身抗体阳性。

第四节 防 治 要 点

一、防治原则

RA 的防治重点在于早期发现、早期诊断、早期治疗。提高全科医师对 RA 的认识，利用居民档案和各类信息，早期识别高危人群，筛查出高危个体；在社区人群中积极开展健康教育，普及群众对该疾病的认识。对高危个体进行健康教育和持续有效的生活方式干预，预防其发展为 RA。明确诊断为 RA 的患者要规范治疗、定期监测与随访，须综合治疗控制病变活动性进展，避免并减少晚期致残的发生和关节外并发症的出现。

二、治疗目标

RA 的治疗目标是达到疾病缓解或低疾病活动度，即达标治疗，最终目的为控制病情，减少致残率，改善患者的生活质量。

三、治疗措施

（1）一般治疗：包括休息（急性期或内脏受累的患者）、关节制动（急性期）、关节功能锻炼（恢复期）、物理治疗等。

（2）药物治疗：①非甾体抗炎药（NSAIDs），如双氯芬酸、塞来昔布；②改变病情抗风湿药（DMARDs），如甲氨蝶呤（MTX）、柳氮磺吡啶（SSZ）、来氟米特（LEF）、羟氯喹（HCQ）、生物制剂和小分子靶向药物［如肿瘤坏死因子 α（tumor necrosis factor alpha，TNF-α）拮抗剂、JAK 抑制剂］等；③糖皮质激素；④植物药，如雷公藤多苷、白芍总苷。

（3）外科手术治疗：包括关节置换和滑膜切除手术。

第五节 管理策略

重点：
- 类风湿关节炎的综合管理。
- 类风湿关节炎的急慢性并发症的识别与处理。
- 转诊指征。

一、病情评估

（一）初诊评估

充分评估病情，有助于为 RA 患者制订个体化的方案和选择合理的治疗策略。接诊医生通过详细的病史采集、体格检查、实验室及辅助检查等综合评估以下内容（表 16 - 4）。

表 16 - 4　综合病情评估

评估项目	评估内容
一般情况	年龄、起病特点、饮食和运动习惯、营养状况、体重变化、是否接受过相关教育、既往有无肝炎或结核病史、有无吸烟史、家族史等
主观情况	关节疼痛程度、晨僵持续时间、疲劳持续时间、功能限制、关节外表现
治疗情况	既往治疗方案和疗效、目前治疗情况（药物、饮食、运动等）、监测情况
体格检查	身高、体重、BMI、腰围、血压、视力、眼底检查、皮肤检查、心脏检查、各关节的检查（如压痛、肿胀、变形）及功能判断、肺部检查（有无感染、肺纤维化体征）
实验室检查	血常规、红细胞沉降率、C 反应蛋白、肝肾功能、尿常规、心脏彩超、心电图、胸部 CT 等

（二）随访评估

1. RA 病情评估

临床上，通过患者自我对疼痛程度评分、关节肿胀压痛情况、晨僵持续时间及急性期反应物（ESR、CRP）数值变化可大致判断 RA 活动情况。病情好转后，关节痛、晨僵等临床症状改善，ESR、CRP 下降甚至正常，RF 及 A-CCP 滴度下降或正常。

（1）病情活动的评估。ACR 推荐的 RA 病情活动性评估方法有临床病情活动性评分（clinical disease activity score，CDAI）、简化的病情活动性指数（simple disease activity index，SDAI）、疾病活动评分（disease activity score，DAS）等，根据评分判断疾病活

动程度及制订不同治疗方案（表 16 - 5、表 16 - 6）。

表 16 - 5 ACR 推荐的 RA 病情活动性评分的计算公式

评分方法	计算公式
CDAI	$SJC28 + TJC28 + PrGA + PtGA$
SDAI	$SJC28 + TJC28 + PrGA + PtGA + CRP$
DAS28-ESR	$0.56 \times \sqrt{TJC28} + 0.28 \times \sqrt{SJC28} + 0.70 \times \ln(ESR) + 0.014 \times PtGA$
DAS28-CRP	$0.56 \times \sqrt{TC28} + 0.28 \times \sqrt{SJC28} + 0.36 \times \ln(CRP+1) + 0.014 \times PtGA + 0.96$

注：$TJC28$，28 个外周关节触痛总数；$SJC28$，28 个外周关节肿胀总数；$PtGA$，患者总体病情活动度评估；$PrGA$，医生对总体病情活动度评估。

表 16 - 6 ACR 推荐的 RA 病情活动性评分的界限值

评分方法	缓解	低度活动	中度活动	高度活动
CDAI	0 ～ 2.8	2.8 ～ 10.0	10.0 ～ 22.0	22.0 ～ 76.0
SDAI	0 ～ 3.3	3.3 ～ 11.0	11.0 ～ 26.0	26.0 ～ 86.0
DAS28（CRP 或 ESR）	0 ～ 2.6	2.6 ～ 3.2	3.2 ～ 5.1	5.1 ～ 9.4

DAS（疾病活动评分）用于评价 RA 疾病活动，目前常用的有 28 个关节疾病活动度（DAS28），即对 28 个外周关节（双肩、肘、腕、掌指关节、近端指间关节及膝关节）的肿胀数和压痛数及 ESR、CRP 进行计算评分。

（2）病情改善的评估。可用 ACR 推荐的 RA 改善标准进行评估，包括：①肿胀关节数；②压痛关节数；③急性期反应物（ESR、CRP）水平；④疼痛度；⑤VAS 疾病严重性综合评估；⑥功能评估。如果患者至少在 4 个方面改善了 20%、50% 或 70%，即说明此患者达到 ACR20、ACR50 或 ACR70 改善标准。

2. 判断 RA 预后不良因素

（1）性别：女性 RA 患者的疾病活动度和致残率显著高于男性，对治疗的反应女性也较男性差，男性患者更容易达到持续的疾病缓解。

（2）年龄：发病年龄晚者较发病年龄早者预后好，年轻 RA 患者病情更容易得到缓解。

（3）吸烟：是 RA 进展的一个强独立危险因素。在 RA 治疗中，均建议患者戒烟。

（4）肥胖：肥胖会增加 RA 发病风险，同时与高疾病活动度、放射学进展、低缓解率相关。

（5）自身抗体：RF 和（或）抗 CCP 抗体高滴度阳性常与短期内骨侵蚀有关，是 RA 预后不良的预测因素。

（6）疾病活动度：DAS28 > 5.1 预示病变进展迅速；持续 ESR 增快、CRP 增高提示预后差。

（7）疾病早期出现骨侵蚀。

（8）有内脏血管炎等关节外表现，出现淀粉样变性者其预后不佳。

二、综合管理

（一）RA 预防

一级预防：主要针对高危人群。

二级预防：即预防亚临床 RA 转变为典型 RA。而实现 RA 二级预防的前提是确定亚临床期 RA 人群，包括使用问卷调查、筛查人群健康档案、从体检人群和流行病学调查人群中筛查无症状的患者等。RA 二级预防的措施包括戒烟、免疫调节治疗、亚临床阶段的免疫诱导耐受。

三级预防：是针对确诊为 RA 的患者。初诊患者、有重要脏器受累者、RA 高度活动需调整治疗方案或需使用生物制剂者应及时转上级医院专科就诊。经过治疗病情稳定、RA 为低疾病活动度、无重要脏器受累的轻型或达标患者可于社区随诊、定期复查、评估疾病活动度及器官组织受累情况，必要时转诊。

（二）社区管理

应加强健康教育与管理。一方面，帮助患者充分认识 RA 的疾病特点与转归、调整对治疗效果的期待值、增强对规范诊疗的信心和依从性，并认识到定期监测与随访的必要性；另一方面，帮助患者调整生活方式，包括禁烟、控制体重、合理饮食和适当运动（急性发作期、受累关节显著肿胀、积液者、颈椎病变严重或并发血管炎或心肺功能不耐受者需卧床休息。缓解期锻炼应由少到多、由弱到强，可选择太极拳、五禽戏等），减少因吸烟、肥胖、受寒受潮、过度劳累、精神刺激等因素带来的病情反复和波动。

同时可教育患者进行自我病情活动性评分，若发现病情活动性有波动应及时就诊，定期进行病情活动性评分，去除诱因，调整治疗方案。

重视定期随访：类风湿关节炎是一种慢性病，药物见效较慢，各人对药物反应也不一样，医生需要了解患者对药物的疗效和副反应等，并对药物进行调整。因此，RA 患者需定期复诊以便及时监测病情活动情况和有无不良反应。

RA 未达疾病缓解或低疾病活动度者，建议每 1 ~ 3 个月监测 1 次；对初治患者和中、高疾病活动度的 RA 患者，监测频率应为每月 1 次；治疗后病情已缓解或低疾病活动度者，可每 3 ~ 6 个月监测 1 次。

询问患者生活方式、体重、运动、用药情况、有无不良反应及关节疼痛和功能情况，继续强化患者教育的内容，帮助患者提高自我管理能力，持续增强自我管理的主动性，从而进一步增强疗效、减轻疼痛、改善功能。还需对类风湿关节炎患者定期行病情活动性评分，适时调整治疗方案，必要时转诊行手术治疗。

三、急、慢性并发症识别与管理

（一）急性并发症

急性并发症常见为感染，特别是长期使用激素、免疫抑制剂和生物制剂人群。临床表现可为呼吸道感染、皮肤感染、泌尿系感染、胃肠道感染等。另外，反复关节腔穿刺者也可以继发化脓性关节炎。长期使用生物制剂的患者，要注意结核病、乙型肝炎、丙型肝炎的发生。

（二）慢性并发症

1. 类风湿血管炎

RA 严重的并发症是类风湿血管炎，主要表现为内脏的动脉炎（可表现为受累动脉供应的器官缺血或梗死）、远端动脉炎（可出现甲襞片状出血、梗死甚至指端坏疽），还可出现皮肤溃疡、紫癜和神经系统血管炎（主要呈周围神经病表现，如多发性单神经炎、类风湿性硬脑膜炎）等。

2. 气道及肺部并发症

（1）环杓关节炎：表现为咳嗽、声嘶、喘息和吞咽困难等上呼吸道阻塞症状。

（2）气管软化：支气管软骨可塌陷、气道阻塞，严重者可致窒息。

（3）肺间质病变（RA-ILD）：表现为活动后气短、干咳，伴或不伴发热。体查多有肺底爆裂音、杵状指及肺动脉高压和呼吸衰竭体征。RA-ILD 以寻常型间质性肺炎和非寻常型间质性肺炎多见。胸部高分辨 CT 和肺功能检测有助于评价诊断 ILD 情况。合并严重 ILD 患者通常预后不良。

（4）肺类风湿结节：通常无临床症状，可自行缓解，影像学为双肺多发圆形结节，密度均匀，边界清楚，多发于胸膜下，与小叶间隔相连。肺类风湿结节是 RA 肺部的较特异表现，出现常提示病情活动，多见于中年男性。其总体预后良好，但需要与原发性肺癌、结核、肉芽肿相鉴别。

（5）胸膜炎：以胸膜肥厚粘连为主，可伴有少量或中等量渗出性胸腔积液。胸腔积液单侧多见，表现为渗出液，若出现大量胸腔积液可出现胸闷、气促、呼吸困难。

（6）肺泡出血：是 RA 严重、危及生命的并发症，可表现为大咯血、呼吸困难。早期支气管镜检查可明确出血部位及排除感染。

3. 心血管并发症

RA 患者比正常人群动脉粥样硬化和冠心病的发病率明显升高。RA 的心血管并发症可出现心瓣膜病、心律失常，甚至心肌梗死。

4. 肾脏表现

RA 患者的肾脏可出现肾小球肾炎和肾小管间质性肾炎。发病原因为原位或循环免疫复合物在肾小球的沉积造成肾组织损伤。最常见的病理类型为系膜增生性肾小球肾炎、膜性肾小球肾炎和坏死性肾小球肾炎。此外，慢性 RA 可发生肾淀粉样变，与血清淀粉样蛋白 A（AA）浓度升高和慢性炎症导致 AA 蛋白降解酶受抑制有关。

继发于药物治疗的肾损害：RA 常用的药物如 NSAIDs、金制剂、环孢素 A 等均可导致肾脏损伤，最常见的损伤类型包括肾小管间质性肾炎、膜性肾病和急性肾小管坏死等。

5. 神经系统

部分 RA 患者可出现神经系统损害，严重者可出现寰枢椎半脱位和横贯性脊髓炎。

（1）寰枢椎半脱位：最常见的症状是头部或颈部的疼痛。压迫到脊髓时可出现四肢瘫痪、手足感觉缺失、呼吸不规则、大小便失禁等神经系统症状。

（2）横贯性脊髓炎：该病起初隐匿，多表现为虚弱、背部或腿部疼痛、膀胱功能障碍、感觉或自主神经异常，迅速发展为不可逆性截瘫。

6. 血液相关的并发症

RA 血液相关的并发症最常见的是血白细胞减少和正细胞性贫血，少数患者可出现费尔蒂（Felty）综合征，表现为 RA、脾大和白细胞计数减少三联征。

7. 骨质疏松

骨质疏松在 RA 患者中相当常见，随病程延长而发生率上升。RA 患者骨质疏松患病率为 33.6%，约为健康人群骨质疏松总体患病率的 2 倍；RA 患者骨折发生风险是健康人群的 1.5～2 倍，且骨折发生率随病程延长而升高；未及时就诊的 RA 患者由于伴发骨质疏松，3 年致残率高达 70%，平均寿命缩短 10～15 年。

8. 干燥综合征

30%～40% 的 RA 患者有继发性干燥综合征，表现为干燥性角结膜炎和口干燥征。

四、类风湿关节炎患者妊娠管理

（一）备孕指导

RA 女性患者病情活动和药物对胎儿都有影响，备孕前患者应告知风湿免疫科医生，由医生评估怀孕的时机并确保药物的安全。RA 病情活动期，一般认为不宜妊娠。RA 缓解并且停用可能致畸的抗风湿药物一段时间后，方可考虑妊娠。

（二）妊娠期、哺乳期管理

RA 患者在妊娠、哺乳期间可继续使用对胎儿无影响或影响较小的药物，使用方式如下：

1. 糖皮质激素

小剂量糖皮质激素对妊娠期母亲及胎儿均安全，妊娠全程均可使用，首选不含氟的泼尼松龙、泼尼松，但剂量 <15 mg/d（泼尼松或其等效剂量）。长期使用激素的患者易继发肾上腺皮质功能低下，甚至可发生肾上腺危象，故在围生期激素应该适当增加剂量。小剂量糖皮质激素在哺乳期也可安全使用，使用大剂量激素（泼尼松龙 >20 mg/d）的患者应于用药 4 小时后再行哺乳，减少乳汁中所含药物，避免婴儿二次药物摄取。

2. NSAIDs 类药物

妊娠前 3 个月使用 NSAIDs 类药物可导致胎儿畸形，增加自然流产风险，故一般确认妊娠时即停止使用。

妊娠中期疼痛明显必须使用该类药物时，医生应根据病情酌情使用，应选择半衰期短的非选择性 NSAIDs 类药物（如洛索洛芬钠、布洛芬等）。妊娠晚期（孕 30～32 周后）使用 NSAIDs 类药物可发生胎儿动脉导管早期闭塞，故在妊娠晚期禁用 NSAIDs 类药物。

3. 羟氯喹（HCQ）

HCQ 在备孕期、妊娠期全程、哺乳期均可安全使用。

4. 硫唑嘌呤（azathioprine，AZA）

AZA 可应用于病情较重的妊娠期和哺乳期 RA 患者。

5. 柳氮磺吡啶（salazosulfadimidine，SSZ）

小剂量 SSZ 可用于整个妊娠期。但因 SSZ 干扰体内叶酸代谢，故在妊娠前和妊娠期均需要常规补充叶酸。SSZ 可分泌到乳汁中，故哺乳期母亲应停用 SSZ 以免引起或加重新生儿黄疸。

6. 环孢素 A（CsA）

整个妊娠期均可用 CsA，常应用于难治性 RA 患者。CsA 可分泌到乳汁中，哺乳期应禁用。

7. 生物制剂

妊娠期可以使用的生物制剂包括英夫利西单抗、阿达木单抗、依那西普、赛妥珠单抗。赛妥珠单抗因不含 Fc 段可在妊娠期和哺乳期全程使用，而依那西普和阿达木单抗建议在妊娠早、中期使用，妊娠后期不建议使用，而英夫利西单抗只建议在妊娠 16 周前使用。哺乳期因病情需要必须使用肿瘤坏死因子 – α 抑制剂者，应获得患者的知情同意后谨慎使用，并监测相关副反应。

五、转诊指征

（1）初诊患者。
（2）难以控制的类风湿关节炎活动。
（3）须评估病情以调整治疗方案，或使用生物制剂。
（4）出现急、慢性并发症的患者，如肺部病变、肾脏损害、心脏受累、神经系统病变、Felty 综合征及严重感染者。

第六节　管　理　流　程

类风湿关节炎的管理流程见图 16 – 1。

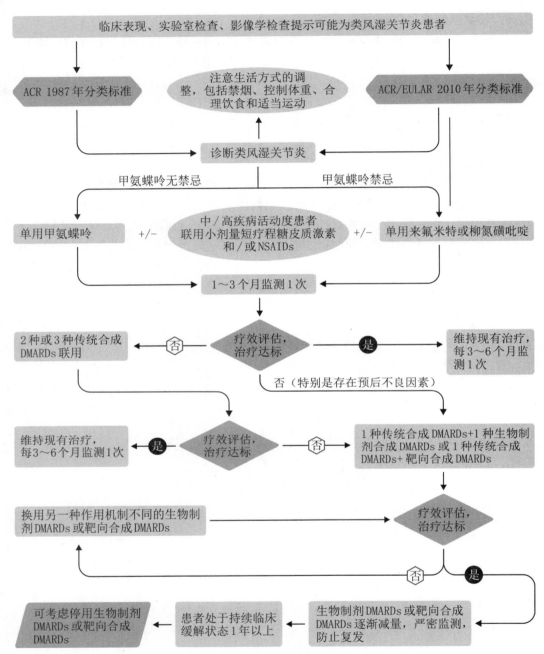

临床表现、实验室检查、影像学检查提示可能为类风湿关节炎患者

ACR 1987年分类标准

注意生活方式的调整，包括禁烟、控制体重、合理饮食和适当运动

ACR/EULAR 2010年分类标准

诊断类风湿关节炎

甲氨蝶呤无禁忌　　　　　　　　甲氨蝶呤禁忌

单用甲氨蝶呤　+/-　中/高疾病活动度患者联用小剂量短疗程糖皮质激素和/或NSAIDs　+/-　单用来氟米特或柳氮磺吡啶

1~3个月监测1次

2种或3种传统合成DMARDs联用　否　疗效评估，治疗达标　是　维持现有治疗，每3~6个月监测1次

否（特别是存在预后不良因素）

维持现有治疗，每3~6个月监测1次　是　疗效评估，治疗达标　否　1种传统合成DMARDs+1种生物制剂合成DMARDs或1种传统合成DMARDs+靶向合成DMARDs

换用另一种作用机制不同的生物制剂DMARDs或靶向合成DMARDs　疗效评估，治疗达标

否　　　是

可考虑停用生物制剂DMARDs或靶向合成DMARDs　←　患者处于持续临床缓解状态1年以上　←　生物制剂DMARDs或靶向合成DMARDs逐渐减量，严密监测，防止复发

注：a. 类风湿关节炎（RA）患者在确诊后需要始终进行生活方式的调整；b. 根据症状和病情，短期联用或不联用糖皮质激素或 NSAIDs；c. 评价治疗方式是否具有显著效果，否为效果不显著，即 3 个月内 RA 疾病活动度无显著改善或 6 个月内未达到治疗目标；是为效果显著，即 3 个月内 RA 疾病活动度显著改善且 6 个月内达到治疗目标；d. 医师与患者共同决策是否停用生物制剂 DMARDs 或联合靶向 DMARDs。

图 16 - 1　类风湿关节炎的管理流程

（张桦　郑晶）

参考文献

［1］董振华. 类风湿关节炎的社区预防及健康指导［J］. 中国全科医学，2002，5（9）：683－684.

［2］风湿免疫疾病慢病管理全国护理协作组. 类风湿关节炎患者的慢病管理专家共识（2014 版）［J］. 中华风湿病杂志，2016，20（2）：127－131.

［3］马剑达，郑东辉，朱浪静，等. 病情活动性评分在类风湿关节炎患者治疗中的应用［J］. 中华关节外科杂志（电子版），2014，8（1）：109－112.

［4］张奉春，栗战国. 内科学：风湿免疫科分册［M］. 北京：人民卫生出版社，2015.

［5］张奉春. 类风湿关节炎基础与临床进展［M］. 上海：复旦大学出版社，2017.

［6］中华医学会风湿病学分会. 2018 中国类风湿关节炎诊疗指南［J］. 中华内科杂志，2018，57（4）：242－251.

［7］SMOLEN J S，ALETAHA D，MCLNNES I B. Rheumatoid arthritis［J］. Lancet，2016，388（10055）：2023－2038.

—— 第十七章 ——

强直性脊柱炎

第一节　定义与流行病学

强直性脊柱炎（ankylosing spondylitis，AS）是以中轴关节慢性炎症为主，也可累及内脏及其他组织的慢性进展性风湿性疾病，属于脊柱关节炎的范畴和原型疾病。该病最常累及骶髂关节，表现为骶髂关节水肿、硬化、骨侵蚀等，病变沿脊柱上行性进展，可逐渐累及腰椎、胸椎甚至颈椎。病变部位可出现疼痛、僵硬及活动受限，晚期脊柱椎间韧带累及关节骨化固定形成特征性的"竹节样"改变，并常伴有不同程度的驼背及侧弯畸形，上述症状为诊断本病的重要线索和依据。

AS 呈世界范围分布，但患病率存在种族差异，我国患病率为 0.25% 左右，约 90% 患者血人白细胞抗原 B27（human leukocyte antigen B27，HLA-B27）阳性，约 20% 患者有家族聚集患病现象，并与 HLA-B27 密切相关。本病多见于青少年，男性多见，男女患病比为（2～3）:1，发病年龄高峰为 20～30 岁，40 岁以上或儿童患者在发病初期常因症状轻微而未受重视，一旦症状明显，实际已患病数月或数年。

第二节　高危人群的筛查与管理

AS 高危人群筛查有助于早期识别、早期诊断及早期干预治疗，以改善 AS 的病程和远期预后。

一、强直性脊柱炎的高危人群

AS 的高危人群包括：①一级亲属中有 AS 家族史或者银屑病者。②HLA-B27 阳性聚集性家族成员。③出现腰背痛或者臀部交替性疼痛症状者，夜间可痛醒，休息加重，活动反而减轻者。④反复出现发作性眼炎及葡萄膜炎者。⑤伴有腹痛、腹泻及腹部包块等炎症性肠病表现者。⑥骶髂关节炎患者。

二、筛查方法

（一）社区健康档案信息筛查

对健康人群进行常规筛查，病史采集和归纳，特别注意高危人群。

（二）门诊筛选可疑患者

门诊检查如发现有炎性背痛及关节外相关临床症状表现（如可疑银屑病、眼葡萄膜炎及肠病等）、实验室检查和辅助检查显示阳性［CRP 升高、ESR 增快、TNF-α 及白介素 6（interleukin 6，IL-6）水平明显升高、影像学提示"骶髂关节炎"或脊柱"竹节样变"］的患者，应警惕其有脊柱关节炎。尤其是血 HLA-B27 阳性的人群，应进一步确认有无关节和关节外表现，对可疑患者应完善其相关检查以进一步明确诊断。

三、健康宣传教育及生活方式干预

医生应对 AS 高危人群、患者及其家属进行疾病相关知识教育和生活方式调整的指导。

（1）戒烟，加强日晒及户外活动。

（2）合理和合适的体育锻炼，例如游泳，可锻炼脊柱，增强椎旁肌肉和增加肺活量。

（3）尽量保持直立、挺胸、收腹和双眼平视前方的姿势，避免关节僵硬、活动受限、功能丧失。应睡硬板床，低枕仰卧位，避免颈部前屈和侧弯畸形。

（4）除运动及药物治疗外，还可辅以物理治疗。

（5）定期监测随诊，定期评估。

第三节 诊 断 思 路

重点：
- 强直性脊柱炎的诊断。
- 强直性脊柱炎分型。
- 强直性脊柱炎的鉴别诊断。

一、强直性脊柱炎的诊断

青壮年男性出现夜间腰背痛者需要警惕强直性脊柱炎可能。

首先要明确是否为强直性脊柱炎，诊断标准参照 1984 年修订的纽约诊断标准（表 17-1）和 2009 年的国际脊椎关节炎评估协会（the assessment of spondylo arthritis international society，ASAS）中轴脊柱关节炎（spinal arthritis，SpA）分类标准（表17-2）。

表17-1 1984年修订的纽约诊断标准

临床标准：（1）腰痛、僵硬3个月以上，活动改善，休息无改善；
（2）腰椎额状面和矢状面活动受限；
（3）胸廓活动度低于相应年龄、性别的正常人。
放射学标准：双侧骶髂关节炎达到或超过Ⅱ级，或单侧骶髂关节炎达Ⅲ级
诊断：
肯定的强直性脊柱炎：符合放射学标准和1项（及以上）临床标准。
可能的强直性脊柱炎：符合临床标准而无放射学标准者，或符合放射学标准而不具备任何临床标准

表17-2 2009年ASAS中轴脊柱关节炎（SpA）分类标准

影像学提示骶髂关节炎（MRI高度提示与SpA相关的骶髂关节炎的活动性急性炎症）+1项SpA特点或HLA-B27阳性+2项SpA特点
SpA特点：①患者背痛≥3个月，发病年龄<45岁；②炎症性腰背痛；③关节炎；④附着点炎（足跟）；⑤葡萄膜炎；⑥指趾炎；⑦银屑病；⑧克罗恩（Crohn）病/溃疡性结肠炎；⑨对NSAIDs反应良好；⑩SpA家族史；⑪HLA-B27阳性；⑫CRP升高

二、分型

根据受累关节的部位，AS可分为中轴型和外周型两种。

（1）中轴型：受累关节主要为脊柱，表现为炎性腰背痛、脊柱强直、骶髂关节炎、前胸壁炎症、晨僵、交替性臀部疼痛等。

（2）外周型：受累关节主要是脊柱以外的外周关节。有25%～45%的AS患者病程中先出现外周关节受累症状，经过数年后才出现脊柱受累症状。这些患者常被误诊为其他类型的关节炎，而得不到早期诊断和规范治疗。

三、影像学分级

骶髂关节炎的X线分级：0级，正常；Ⅰ级，可疑异常；Ⅱ级，轻度异常，关节局限性侵蚀、硬化，间隙无改变；Ⅲ级，明显异常，关节面骨质侵蚀、硬化，关节间隙增宽、狭窄或部分强直；Ⅳ级，严重异常，关节完全骨性强直。

骶髂关节炎的CT分级：0级，关节正常或关节面稍模糊；Ⅰ级，关节周围骨质疏松，软骨下骨轻度糜烂，关节面模糊，关节间隙正常；Ⅱ级，关节面模糊，软骨下骨质破坏，骨质疏松和硬化，关节间隙基本正常；Ⅲ级，软骨下骨质明显破坏，弥漫性硬化，关节面呈毛状，关节间隙狭窄或宽窄不均，部分强直；Ⅳ级，全部关节骨质硬化和骨质疏松，关节完全强直。

X线平片在AS病变早期常无明显异常，只有在出现明显骨侵蚀破坏、关节面下骨硬化及出现关节间隙变窄、消失后才能明确显示，其仅用于判断病情的严重程度，不建议用于对炎症活动情况的监测。

CT 可早期发现骨性关节面的侵蚀及关节面下的微小硬化，但不能识别有无骨髓水肿、脂肪浸润等，不能有效评估炎症的活动。

MRI 对软组织分辨力较高，对骨髓水肿敏感性高，能够在炎症早期发现骶髂关节滑膜炎、骨髓水肿等，有利于早期诊断 AS 及监测其炎症活动。

与 X 线、CT 等其他影像学方法相比，MRI 显示的骨髓水肿可为 AS 诊断及病情评估提供重要信息，具有敏感性高、无辐射等优点。另外，MRI 还逐渐用于评估抗炎药物和生物制剂的疗效。

四、鉴别诊断

（一）可以发生骶髂关节炎的其他疾病

（1）类风湿关节炎。类风湿关节炎好发于中年女性，较少累及骶髂关节，多以对称性小关节炎为主要表现，多伴晨僵，病理特点为滑膜炎，血 HLA-B27 阴性，HLA-DR4 阳性，类风湿因子及抗环瓜氨酸多肽抗体多为阳性，关节 X 线表现为骨质疏松和骨侵蚀。

（2）银屑病关节炎。银屑病关节炎也可累及骶髂关节，血 HLA-B27 阳性，同样有一定的家族聚集性，类似 AS，但该病骶髂关节及椎体受累多不对称，椎体骨桥相对粗大跳跃。另外，其多伴有银屑病特征性皮疹和指甲顶针样改变等，可伴头皮屑增多、束发征等。外周关节受累者其影像学检查常提示"铅笔帽征"。

（3）致密性骨炎。致密性骨炎多发生于女性产后。其骶髂关节 CT 检查显示髂骨侧局限性硬化，骶骨侧病变轻微，关节面一般无骨侵蚀。通常不累及脊柱。红细胞沉降率、C 反应蛋白、HLA-B27 等实验室检查通常无阳性发现，一般也无家族聚集。

（4）炎性肠病性关节炎。炎性肠病性关节炎如克罗恩病、溃疡性结肠炎也可出现骶髂关节受累，但消化道表现（如腹痛、腹泻、便血、腹部包块、肠梗阻等）相对突出，肠镜检查及病理有特征性表现。而 AS 一般无肠镜及病理的典型表现。

（5）反应性关节炎。反应性关节炎的 HLA-B27 阳性，有时难以与外周型 AS 鉴别。但该病发作前多有泌尿道感染或呼吸道感染证据，体格检查若发现眼炎、溢脓性皮肤角化和漩涡状龟头炎可支持诊断。

（6）骶髂关节结核。此类患者多有结核感染史或接触史，常伴有低热、盗汗、消瘦等全身中毒症状，骶髂关节病变单侧为主，不伴晨僵，一般 HLA-B27 阴性，也不会出现脊柱竹节样改变，关节结核还可以出现"冷脓肿"，胸部 CT 多有阳性发现。痰涂片、结核 T 细胞特异性检测或干扰素试验、骶髂关节穿刺活检有助于进一步鉴别诊断。

（7）痛风。好发于青年男性，尿酸盐结晶沉积在骶髂关节同样可出现 AS 类似症状，但痛风起病前多有诱因（如高嘌呤饮食、饮酒、受凉等），好发部位为足部第一跖趾关节，血尿酸明显升高并可伴痛风石及泌尿系结石。累及骶髂关节者一般单侧明显，一般不伴晨僵，无活动后减轻等特点，双源 CT 检查多可发现尿酸盐结晶沉积在关节腔。

（二）脊柱畸形的其他疾病

脊椎骨软骨炎与脊椎二次骨化不良有关，本病同样好发于青年男性，腰背痛同时伴圆形驼背畸形，但体格检查一般无脊柱活动受限。常规化验检查血 ESR、CRP 及 HLA-B27 正常。X 线片特征表现为多个（3 个以上）椎体楔形变及许莫氏结节。

（三）脊柱活动受限及脊椎骨性强直的其他疾病

（1）腰椎间盘突出症。多见于青壮年男性，一般伴有腰椎活动受限，典型发作腰痛多为过电感，常向一侧下肢放射，可伴麻木等感觉异常，血 ESR、CRP、HLA-B27 阴性。影像学检查于一般骶髂关节无病变，CT 及 MRI 可显示椎间盘突出，可伴神经根压迫和椎管狭窄。

（2）增生性脊柱炎。脊椎退行性变并在椎体边缘生成骨赘，邻近椎体的骨赘融合而形成骨桥，易被误诊为 AS "竹节样"脊柱。本病鉴别要点：①40 岁以上的中老年人多见。②有脊柱活动受限，但一般无明显驼背畸形。③影像学检查提示为退行性变，一般无骨质破坏和骨性融合。④脊柱 X 线片增生的骨赘和骨桥超出椎间盘纤维环范围。⑤伴有皮肤感觉、肌力异常者常提示根性神经痛，出现间歇性跛行提示合并腰椎管狭窄症。⑥血 ESR、CRP 及 HLA-B27 无异常。

（3）弥漫性特发性骨肥厚。该病常见于 50 岁以上中老年男性，多与肥胖、糖耐量降低相关，临床表现为腰背、僵硬感及逐渐加重的脊柱运动受限，但晨僵不明显，以椎体前外侧层状骨肥厚为其特征，X 线可见脊柱韧带钙化，常累及至少 4 节连续的椎体，而骶髂关节和脊椎骨突无骨侵蚀，查血 ESR、CRP 正常及 HLA-B27 阴性。

（4）褐黄病（尿黑酸尿症）。褐黄病是一种遗传性代谢性疾病，因为尿黑酸氧化酶缺乏导致尿液放置后变为黑色。10% ~ 15% 的患者可出现褐黄病性脊柱炎，发病年龄相对较迟，多在 30 ~ 40 岁以后起病，患者常主诉腰痛及活动受限及轻度驼背畸形。X 线片可见脊柱生理弧度改变，椎间隙狭窄，边缘性骨质明显增生，椎间盘薄片状钙化，受累范围较 AS 广泛，从颈椎延续到胸椎。因尿黑酸过多沉积，可出现全身皮肤色素沉着、耳壳软骨增厚变硬、黑色耳垢、灰黑色鼓膜、巩膜黑色素斑、黑色前列腺结石等。

AS 与常见疾病的鉴别诊断见表 17 - 3。

表 17 - 3　强直性脊柱炎与常见疾病的鉴别诊断

鉴别要点	强直性脊柱炎	类风湿性关节炎	银屑病关节炎	致密性骨炎	腰椎间盘突出症
年龄	20～30 岁多见	30～50 岁为发现高峰年龄	—	青年女性多见	青年多见
性别	男＞女	女＞男	—	女＞男	男性多见
发病方式	隐匿	隐匿	—	—	—急骤
外周关节	寡关节炎，大关节＞小关节，下肢＞上肢，非对称性关节炎	多关节炎，小关节＞大关节，上肢＞下肢，非对称性关节炎	可有多关节炎及中轴受累，上肢＞下肢，远端指间关节更明显	—	可有放射性下肢痛，一般无关节疼痛
骶髂关节炎	有	多无	可有	一般无	无
脊柱侵犯	多由下而上，可影响整个脊柱	第1、第2颈椎	可有脊柱受累	—	无
眼部表现	虹膜炎、葡萄膜炎	角膜炎、巩膜炎	可有虹膜炎、葡萄膜炎	—	无
肺部表现	肺上叶纤维化	肺间质纤维化、胸膜炎	—	—	无
HLA-B27	大多阳性	阴性	大多阳性	—	多无异常
HLA-DR4	阴性	阳性	—	—	多无异常
RF、A-CCP	大多阴性	大多阳性	—	—	多无异常
病理特征	附着点炎	滑膜炎	—	—	—
X线表现	骶髂关节炎	侵蚀性小关节炎	典型表现为铅笔帽征	髂骨的骨硬化，扇形分布	椎间盘突出可伴狭窄
皮肤改变	—	可有皮肤血管炎表现	银屑病改变	无	无
指甲	—	—	顶针样改变	无	无

第四节   防 治 要 点

一、防治原则

对于明确诊断 AS 患者，应综合治疗以缓解症状，控制病变进展，避免并减少晚期致残的发生和关节外并发症的出现；降低残障率和病死率，提高患者的生存质量。

二、治疗措施

（1）非药物治疗和心理治疗。

（2）药物治疗：非甾体抗炎药（NSAIDs）；改变病情抗风湿药（DMARDs），如柳氮磺吡啶、MTX、LEF；其他药物如沙利度胺；生物制剂，如 TNF-α 抑制剂（依那西普、英夫利西单抗、阿达木单抗）、白介素－6 抑制剂（托珠单抗）、白介素－17A 抑制剂等。

（3）关节镜治疗及外科治疗。

第五节   管 理 策 略

> **重点：**
> ● 强直性脊柱炎的综合管理。
> ● 强直性脊柱炎的急慢性并发症的识别与处理。
> ● 转诊指征。

一、病情评估

（一）初诊评估

充分评估病情，有助于后续为 AS 患者制订个体化的控制目标和合理选择治疗策略。接诊医生通过详细的病史采集、体格检查、实验室及辅助检查等综合评估以下内容（表17－4）。

表 17 - 4　综合病情评估

评估项目	评估内容
一般情况	年龄、起病特点、有无腰背痛症状、关节外表现、饮食和运动习惯、营养状况、体重变化、是否曾经接受过相关教育、既往有无肝炎或结核病史等
治疗情况	既往治疗方案和疗效、目前治疗情况（药物、饮食、运动等），监测情况
相关病史	AS 相关并发症：心血管疾病、肺部疾病、眼炎、肠炎、肾脏损害等
体格检查	身高、体重、BMI、腰围，血压，视力、眼底检查，皮肤检查，足部检查（视诊、足背动脉搏动、振动觉、痛温觉、10 g 尼龙丝压力觉、踝反射等），脊柱及髋部检查
实验室检查	血常规、红细胞沉降率、C 反应蛋白、肝肾功能、尿常规、HLA-B27、心脏彩超、眼底检查、胸部 CT、骶髂关节 X 线或 MRI 等

（二）随访评估

在建立居民健康档案的基础上，基层医疗机构对 AS 患者应该专门建档。管理档案包括患者初诊评估、随访记录和年度评估等。主要评估内容包括一般状况、相关的危险因素、并发症及合并症、体格检查及实验室检查结果等信息。若有合并急性并发症或其他系统严重情况，须及时转急诊就诊或相应专科就诊。对于已确诊患者，应该定期进行慢性并发症筛查并加强并发症宣传教育，及时诊断，早期干预治疗。规范治疗和社区管理，使其各项指标达标，并辅以相应的健康教育、日常护理指导，旨在改善患者的生活质量，尽可能降低伤残率和死亡率。

1. 评价 AS 的关节及关节外受累情况

（1）病史询问要点：有无前驱感染症状如有无上呼吸道、泌尿道及胃肠道感染；若有前驱感染和关节疼痛，其间隔时间、发生日期、部位及伴随症状，受累关节部位多少，疼痛性质及程度，晨僵时间；有无伴随关节外表现如眼炎、肠病和皮肤表现；有无活动受限、睡眠障碍等。

（2）体格检查要点：脊柱弯曲及活动情况，有无侧弯及驼背畸形，Schober 试验及胸廓活动度有无异常等。枕墙距及指地距、骨盆挤压试验和分离试验、双侧 4 字征等有无异常。

（3）实验室检查和专科检查要点：血常规、CRP、ESR、HLA-B27、肝肾功能及细胞因子检测（如 IL，TNF-α 等）；结核 T 细胞亚群检测，干扰素试验，肝炎、艾滋病、梅毒、肿瘤筛查。医生对 AS 患者应常规筛查后决定用药（尤其是使用生物制剂）及是否预防性干预。骶髂关节 X 线、CT 或 MRI 检查，全脊柱拼接正侧片等，影像学分级判断病变程度；胸部 CT、心脏彩超，判断有无心脏瓣膜反流、心肺受累、肺部感染和肺结核。眼科医生专业检查判断有无虹膜炎、葡萄膜炎等。

2. AS 常见受累关节

（1）骶髂关节：AS 患者病变大部分最先累及骶髂关节，出现持续或间歇的腰骶部或臀部交替疼痛和晨僵，症状轻重程度个体差异很大，部分患者仅感隐痛不适，部分则因疼痛剧烈影响夜间睡眠。疼痛为静息痛，活动后减轻。体格检查骨盆挤压和分离试验及 4 字征阳性。双侧骶髂关节的影像学改变较对称。

（2）脊柱：AS 慢性、进行性进展，多从腰椎向上累及胸椎和颈椎，少数 AS 患者由颈椎向下发展。患者脊柱受累除疼痛外，体格检查可发现患者腰部活动受限。腰椎棘突压痛，Schober 试验小于 4 cm，胸椎受累时胸廓扩展度小于 2.5 cm。颈椎受累时颈部疼痛，头部活动受限，严重者固定于前屈位，抬头、侧弯和转动明显受限。枕墙距常大于 0 cm。晚期整个脊柱完全强直僵硬，活动严重受限，给患者生活和工作带来极大不便。

（3）外周关节：30% 的患者有外周关节症状，青少年及女性患者更为常见。外周型下肢关节病变多见，多为单侧，不对称。髋关节最常累及，可表现为髋部或股内侧疼痛及活动受限。晚期可出现关节强直、功能丧失而致残。另外，膝、踝、足、腕、肩等关节也可受累，极少累及手部小关节，可表现为急性关节炎症状。外周型较少遗留关节畸形。

3. AS 的关节外表现

（1）全身症状：部分患者伴有发热、乏力、食欲下降、消瘦等全身表现，这些表现非特异性，但一般活动期多见。

（2）心脏：AS 患者可出现主动脉瓣关闭不全、心肌纤维化、心脏传导障碍。少数严重 AS 患者可出现主动脉根部纤维化和主动脉环扩张、心脏扩大、心功能衰竭。此外，AS 还可以累及二尖瓣，出现二尖瓣肥厚和反流。

（3）肺脏：AS 常累及肺及胸膜，出现咳嗽、气促、咯血。此外，部分 AS 患者因胸廓活动度下降、胸廓僵硬导致肺通气不良、肺功能异常，主要表现为限制性通气功能异常。肺部影像学显示常有间质性肺炎、肺间质纤维化、肺气肿、支气管扩张等改变。

（4）肾脏：AS 患者可出现镜下血尿、蛋白尿及肾功能异常。常见的病理表现为 IgA 肾病和系膜增殖性肾小球肾炎，此外，还可见局灶增殖性肾小球肾炎及局灶节段性肾小球肾炎。AS 患者长期大量使用非甾体抗炎药也可引起镇痛药肾病。

（5）骨质疏松及神经系统表现：AS 患者因脊柱强直和骨质疏松，晚期可引起椎体骨折、椎间盘突出。颈椎骨折可能会引起四肢瘫痪。另外，AS 可合并马尾综合征，表现为臀部或小腿疼痛，膀胱和直肠运动功能障碍及骶神经分布区感觉丧失。

（6）眼部症状：结膜炎、虹膜炎、葡萄膜炎等，反复发作，单侧或双侧交替，表现为畏光、流泪、视物模糊。前葡萄膜炎是 AS 常见的关节外表现，可继发白内障、青光眼，严重者甚至可致失明。

二、综合管理

（一）T2T 治疗推荐

2016 年 8 月，国际专家工作组发布了最新的 2018 年脊柱关节炎（SpA）的治疗目标和相关推荐，针对 SpA 的达标治疗（T2T）的实施制订了 5 条首要原则和 11 条具体推荐（表 17 - 5）。临床医师采用这一治疗策略达到和维持疾病活动度控制目标，从而达到改善患者结局的目的。

表 17 - 5 2018 年脊柱关节炎（SpA）的 T2T 治疗推荐

首要原则：

（1）治疗目标必须基于患者与风湿科医师的共同决策。

（2）T2T：评估疾病活动，调整治疗，改善结局。

（3）SpA 与银屑病关节炎（PsA）是具有多面性的全身性疾病。需要风湿科医师及其他专科医师（如皮肤科医师、消化科医师及眼科医师）协作管理关节及关节外表现。

（4）SpA 或 PsA 患者的治疗目标旨在通过体征与症状的控制、结构损伤的预防、功能的复常或保留，优化患者的健康相关生活质量及社会参与。

（5）消除炎症对于达成这些目标至关重要

具体推荐：

（1）治疗目标为使发病的部位（关节炎、指趾炎、附着点炎、中轴病变）与关节外表现的临床缓解、无活动病变。

（2）应根据目前疾病的临床表现对治疗目标进行个体化。在明确达成目标所需的时间内，应考虑治疗方式。

（3）临床缓解、无活动病变可定义为缺乏显著疾病活动临床与实验室证据。

（4）低、极低疾病活动可作为替代性治疗目标。

（5）应基于临床体征与症状及急性期反应物评估疾病活动度。

（6）对于中轴型脊柱关节炎（axSpA），优选强直性脊柱炎疾病活动指数（ASDAS）作为评估方法，而对于 PsA，应考虑银屑病关节炎复合评估方法。

（7）选择目标与疾病活动度评估应考虑共病、患者因素及药物相关风险。

（8）除了临床与实验室评估，临床管理过程中可考虑影像学结果。

（9）一旦目标达成，理想情况下应在整个病程维持这一目标。

（10）应适当通知患者，同时与患者一起探讨治疗目标及为达成这一目标而计划采用策略的风险和获益

（二）管理措施

（1）心理辅导与治疗：本病属起病隐匿、进行性进展的慢性关节疾病。需要教育患者认识本病，了解防治方法，按要求进行治疗与锻炼，掌握自我护理的方法。这对于延缓关节功能障碍、改善预后、恢复社会活动尤为重要。AS 随着时间发展，严重的慢性疼痛和损伤对患者的躯体、心理和社会功能会带来显著的负面影响，要及时进行评估和干预，采用支持性心理治疗、认知行为治疗、患者教育、家庭支持与教育等多种心理治疗方法，必要时可应用抗抑郁类药物治疗。

（2）日常生活习惯调整：主要目标是延缓关节畸形，维持直立姿势和正常身高。睡低枕以减少颈椎前屈。睡硬板床。注意避免长时间弯腰活动。肥胖者应减轻体重，从而减轻关节的负荷。

（3）预防感染：晚期患者因胸廓活动度下降、肺通气不良易继发各种肺部感染，因而应鼓励患者每日进行扩胸运动及深呼吸训练。生活不能自理的患者，定期给予翻身拍背，鼓励深部咳嗽。同时，注意补充营养，增强机体抵抗力。

（4）并发眼色素膜炎时，定时清洁冲洗眼分泌物，保持结膜囊清洁，畏光者注意眼部避光，定期眼科评估，若继发青光眼、白内障则需要专科处理。

（5）运动宣传教育：关节活动非常重要。每日进行脊柱及髋关节的屈曲与伸展锻炼2次，每次活动量以不引起第二天关节症状加重为限。活动前应先按摩松解椎旁肌肉，可减轻疼痛，防止肌肉损伤。脊柱关节伸展运动可减少脊柱及关节畸形的程度和概率。同时，注意保暖，可配合水疗、超短波等物理治疗以解除肌肉痉挛，改善血液循环并起到消炎止痛的作用。

（6）药物治疗：AS若无禁忌证首选NSAIDs持续治疗。标准治疗包括非药物治疗和至少2种类型的NSAIDs，使用至少4周。NSAIDs可缓解疼痛、晨僵和改善脊柱活动度。长期使用NSAIDs除降低CRP、ESR外，还可延缓脊柱关节骨结构破坏的进展。传统慢作用药物，如甲氨蝶呤、柳氮磺胺嘧啶，推荐在外周关节受累时使用。生物制剂及小分子靶向药物如肿瘤坏死因子α拮抗剂及白介素17A抑制剂疗效确切，标准治疗疗效不佳及伴关节外表现者，建议生物制剂治疗，其更加推荐用于持续高疾病活动度的患者。

三、急性并发症识别和处理

AS急性并发症有感染和急性葡萄膜炎。

患者长期应用慢作用药物或者长期使用生物制剂，可合并严重感染（包括呼吸道、胃肠道、泌尿系、皮肤等感染），病原体可为细菌、病毒、真菌等，相应的感染可出现相应的症状，如咳嗽、咳痰，腹痛、腹泻，尿频、尿急、尿痛及皮肤脓肿，蜂窝织炎等，临床医生需加强宣传教育，若有相应症状及时就诊。严密监测病情，T细胞计数等，定期评价患者免疫功能及病情活动情况，如有病情活动及重要脏器受累应及时调整治疗方案以改善预后。

急性葡萄膜炎表现为畏光、流泪、眼红、视力下降等，若出现上述症状应注意该病可能，及时前往上级医院眼科就诊。

四、慢性并发症筛查与管理

AS可合并如下慢性并发症：血管炎（雷诺现象、周围血管病变）、眼部病变（葡萄膜炎、青光眼、白内障）、肺动脉高压、皮肤病变、淀粉样变、肠道受累，长期慢性腹泻的患者可合并营养不良，免疫功能低下者易继发各种感染。

（1）眼部：葡萄膜炎、白内障、青光眼。AS患者应定期眼科就诊，早期识别，避免强日光下活动，若发现相关症状，及时就诊。

（2）腰背部活动受限、严重残疾，可发生脊柱侧弯、驼背等畸形。加强护理和运动及药物治疗的指导，必要时手术治疗。

（3）慢性疲劳：影响日常生活和工作。需加强护理，控制疾病活动，重视家庭与社区互动管理。

（4）骨质疏松：AS 可合并不同程度骨质疏松，特别是病程长者。注意日晒，适度活动，每天锻炼脊柱关节，合理饮食，补充维生素 D 和钙剂，监测骨密度和骨代谢情况，防止跌倒，特别是年龄较大及 AS 晚期患者。

（5）胃肠道反应：患者可出现慢性腹痛、腹泻、腹部包块、排便改变，可合并溃疡性结肠炎、克罗恩病等。长期服用非甾体抗炎药物可合并消化道出血、消化道溃疡等，应注意规律饮食，高危患者加用抑制胃酸药物或者胃黏膜保护剂治疗。

（6）心血管风险：AS 可合并主动脉炎、主动脉瓣疾病及传导异常、缺血性心脏病、心肌病等，注意戒烟，改善生活方式，监测评价，监测血压、心率，必要时专科就诊。

（7）神经异常：感觉异常（麻木无力等）、运动障碍、神经源性膀胱、胃肠功能紊乱、马尾综合征，如患者主诉上述症状应注意并发症。

（8）肾脏：慢性肾炎、淀粉样变等，长期应用 NSAIDs 也可导致肾脏受累，故尽量不宜长期大量使用；若病情活动疼痛剧烈者，除注意疾病活动外，还要注意有无合并症如骨折、骨质疏松。需长期用药者尽量选用对肾脏影响较小的 NSAIDs 或外用药物。

社区全科医生需重视有无上述并发症，定期监测随诊。

五、转诊指征

（1）怀疑 AS 需明确诊断者。

（2）需评估病情以调整治疗方案，或需使用生物制剂。

（3）病情进行性恶化，治疗效果不佳者。

（4）累及重要脏器如心脏、肺、肾脏等需进一步专科检查和治疗者，视力急剧下降需专科治疗或手术者。

（5）关节畸形明显需手术矫正者。

（6）合并妊娠者。

第六节　管　理　流　程

强直性脊柱炎的管理流程见图 17 - 1。

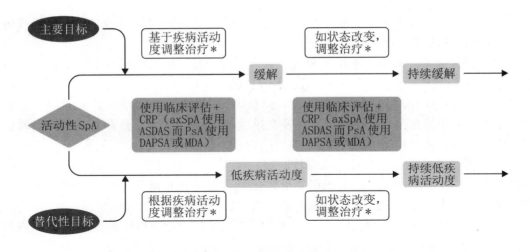

图 17 - 1　强直性脊柱炎的管理流程

（张桦　郑晶）

参考文献

[1] 黄烽. 强直性脊柱炎 [M]. 北京：人民卫生出版社，2011.

[2] 栗占国，张奉春，曾小峰. 风湿免疫学高级教程 [M]. 北京：人民军医出版社，2014.

[3] 栗占国. 风湿免疫科临床实践导引与图解 [M]. 北京：人民卫生出版社，2014.

[4] 谢雅，杨克虎，吕青. 强直性脊柱炎/脊柱关节炎患者实践指南 [J]. 中华内科杂志，2020，59（7）：511 - 518.

[5] FIRESTEIN G S. 凯利风湿病学 [M]. 栗占国，主译. 9 版. 北京：北京大学医学出版社，2015.

[6] MICHAEL M W, ATUL D, LIANNE S G, et al. 2019 Update of the American College of Rheumatology/Spondylitis Association of America/spondyloarthritis research and treatment network recommendations for the treatment of ankylosing spondylitis and nonradiographic axial spondyloarthritis [J]. Arthritis & rheumatology, 2019, 71 (10): 1285 - 1299.

[7] WEI J C, LIU C H, TSENG J C, et al. Taiwan rheumatology association consensus recommendations for the management of axial spondyloarthritis [J]. Int J Rheum Dis, 2020, 23 (1): 7 - 23.

第十八章

骨 关 节 炎

第一节　定义与流行病学

　　骨关节炎（osteoarthritis，OA）是指各种原因导致的关节退行性变，也称退行性关节病、骨质增生、骨关节病，是一种最常见的关节疾病。关节软骨的变性破坏、软骨下骨硬化或囊性变、关节边缘骨质增生为其病理特点，部分还可有关节囊挛缩、韧带松弛或挛缩、肌肉萎缩无力等表现。OA 常见累及部位为负重关节如膝、髋、踝，以及手和脊柱（如颈椎、腰椎）；主要临床表现有：关节疼痛，尤其在长时间活动后；关节僵硬及活动障碍；关节畸形。

　　高龄、肥胖、性激素、创伤及遗传等因素均与 OA 的发病相关。OA 患病率随年龄增长而增加，普查结果显示：X 线发现 40 岁人群的患病率为 10%～17%，65 岁以上人群患病率可达 50% 以上，而在 75 岁以上人群患病率达 80% 左右。OA 发病也与性别有关，女性发病率高于男性，50 岁以上女性更易受累。在发达国家，膝 OA 分别是引起女性第四位和男性第八位劳动力丧失的主要原因。不同种族和地域之间 OA 患病率也不同，有研究表明，非裔美国人髋关节和膝关节放射学骨关节炎、临床骨关节炎及中重度骨关节炎的患病率均高于美国白种人。我国内蒙古某地区农村老年人膝 OA 放射学骨关节炎患病率与北京地区相似，但中重度骨关节炎的患病率比北京高。

第二节　高危人群的筛查与管理

一、骨关节炎的高危人群

（1）中老年人，绝经后女性：随着年龄增长发病率不断增高。

（2）肥胖人群：肥胖增加承重关节负荷，与膝关节或髋关节骨关节炎密切相关。

（3）家族中有骨关节炎患者：骨关节炎有一定的家族聚集性，尤其是手远端指间关节骨关节炎（Heberden 结节）与遗传相关。

（4）有创伤及关节炎病史者：受损关节软骨更容易发生退行性变，故既往有关节外伤、手术及类风湿关节炎、痛风病史的更易演变为骨关节炎。

（5）高危职业、关节过度使用者：如矿工、举重/跑步运动员、常用跪姿的日本女性等，这是因为蹲位和跪位关节的承压更大，更容易出现损伤；关节炎还与关节磨损及反复长期使用某些关节有关，如纺织工人多发手 OA，而田径运动员多发膝 OA。

二、筛查和管理

高危人群需定期监测随访，社区医师定期检查高危人群有无新发关节痛、关节骨性结节等表现，定期复查血常规、红细胞沉降率及 CRP 等。定期复查关节 X 线，若 X 线片上有 OA 的三大典型表现，即关节间隙非对称性变窄、软骨下骨化和（或）囊性变、关节边缘骨赘形成，常提示 OA 的发生。

各社区医院可通过建档和社区门诊筛查高危人群。

（一）社区建立健康档案信息

社区人群常规筛查建档，特别注意早期识别高危人群，定期监测随诊。档案中应完善职业、体重指数及既往病史等相关数据，对于高危职业、肥胖人群、有外伤和关节炎史及家族中有类似患者的应格外注意甄别，尽量达到早期诊断、早期干预和治疗，避免关节畸形和生活自理能力的缺失。

（二）社区门诊筛查识别有 OA 临床表现的人群和影像学异常的人群

1. 通过临床表现筛查

全科医师对前来就诊主诉为关节疼痛及活动受限、伴或不伴关节畸形的患者应注意 OA 可能。

OA 最常见的临床症状是关节疼痛，全身各关节均可出现，更常见于膝关节、髋关节和脊柱等承重关节，指间关节也可出现，发生率为 36.8% ～ 60.7%。OA 关节疼痛不剧烈，多不伴晨僵或晨僵时间很短。早期 OA 关节痛间歇发作，程度呈轻到中度，多在寒冷、潮湿环境及天气变化时加重。疼痛部位：手 OA 多为远端指间关节受累，伴骨性结节，OA 可出现指间关节骨性膨大，远端关节结节称为 Heberden 结节，近端关节结节称为 Bouchard 结节。手 OA 还可出现方形手。膝 OA 可出现关节痛、关节肿胀积液，早期起蹲及下楼梯时明显，晚期疼痛持续可以影响睡眠和日常生活。OA 患者晚期常伴活动受限，受累关节在活动中可出现关节绞锁，外展内收及旋转受限，关节固定畸形，严重影响患者日常生活，严重者因疼痛导致活动减少可伴关节畸形和肌肉萎缩，最终导致残疾。

2. 常规影像学检查筛查

可定期开展高危人群关节 X 线筛查，经济有效。

X 线为 OA 首选的明确临床诊断的影像学"金标准"。X 线上 OA 的典型表现为：关节非对称性间隙变窄，软骨下骨化和囊性变，关节边缘形成骨赘。严重者其关节内可见游离体，甚至明显变形。

若 X 线不典型、难以明确诊断者，可进一步行关节 CT 和 MRI 检查进一步明确诊断，CT 和 MRI 能更早期发现 OA 患者，但费用较昂贵，需进一步检查者及时转诊上级医院。

三、健康生活方式干预

鼓励 OA 高危人群均衡营养，增加日晒时间，饮食上忌油腻辛辣，主张食物种类多样化，增加富含多种维生素的食物的摄入，戒烟戒酒、适度饮茶。

因肥胖与 OA 密切相关，高危人群强调控制体重指数，可通过控制饮食、运动减重。OA 患者需养成良好的生活习惯，选择不损伤关节的体育锻炼方式如骑自行车、游泳、散步、太极等，尽量避免关节过负荷。不建议超强度锻炼或者采用易损伤关节的运动方式如跑步、爬楼梯、爬山及负重锻炼，超强度锻炼和不合适的运动方式有可能加重或诱发 OA。

OA 患者急性期发生关节肿胀、疼痛剧烈时，不建议坚持体育锻炼，应以休息静养为主。当急性期缓解后可继续以适合的方式运动。

第三节　诊　断　思　路

重点：
- 骨关节炎的诊断。
- 骨关节炎的鉴别诊断。

一、骨关节炎的诊断标准

参照美国风湿病学会骨关节炎临床和影像学分类标准（表 18 - 1），做出骨关节炎诊断。

表 18 - 1　美国风湿病学会骨关节炎临床和影像学分类标准

手骨关节炎分类标准（ACR，1990 年）
（1）前 1 个月大多数时间手疼痛、发酸或僵硬。
（2）10 个指间关节中≥2 个关节有骨性膨大。
（3）掌指关节肿胀≤2 个。
（4）远端指间关节骨性膨大 >2 个。
（5）10 个指间关节中，关节畸形≥1 个。
满足 1 + 2 + 3 + 4 或 1 + 2 + 3 + 5 即可诊断。
注：10 个指间关节为双侧第 2、第 3 远端指间关节，及近端指间关节和第一腕掌关节

续表 18 - 1

膝骨关节炎分类标准（ACR，1986 年）
（1）临床表现为膝关节疼痛，并具备以下 3 项之一：①年龄 > 50 岁；②僵硬 < 30 分钟；③骨擦感。
（2）放射学改变为骨赘形成

髋骨关节炎分类标准（ACR，1991 年）
髋关节疼痛，并具备下列 3 项中的至少 2 条：
（1）血沉 < 20 mm/h（魏氏法）。
（2）影像学检查示股骨或髋臼骨赘。
（3）影像学检查示关节间隙狭窄（上缘、中轴和/或内侧）

二、分类

OA 有多种分类方式，可根据病因、病变范围及有无临床症状等多种方式分类。

（一）按病因分类

根据有无基础病因，OA 可分为原发性和继发性两类。

原发性骨关节炎多见于中老年人，特别是绝经后女性和老年人，常找不到全身或者局部诱因，其发生与年龄增长带来的衰老、遗传、内分泌紊乱及免疫学异常有关。

继发性骨关节炎无明显年龄、性别规律，常见病因有：①外伤，如关节内半月板损伤、脱位、骨折等；②先天性或遗传性，如髋臼发育异常，膝关节先天性内、外翻等；③关节炎症，如化脓性关节炎、结核等；④既往有炎性关节炎病史，如类风湿关节炎；⑤系统性或内分泌代谢疾病，如甲状旁腺亢进症、血友病、尿黑酸症、肢端肥大症等；⑥晶体性关节炎，如痛风性关节炎、焦磷酸钙沉积病、碱性磷酸钙沉积病等；⑦神经病变性关节疾病，如 Charcot 关节等。骨关节炎按病因分类见表 18 - 2。

表 18 - 2　骨关节炎按病因分类

分类	常见人群	病因
原发 OA	中老年人群，好发于绝经后女性	无明确全身或局部诱因，与遗传和体质因素有关
继发 OA	青壮年即可发病	可继发于创伤、炎症、关节不稳定、积累性劳损或先天性疾病等

（二）按病变范围分类

按病变范围，OA 可分为局限性 OA 和全身性 OA 两类。骨关节炎常累及手的远端指间关节、近端指间关节和手指第一掌指关节；颈椎和腰椎的骨突关节；足的第一跖趾关节；双侧膝关节及髋关节。出现 3 个或 3 个以上的关节组受累为全身性骨关节炎，但几乎均累及小关节。局限性 OA 包括手 OA、膝 OA 和髋 OA 等。

（三）按有无临床症状分类

按有无临床症状，OA 可分为症状性骨关节炎和放射学骨关节炎两类。症状性骨关节炎顾名思义指有典型临床表现和体征的 OA。仅有放射影像学提示 OA 典型改变而无 OA 临床症状和体征者则为放射学骨关节炎，提示影像学异常常较临床症状出现得更早。

（四）特殊类型骨关节炎

骨关节炎特殊类型见表 18 - 3。

表 18 - 3　特殊类型骨关节炎

类型	特点
原发性全身性骨关节炎	全身多个关节受累，以 3 个或 3 个以上关节或几组关节受累为特征，老年男性和绝经期后女性多见，有明显家族聚集性。以手远端指间关节、近端指间关节和第一腕掌关节为好发部位，其他外周关节如膝关节、髋关节、跖趾关节和脊椎也可受累。可分结节型和非结节型两型
侵蚀性炎症性骨关节炎	常见于绝经后女性，累及远端指间关节、近端指间关节及腕关节，有家族性和反复急性发作的炎性表现特点。受累关节出现疼痛、压痛，最终导致关节畸形和强直，X 线可见明显的骨赘形成和软骨性硬化、关节间隙消失，晚期可见明显骨侵蚀和关节强直
弥漫性特发性骨肥厚	好发于老年男性，常有家族史。病变累及整个脊柱，椎体骨赘大量增生、椎体韧带大量钙化融合导致椎体前方韧带波浪状钙化为主要特点，一般以胸段为著，连续 4 个椎体以上。脊柱韧带广泛增生钙化伴临近骨质增生，一般无椎间盘病变，病变严重者可伴有椎管狭窄

三、鉴别诊断

（1）类风湿性关节炎。其发病年龄较 OA 小，晨僵时间较长，主要累及手的小关节，但远端指间关节受累少见，掌指关节和近端指间关节受累更常见，典型表现为尺侧偏移、天鹅颈、纽扣花畸形，可伴有皮肤血管炎及脏器受累表现，查血 RF、A-CCP、角蛋白抗体及抗 RA33 抗体多为阳性，X 线表现为软组织肿胀、关节侵蚀、间隙狭窄，一般无关节的骨性结节（Heberden 结节、Bouchard 结节）。

（2）强直性脊椎炎。强直性脊椎炎以青年男性多见，多有家族聚集史，中轴关节受累更明显，以炎性腰背痛表现多见，常伴肌腱端炎、附着点炎、眼葡萄膜炎，放射学检查表现为骶髂关节炎，血 HLA-B27 常阳性。外周关节受累时多为单关节，血 CRP 多明显升高，影像学检查可进一步明确诊断。

（3）银屑病关节炎。其典型病例皮损多在关节病变前出现，可出现头皮屑明显增多、银屑样皮疹，体格检查可有束发征，X 线典型表现为远端指间关节融骨样改变，笔帽征阳性，血 HLA-B27 阳性。

（4）痛风性关节炎。痛风性关节炎以青壮年男性多见，发病前多有寒冷、饮酒或进食高嘌呤食物等诱因，关节表现多有红肿热痛，最常累及足第一跖趾关节，多于夜间发作，常于 24 小时内达高峰。可长期反复发作，可伴痛风石及肾结石形成。血尿酸明显升高，治疗上早期口服小剂量秋水仙碱有显著效果；偏振光显微镜下行关节液检查可见针状尿酸结晶。

（5）感染性关节炎。感染性关节炎多为单关节损害，受累关节红肿热痛，伴有发热等全身症状。关节腔常有积液，关节液检查示白细胞计数显著升高，以中性粒细胞为主，培养可有微生物生长。抗感染治疗有效。

第四节 防 治 要 点

一、防治原则

治疗方案个体化，结合患者自身情况，如年龄、性别、体重、高危因素、病变部位及程度选择阶梯化及个体化治疗方案。一般非药物治疗与药物治疗相结合，必要时手术治疗。目标：减缓疼痛，避免和矫正关节畸形，恢复或改善关节功能，避免或减少致残，提高患者生活质量。

二、治疗措施

OA 的治疗措施包括非药物治疗、药物治疗和外科治疗。非药物治疗主要有健康教育、运动及生活指导、物理治疗、体育锻炼等。药物治疗主要采用控制症状的药物（非甾体抗炎药、糖皮质激素和麻醉性镇痛药等，可口服、注射、外用）、改善 OA 病情的药物（DMASDs）及软骨保护剂（如氨基葡萄糖、硫酸软骨素）、IL-1 抑制剂及受体拮抗剂等。在内科治疗无效并出现严重关节功能障碍时可行外科治疗，包括关节冲洗术、关节镜下清理术、截骨术、人工关节置换术、关节融合术等。

第五节 管 理 策 略

重点：
- 骨关节炎的三级预防。
- 骨关节炎的社区管理。
- 转诊指征。

一、三级预防

一级预防：高危因素中，肥胖、关节手术或外伤史和关节过度负荷是可干预因素，减轻体重可明显减少症状性膝骨关节炎的发生。另外，使用关节辅助器具可减轻关节负荷而降低骨关节炎发生。若为高危职业，建议其改变工作方式。高危人群应改变生活方式，如戒烟戒酒，避免高强度、高耐力、高负荷的运动，避免加重膝骨关节炎的运动，如爬山等，改为对关节无明显损伤的运动方式如散步、游泳等。也有学者认为，绝经期妇女可酌情使用雌激素替代治疗，增加富含维生素 D 及钙等的食物，均有益于预防骨关节炎的发生。

二级预防：已出现影像学早期改变或关节软骨损伤、但无症状或症状轻微的人群中，有相当部分患者的症状进行性加重，发展为临床 OA。针对这类人群，定期监测随访，早发现、早诊断、早治疗，除坚持一级预防的各项措施外，建议应用营养软骨药物如 D - 葡糖胺（如硫酸氨基葡萄糖）、软骨素等口服治疗，长期应用有一定疗效。

三级预防：针对确诊为骨关节炎的患者，治疗方案根据个体调整，目标是减缓疼痛、避免和矫正关节畸形、恢复或改善关节功能，最终目的是提高患者生活质量。

二、病情评估

（1）疼痛评估。临床常用视觉模拟量表（visual analog scale，VAS）评分："0"表示无痛，"10"表示难以忍受的剧痛。让患者评估自己关节疼痛的程度，医生根据患者标出疼痛的位置为其评出分数（0 分：无痛；3 分以下：有轻微的疼痛，患者能忍受；4 ~ 6 分：患者疼痛并影响睡眠，尚能忍受；7 ~ 10 分：患者有强烈的疼痛，疼痛难忍）。

（2）关节功能评估。WOMAC（Wextern Ontario Macmaster Universities）骨关节炎指数评分表，是根据患者相关症状和体征（包括疼痛、僵硬和日常活动功能），用 24 个参数来评价膝关节炎的严重程度（表18 - 4）。每个参数按照 VAS 评分，累计各项评分后的总分为 WOMAC 评分。WOMAC 评分越高表示骨关节炎越严重，<80 分为轻度，80 ~ 120 分为中度，>120 分为重度。

表 18 - 4　WOMAC 骨关节炎指数

疼痛	僵硬	进行日常活动的难度	
（1）平坦地面行走	（6）早晨醒来时	（8）下楼梯	（16）穿袜子
（2）上、下楼梯	（7）坐、卧或休息之后	（9）上楼梯	（17）起床
（3）睡眠时		（10）坐位变站位	（18）脱袜子
（4）坐位或平卧		（11）站位	（19）平卧
（5）直立时		（12）弯腰	（20）进出浴缸
		（13）平坦地面行走	（21）坐位
		（14）上下汽车	（22）如厕蹲下或站立
		（15）出门购物	（23）做繁重家务
			（24）做轻松家务

三、综合治疗

骨关节炎综合治疗见图 18 - 1。

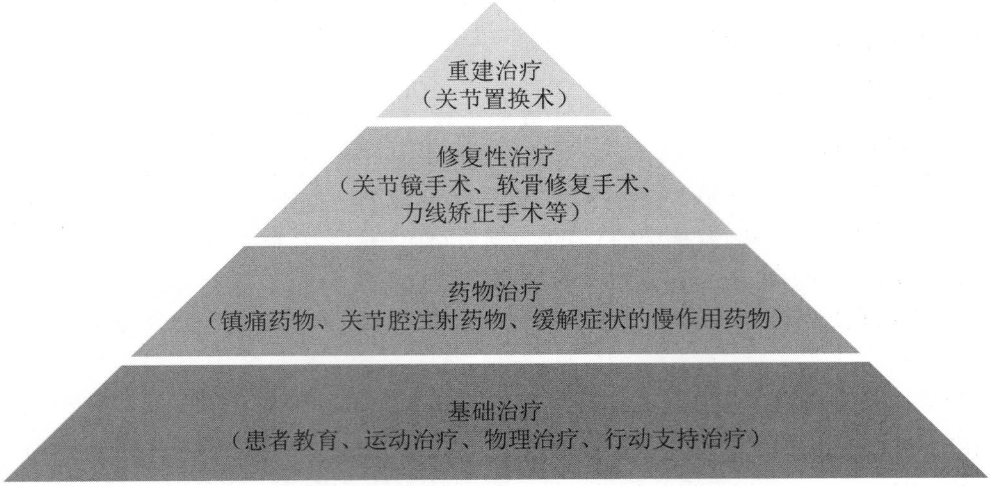

图 18 - 1　骨关节炎综合治疗

注：底层为基础治疗，适用于所有 OA 患者；高危人群及早期 OA 患者，依据患者的需求和一般情况，可选择适宜的基础治疗方案；上述治疗效果不佳进入第二层药物治疗，在考虑患者发病的部位及自身危险因素的基础上，选择正确的用药途径及药物种类；病情进一步加重，在基础治疗和药物治疗无效的前提下进行手术治疗，手术方案需要依据患者病变部位、病变程度、一般情况及自身意愿综合考虑。

（一）非药物治疗

非药物治疗是所有 OA 患者的基本治疗，适合所有患者和高危人群，是药物治疗及手术治疗的背景治疗和首选治疗方式，目的是减轻疼痛、改善和维持关节功能、延缓疾病进展。

（1）患者健康教育。医务工作者应通过口头或书面形式进行对 OA 的知识宣教，帮助患者建立长期监测及评估机制。建议患者改变不良的生活及工作习惯，避免长时间跑、跳、蹲，同时减少或避免爬楼梯、爬山等运动。肥胖者减轻体重可减轻关节负荷、减轻关节疼痛、改善关节功能，通过健康教育帮助患者正确地认识 OA，树立战胜疾病的信心，加强患者自我管理。

（2）运动方式指导。为达到减轻疼痛、改善关节功能、延缓疾病进程的目的，OA 患者需要在医生的指导下选择更适合的运动方式，制订个体化的运动方案。患者应减少不合理的运动，避免不良姿势，减少或避免爬楼梯，可进行低强度有氧锻炼（如散步、自行车、游泳等）、关节功能训练和关节周围肌肉力量训练等。

（3）物理治疗。物理治疗在 OA 治疗中占重要地位，尤其用于对药物不能缓解症状或不能耐受、有禁忌证者。OA 急性期物理治疗包括以止痛、消肿和改善功能为主；慢性期以增强局部血液循环、改善关节功能为主。物理治疗包括冷疗、热疗、水疗、经皮神经电刺激、针灸、推拿、按摩等。

（4）行动辅助。合适的行动辅助器械（如手杖、拐杖、助行器、关节支具等）和好的鞋具（要求平底、厚实、柔软、宽松）辅助行走有助于减少受累关节负重、减轻疼痛、改善和延缓病变进展。

（二）药物治疗

1. 局部用药

手和膝骨关节炎可首先选择局部药物治疗，包括 NSAIDs 的乳胶剂、膏剂、贴剂和非 NSAIDs 药物（如辣椒碱等）。局部外用药可以有效缓解关节轻中度疼痛，不良反应轻微。对于中重度疼痛可联合使用局部药物与口服 NSAIDs。

2. 全身镇痛药物

全身镇痛药物分为口服用药和针剂用药。

（1）用药原则：①用药前对患者常规进行风险评估，关注潜在消化道及心脑肾疾病风险，见表 18 – 5，常用药物见表 18 – 6。②注意患者个体基础疾病情况，根据不同个体选择不同药物，同时剂量应个体化。③所用药物从最低有效剂量开始，忌用药过量及同类药物重复或叠加使用。④持续用药 3 个月以上者，根据病情检查血常规及肝肾功能、大便隐血试验，防止药物副作用和疾病并发症。

表 18 – 5　NSAIDs 类药物治疗的危险因素评估

序号	上消化道不良反应高危患者	心脑肾不良反应高危患者
1	高龄（年龄 >65 岁）	高龄（年龄 >65 岁）
2	长期应用	脑血管病病史（卒中史或一过性脑缺血发作）
3	口服糖皮质激素	心血管病病史
4	上消化道溃疡、出血病史	肾脏病病史
5	使用抗凝药	同时用血管紧张素转换酶抑制剂及利尿剂
6	酗酒史	冠脉搭桥术围术期（禁用 NSAIDs）

表 18 – 6　常用于骨关节炎治疗的镇痛药物

类别	药物名称	特点	用法用量	常见不良反应
解热镇痛药	对乙酰氨基酚	镇痛作用弱，无抗炎作用	每次 0.3 ～ 0.6 g，每天 2 ～ 3 次，剂量不超过 4 g/d	偶致恶心、呕吐，少数发生过敏性皮炎、粒细胞缺乏症、血小板减少症、贫血、肝功能损害

续表 18 - 6

类别	药物名称	特点	用法用量	常见不良反应
NSAIDs	布洛芬	短效，半衰期 1.8 小时	每次 0.4 ～ 0.6 g，每天 3 次，剂量不超过 2.4 g/d	消化不良，胃、十二指肠溃疡及并发症
	吲哚美辛	有肛塞制剂	每次 25 ～ 50 mg，每天 3 次，剂量不超过 150 mg/d	肝脏：转氨酶升高 血液：血细胞数量减少
	美洛昔康	长效，半衰期 20 小时	每次 7.5 ～ 15 mg，每天 1 次，剂量不超过 15 mg/d	过敏：皮肤过敏、哮喘 循环系统：高血压
	塞来昔布	选择性 COX-2 抑制剂	每次 0.1 ～ 0.2 g，每天 2 次，剂量不超过 0.4 g/d	胃肠道不良反应少，可能增加心血管不良事件发生率，磺胺药过敏者禁用。
弱阿片类	曲马朵	与不抑制前列腺素合成的非阿片类药物联用效果好	每次 50 ～ 100 mg，每天 2 ～ 3 次，剂量不超过 400 mg/d	偶见出汗、恶心、呕吐、食欲减退、头晕、无力、嗜睡，罕见皮疹、心悸、直立性低血压，无成瘾性，无呼吸抑制作用
阿片类	阿片控释片	镇痛效果好，无剂量限制	每次 10 ～ 20 mg，每 12 小时 1 次开始，根据镇痛效果增加剂量	成瘾性；胃肠道反应常见，如便秘，建议同时处方导泻剂；老年人使用应注意呼吸抑制情况

（2）用药方法：①骨关节炎患者一般多选用对乙酰氨基酚，每日最大剂量不超过 4.0 g。②对乙酰氨基酚治疗效果不佳的骨关节炎患者，评估心血管疾病风险后，可选择使用 NSAIDs。③其他镇痛药物：上述治疗无效或不耐受者，可使用曲马朵、阿片类镇痛剂或对乙酰氨基酚与阿片类的复方制剂。

3. 关节腔注射

局部注射透明质酸钠或二丙酸倍他米松（得宝松）可有效缓解疼痛，改善症状。但该方法是有创侵入性的，可能会增加关节腔感染的风险。故操作过程需严格按规范操作和无菌操作。常用药物有：①透明质酸钠：对早、中期 OA 患者可改善关节功能，缓解疼痛，安全性较高，并可减少镇痛药物用量。②糖皮质激素（二丙酸倍他米松或地塞米松棕榈酸酯）：起效迅速，短期显著缓解疼痛效果，建议注射间隔时间应大于 3 ～ 6 个月，每年最多应用 2 ～ 3 次。③医用几丁糖：可促进软骨细胞外基质的合成，调节软骨细胞代谢，降低炎症反应，减轻关节疼痛，延缓关节炎进展，改善关节功能。适用于早、中期 OA 患者，每疗程注射 2 ～ 3 次，每年 1 ～ 2 个疗程。

4. 改善病情类药物及软骨保护剂

改善病情类药物及软骨保护剂包括双醋瑞因、氨基葡萄糖等。有研究认为，这些药物有缓解疼痛症状、改善关节功能、延缓病程进展的作用，但也有研究认为其并不能延缓疾病进展。目前，该类药物对 OA 的临床疗效尚存争议，对有症状的 OA 患者可选择性使用。

5. 外科治疗

手术目的是减轻或消除患者疼痛症状、改善关节功能和矫正畸形。OA 的外科手术治疗包括关节软骨修复术、关节镜下清理手术、截骨术、关节融合术及人工关节置换术，适用于上述非手术治疗效果不佳、严重影响日常生活者。

四、社区管理

应监测患者体重、运动时间及方式、用药情况、有无不良反应及关节疼痛和关节功能情况，继续强化患者教育的内容，监测和指导患者自我管理情况，增强患者自我管理的主动性和积极性，达到进一步增强疗效、减轻疼痛、改善关节功能的目标；对骨关节炎患者定期行 WOMAC 骨关节炎指数评分及高危因素评估，根据结果适时调整治疗方案，必要时转诊行手术治疗。

（一）社区人群骨关节炎的认知水平

（1）加强社区人员对骨关节炎临床表现的认知。

（2）加强社区人员对骨关节炎高危因素的认知，动员患者改善饮食结构、合理运动、控制体重等。

（二）社区人群骨关节炎的干预情况

（1）定期随访高危人群饮食结构、有氧运动情况和体重指数等，并记录反馈提出建议。

（2）定期检查患者关节活动及病变情况，判断关节功能有无好转或进行性损害。

（3）骨关节炎高危因素的控制。

（4）骨关节炎患者症状控制及功能情况。

（5）骨关节炎患者的生活质量。

五、转诊指征

（1）须进一步完善检查以明确诊断的患者，如行 CT、MRI 等检查进一步明确关节内病变情况者。

（2）治疗效果不佳、内科保守治疗疼痛仍难以控制的骨关节炎活动患者。

（3）关节畸形影响日常活动，明显须手术矫正者。

（4）出现心脑肾等脏器并发症和药物严重不良反应（如消化道出血）者。

第六节 管理流程

骨关节炎的管理流程见图 18 - 2。

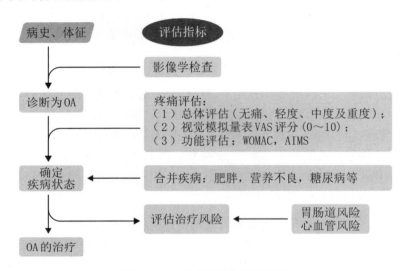

图 18 - 2 骨关节炎的管理流程

（张桦 郑晶）

参考文献

[1] 杜雪平，席彪. 全科医师基层实践 [M]. 北京：人民卫生出版社，2017.

[2] 风湿免疫疾病慢性病管理全国护理专家协作组. 骨关节炎慢性病管理专家建议 [J]. 中华风湿病杂志，2020，24（4）：221 - 225.

[3] FIRESTEIN G S. 凯利风湿病学 [M]. 栗占国，主译. 9 版. 北京：北京大学医学出版社，2015.

[4] 栗占国，张奉春，曾小峰. 风湿免疫学高级教程 [M]. 北京：人民军医出版社，2014.

[5] 中华医学会骨科学分会关节外科学组. 骨关节炎诊疗指南（2018 年版）[J]. 中华骨科杂志，2018，38（12）：705 - 715.

[6] 中华医学会骨科学分会关节外科学组. 中国骨关节炎疼痛管理临床实验指南（2020 版）[J]. 中华骨科杂志，2020，40（8）：469 - 476.

第十九章

卒　中

第一节　定义与流行病学

卒中（stroke），俗称中风，又称脑血管意外（cerebral vascular accident，CVA），为脑血管疾病（cerebral vascular disease，CVD）中的主要临床类型，多由颅内血管突然破裂或阻塞引起局部脑组织供血障碍，从而导致脑组织损伤。卒中可分为缺血性和出血性两大类别，两者具有发病突然、早期局限或弥漫性脑功能障碍的共同临床特征。

目前，卒中是导致人类死亡的第二位病因，是我国居民死亡的首位病因，同时也是我国目前致残率最高的疾病。据统计，2013年我国卒中的发病率为246.8/10万，病死率为114.8/10万。

第二节　高危人群的筛查与管理

一、生活方式筛查

生活方式的筛查包括饮酒、锻炼、肥胖、膳食营养习惯等。BMI增高、腹型肥胖、吸烟为缺血性卒中独立的危险因素。高盐饮食可显著增加卒中风险，增加钾、鱼类、水果蔬菜摄入量则可降低卒中风险。

二、高危因素筛查

（一）高血压

社区医疗机构应建立成人首诊血压测量制度，35岁以上的成人每年应至少测量血压1次，及时筛查新发高血压患者，由于存在"白大衣高血压"的可能，因此需要关注患者的家庭血压。对于确诊高血压的患者应教会患者或照料者掌握自测血压的方法，鼓励进行自主血压管理，以便于动态监测血压，尤其是清晨血压。同时建立血压登记本，便于观察动态血压情况及评估干预效果，及时调整降压药。

（二）血糖异常

根据成人糖尿病危险因素分层，高危患者需尽早行糖尿病筛查。对于无合并危险因素的人群建议从 40 岁开始筛查，对合并危险因素的人群应定期检测血糖，包括糖化血红蛋白（HbA1c）和糖耐量试验。

成人糖尿病危险因素：

（1）年龄≥40 岁。

（2）有糖调节受损史。

（3）超重（BMI≥24 kg/m²）或肥胖（BMI≥28 kg/m²）和（或）中心型肥胖（男性腰围≥90 cm，女性腰围≥85 cm）。

（4）静坐生活方式。

（5）一级亲属中有 2 型糖尿病患者（家族史）。

（6）有巨大儿（出生体重≥4 kg）生产史或妊娠糖尿病病史的妇女。

（7）高血压，或正在接受降压药物治疗。

（8）血脂异常：高密度脂蛋白胆固醇（HDL-C）≤0.91 mmol/L（≤35 mg/dL）、甘油三酯≥2.22 mmol/L（≥200 mg/dL），或正在接受调脂治疗。

（9）合并动脉粥样硬化性心脑血管疾病者。

（10）既往有一过性类固醇糖尿病病史。

（11）多囊卵巢综合征患者。

（12）长期接受抗精神病药物和（或）抗抑郁药物治疗者。

18 岁以上的个体，以上危险因素数量≥1 个即为糖尿病的高危人群。

（三）血脂异常

对正常成人建议至少每 5 年检测 1 次血脂，包括 TC、LDL-C、HDL-C、TG。40 岁以上的男性和绝经期后女性每年均应进行血脂检查。

应对卒中高危人群针对血脂异常水平进行危险分层，以此为依据制订治疗方案（表 19 - 1）。对于高危人群建议每 3 ～ 6 个月测定 1 次血脂。

表 19 - 1　血脂异常的危险分层

危险分层	TC 5.18 ～ 6.21 mmol/L 或 LDL-C 3.37 ～ 4.12 mmol/L	TC≥6.22 mmol/L 或 LDL-C≥4.13 mmol/L
无高血压且无其他危险因素[a] <3 个	低危	低危
高血压或其他危险因素≥3 个	低危	中危
高血压且有其他危险因素数≥1 个	高危	高危
冠心病及其等危症[b]	中危	高危

注：a. 其他危险因素包括：男性年龄≥45 岁、女性年龄≥55 岁、吸烟、低 HDL-C、肥胖和早发心血管病家族史。b. 冠心病等危症包括：①冠状动脉以外的动脉粥样硬化且有临床表现者，包括缺血性卒中、外周动脉疾病、腹主动脉瘤和症状性颈动脉疾病（如短暂性脑缺血发作）等；②糖尿病；③合并多种危险因素，其发生主要冠状动脉事件的危险相当于已确立的冠心病，心肌梗死或冠心病死亡的 10 年风险大于 20%。

（四）心房颤动

65 岁以上的患者首次就诊时建议行心房颤动筛查，首先进行包括触诊脉率、听诊心律等完整的专科查体，如有必要可进一步行心电图检查。

针对已确诊的心房颤动患者进行危险因素分析及卒中风险评估（表 19 - 2，表 19 - 3），确诊后建议行电生理监测，以评估病情是否需药物和（或）心脏电生理治疗。

表 19 - 2　卒中风险评分 CHA2DS2-VASc

危险因素	计分
充血性心力衰竭	1
高血压病史	1
年龄≥75 岁	2
年龄 65 ~ 74 岁	1
既往卒中/TIA/血栓栓塞	2
血管病变（心肌梗死、主动脉斑块、周围血管疾病）	1
糖尿病	1
女性	1

表 19 - 3　卒中风险分层（CHA2DS2-VASc）

分值	0	1	2	3	4	5	6	7	8	9
每年卒中发生率	0%	1.3%	2.2%	3.2%	4.0%	6.7%	9.8%	9.6%	6.7%	15.2%

（五）无症状性颈动脉粥样硬化

对于 40 岁以上的高危人群（危险因素≥3 个），或既往有卒中或短暂性脑缺血发作（transient ischemic attack，TIA）病史的人群，建议常规进行颈动脉彩超检查。对低危人群则暂不推荐将颈动脉彩超作为常规筛查项目。

（六）其他心脏病

除心房颤动以外，还要注意筛查其他心脏疾病如卵圆孔未闭，因其也能增加脑卒中的风险。

（七）高同型半胱氨酸血症

同型半胱氨酸水平≥10 μmol/L 即可诊断高同型半胱氨酸血症，可增加缺血性卒中的风险。对于卒中风险较高的患者，如有条件建议进行同型半胱氨酸的检测。

第三节 诊 断 思 路

卒中包含多种类型，最常见的是脑梗死、脑出血、蛛网膜下腔出血，其各自的诊断思路如下。

一、脑梗死

脑梗死（cerebral infarction）是指各种原因所致脑部血液供应障碍，导致局部脑组织缺血、缺氧坏死，引起相应神经功能缺损的一类临床综合征。临床表现包括急性起病，出现偏瘫、偏身感觉障碍、偏盲、构音不清、复视、吞咽障碍、共济失调等症状和体征。头颅 CT 检查可见脑部低密度病灶。需要注意的是，对于发病 24 小时以内的脑梗死，头颅 CT 检查可为阴性。

二、脑出血

脑出血（intracerebral hemorrhage，ICH）的危险因素及病因以高血压、脑淀粉样血管变性（cerebral amyloid angiopathy，CAA）、颅内动 - 静脉畸形、颅内外动脉瘤、肿瘤性卒中、凝血功能障碍等多见。临床表现包括突然发病、剧烈头痛、呕吐、出现神经功能障碍等，临床表现和脑梗死相似；头颅 CT 检查可见脑部高密度病灶。临床表现结合影像学检查，一般不难诊断。

三、蛛网膜下腔出血

蛛网膜下腔出血（subarachnoid hemorrhage，SAH）以中青年发病居多，数秒或数分钟内起病。常见的病因是颅内动脉瘤和血管畸形。询问诊病史时可发现有剧烈运动、用力排便、情绪激动等较明确的发病诱因。临床表现差异较大，轻者可仅有轻微头痛，重者可突然昏迷甚至死亡，老年患者的临床表现常不典型。临床表现主要为头痛，患者常描述为"此生中经历的最严重头痛"，多伴发一过性意识障碍和恶心、呕吐。查体可有脑膜刺激征。部分患者可出现欣快、谵妄和幻觉等精神症状。头颅 CT 检查可见各脑池高密度出血征象，大部分病例可通过头颅 CT 明确诊断，少数头颅 CT 检查阴性而临床表现高度怀疑 SAH 者须行腰穿检查。

第四节 防 治 要 点

由于卒中具有高致死率和高致残率的特点，且特效治疗的时间窗非常狭窄，因此，应强调对高危人群的筛查及一级预防，即针对未发生卒中的人群筛查危险因素并进行干预，以减少卒中发生。同时，卒中还具有高复发率的特点，因此，对于卒中患者应进行积极的二级预防，即预防卒中复发。

早期预防需要在社区范围加强对卒中防治的知识科普教育，使得社区每一位居民都能了解脑卒中的防治知识。对于在门诊、健康检查或普查建档中发现的卒中高危人群，应在社区全科医师的指导下，对危险因素进行控制并随访。

卒中的危险因素可分为不可干预因素与可干预因素两大类。不可干预因素包括年龄、性别、种族、遗传、出生体重。阳性家族史可使卒中风险增加近30%。出生体重过低或过高均会增加卒中的风险，呈"U"型曲线，出生体重小于2 500 g者患卒中的风险是出生体重4 000 g者的2倍以上。与正常出生体重者相比，高出生体重者在成年时发生肥胖的风险会增加2倍，其与年轻成年人颈动脉壁厚度的增加相关。更多细节可参照《中国脑血管病防治指南——危险因素干预治疗建议》（附录19－1）。

以下主要介绍可干预因素的控制。

一、生活方式防治要点

（一）吸烟

吸烟为脑血管疾病的明确危险因素之一，应动员全社会参与禁烟，对吸烟者进行心理辅导、尼古丁替代疗法、口服戒烟药物等干预，不吸烟者也应避免吸"二手烟"。

（二）饮食

（1）建议低盐饮食，减少钠的摄入，每日食盐的摄入量应在6 g以内。增加钾的摄入，有益于降低血压。

（2）建议富含坚果类食物的地中海饮食，多摄入蔬菜、水果（富钾食物），增加食用全谷、豆类、薯类和低脂奶制品，减少饱和脂肪酸和反式脂肪酸的摄入。

（3）膳食种类多样化，确保能量和营养的合理摄入。

（4）具有心脑血管病危险因素者，应低脂饮食，控制胆固醇摄入量。

（三）运动

（1）健康成人应进行有氧运动（如快走、慢跑、骑自行车等）。频率：每周应至少3～4次；时间：每次至少持续40分钟；强度：中等或以上。

（2）日常工作以静坐为主的人群，建议每坐1小时进行短时（2～3分钟）身体活动。

（3）老年及脑卒中高危人群，若条件允许，则建议行最大运动负荷检测，并制订个体化运动方案进行锻炼。

（四）肥胖

（1）肥胖是指根据BMI进行分类，依据WHO针对亚洲人群推荐的BMI切点，BMI<18.5 kg/m² 为消瘦，BMI 18.5～22.9 kg/m² 为正常，BMI 23～27.4 kg/m² 为超重，BMI≥27.5 kg/m² 为肥胖。

（2）对于超重和肥胖者应减轻体重，其主要的措施包括积极调整生活方式、养成良好的饮食习惯、增加体力活动等。

（五）饮酒

（1）针对大量饮酒者应减少饮酒或戒酒，教育其避免酗酒，对于酒精依赖者应警惕戒断症状。

（2）目前尚无充分证据表明少量饮酒可以预防脑血管病，少量饮酒者暂无须强制戒酒，而不饮酒者不提倡开始少量饮酒。

（3）每日酒精的摄入量：男性不应超过 24 g，女性不应超过 12 g。

（六）口服避孕药

（1）建议以下女性人群避免口服避孕药：年龄大于 35 岁，有吸烟、高血压、糖尿病、偏头痛或既往血栓栓塞病史等卒中危险因素。

（2）对于使用口服避孕药的高危人群，需要更积极控制已有的卒中危险因素。

二、高血压

通过全面评估高血压患者的总体危险，进一步拟定相关干预方案（表 19 - 4）。

表 19 - 4　根据心血管总体危险量化估计预后危险度分层

其他危险因素和病史	血压/mmHg		
	1 级高血压 SBP 140 ~ 159 或 DBP 90 ~ 99	2 级高血压 SBP 160 ~ 179 或 DBP100 ~ 109	3 级高血压 SBP≥180 或 DBP≥110
无	低危	中危	高危
1 ~ 2 个其他危险因素	中危	中危	很高危
≥3 个其他危险因素，或靶器官损害	高危	高危	很高危
临床并发症或合并糖尿病	很高危	很高危	很高危

注：①SBP 为收缩压，DBP 为舒张压。②危险因素：年龄≥55 岁、吸烟、血脂异常、早发心血管病家族史、肥胖和缺乏体力活动。③靶器官损害：左室肥厚、颈动脉内膜增厚或斑块和肾功能受损。④临床并发症：脑血管病、心脏病、肾脏病、周围血管病、视网膜病变、糖尿病。

对于中高危人群，需要长期监测并规范管理血压。首先对生活方式进行合理调整，调整生活方式后限期观察血压 3 个月，若血压仍无法得到有效控制，须及时启动药物治疗；卒中一级预防的标准降压目标为 140/90 mmHg，在可耐受的前提下建议进一步降至 130/80 mmHg。对高龄人群（≥80 岁）要注意避免出现低血压，因此对血压控制的目标值较为宽松，建议收缩压目标定为 <150 mmHg，如能耐受，收缩压可继续降至 <140 mmHg。

对于卒中患者，建议长期控制血压以降低卒中复发风险。卒中患者降压目标建议为≤140/90 mmHg，如可耐受则建议降至≤130/80 mmHg 的理想水平。降压治疗过程中需避免血压降低过快，减少血压波动。

三、糖尿病

（一）糖尿病诊断标准及糖代谢状态异常分类

糖尿病诊断标准见表 19-5。糖代谢状态异常分类见表 19-6。

表 19-5 糖尿病诊断标准

诊断标准	静脉血浆葡萄糖水平/（mmol/L）
（1）典型糖尿病症状（多饮、多尿、多食、体重下降）加上随机血糖检测	≥11.1
或	
（2）空腹血糖	≥7.0
或	
（3）葡萄糖负荷后 2 小时血糖	≥11.1
无糖尿病症状患者，应改日重复检查	

注：空腹状态指至少 8 小时无热量摄入；随机血糖指不考虑用餐时间，对一天中任意时间的血糖进行检测。

表 19-6 糖代谢状态异常

糖代谢分类	静脉血浆葡萄糖/（mmol/L）	
	空腹血糖	葡萄糖负荷后 2 小时血糖
正常血糖	<6.1	<7.8
空腹血糖调节受损（IFG）	6.1～<7.0	<7.8
糖耐量减低（IGT）	<7.0	7.8～<11.1
糖尿病	≥7.0	≥11.1

注：IFG 和 IGT 统称为糖调节受损，也称糖尿病前期。

（二）糖尿病干预策略

（1）IGT 患者可暂不进行药物治疗，首先进行生活方式干预，减少碳水化合物的摄入，使体重控制在正常水平，每周至少进行中等强度的体力运动 150 分钟。

（2）糖尿病。推荐将空腹血糖控制在 4.4～7.0 mmol/L、餐后血糖 <10.0 mmol/L、糖化血红蛋白 <7%；病程较短、预期寿命较长、无并发症、未合并心血管疾病的 2 型糖尿病患者，可加强糖化血红蛋白的控制，目标水平为 <6.5%，但同时应注意避免出现低血糖或其他不良反应；对有严重低血糖史、预期寿命较短、有显著血管并发症、严重合并症或难达到常规治疗目标的患者，糖化血红蛋白控制目标可放宽至 <8.0%。

（3）糖尿病患者应注意基础治疗：通过饮食控制、运动等生活方式进行干预，严格控制血压。同时在此基础上建议联合他汀类药物降低卒中风险。合并单纯高甘油三酯血症的糖尿病患者，建议使用贝特类药物降脂治疗。

四、血脂异常

（一）血脂异常防治建议

对高血脂患者按血脂异常危险分层（表 19-1）进行分层后给予相应的防治建议。

（1）低危人群：首选方案为治疗性的生活方式改变，如饮食控制及运动处方，同时监测血脂及其他危险因素。3 个月后复测血脂改善效果仍欠佳者，需考虑口服降脂药物治疗。

（2）中危人群：首选方案为治疗性的生活方式改变，方案同上述。1 个月后复测血脂改善效果仍欠佳者，加用口服降脂药物治疗。

（3）高危人群：发现时即需要对血脂异常进行评估分层，评估并存的危险因素和临床情况，发现即需口服药物治疗。

（二）血脂控制方案建议

（1）对于 LDL-C > 4.9 mmol/L 的人群，建议接受中、高等强度他汀药物治疗（表19-7）。

（2）对于 40 ～ 75 岁、LDL-C 为 1.8 ～ 4.9 mmol/L 的糖尿病人群，须接受中等强度他汀药物治疗方案。

（3）血脂异常伴高血压、糖尿病、心血管病的患者为卒中的高危/极高危状态，此类患者不论基线 LDL-C 水平如何，均提倡其改善生活方式的基础治疗和他汀类药物的联合治疗，LDL-C 目标水平为 1.8 mmol/L 以下或比基线下降30% ～ 40%。

（4）对于 TG ≥ 5.65 mmol/L 的人群应评估高脂血症发生的原因，以基础治疗（如减重、饮食控制等生活方式干预）为主，也可根据情况考虑应用贝特类或烟酸类药物。

（5）对于他汀药物已到达最高剂量或最大耐受剂量，而 LDL-C 水平仍未达标者，建议加用依折麦布。

表 19-7　各级强度他汀药物治疗方案

低剂量的他汀类药物治疗（日常剂量平均降低 < 30% LDL-C 水平）	中等剂量的他汀类药物治疗（日常剂量平均降低 30% ～ 50% LDL-C 水平）	高剂量的他汀类药物治疗（日常剂量平均降低 > 50% LDL-C 水平）
辛伐他汀 10 mg	阿托伐他汀 10 ～ 20 mg	阿托伐他汀 40 ～ 80 mg
普伐他汀 10 ～ 20 mg	瑞舒伐他汀 5 ～ 10 mg	瑞舒伐他汀 20 mg
洛伐他汀 20 mg	洛伐他汀 40 mg	
氟伐他汀 20 ～ 40 mg	氟伐他汀 80 mg	
匹伐他汀 1 mg	匹伐他汀 2 ～ 4 mg	
	普伐他汀 40 mg	
	辛伐他汀 20 ～ 40 mg	
	血脂康 1.2 g	

五、心房颤动

（1）对于CHA2DS2-VASc评分≥2分者（表19-2），经评估出血性风险较低的瓣膜性心房颤动患者，建议长期口服华法林进行抗凝治疗，国际标准化比值（international normalized ratio，INR）应维持在2.0～3.0。

（2）对于CHA2DS2-VASc评分≥2分且出血风险较低的非瓣膜性心房颤动患者，可应用华法林（INR：2.0～3.0）或新型口服抗凝剂（达比加群、利伐沙班、阿哌沙班）进行抗凝治疗。

（3）非瓣膜性心房颤动患者如CHA2DS2-VASc评分为1分，暂无须抗血栓治疗的，若患者接受可口服1种抗凝剂或阿司匹林进行治疗。

（4）非瓣膜性心房颤动患者如CHA2DS2-VASc评分为0分，不建议抗血栓治疗。

（5）若患者无法规律、专业监测INR值，可考虑使用凝血酶抑制剂或Xa因子抑制剂替换华法林抗凝。若患者无法接受INR值的专业监测，同时因经济因素无法负担新型抗凝药物的，可考虑抗血小板治疗。

（6）心房颤动（CHA2DS2-VASc评分≥2分）合并ESRD（肌酐清除率＜15 mL/min）或透析的患者，建议使用华法林进行抗凝治疗。

（7）行冠状动脉血运重建术后且CHA2DS2-VASc评分≥2分的心房颤动患者，建议接受氯吡格雷联用口服抗凝药的双联用药。

（8）相关指南推荐使用房颤抗凝治疗出血风险评估（HAS-BLED）评分（表19-8）以评估房颤患者在抗凝治疗过程中的出血风险，对于评分≥3分的患者应警惕出血风险。对不适合或无法接受长期抗凝治疗的房颤患者，可建议到有相应条件的医院行左心耳封堵术。

表19-8　HAS-BLED评分：评估抗凝治疗出血风险

临床特征	分值
高血压	1
肝、肾功能异常（各1分）	1或2
卒中史	1
出血史	1
INR值波动	1
老年（＞65岁）	1
药物或嗜酒（各1分）	1或2

注：分值越高，出血风险越大；HAS-BLED≥3分，容易发生大出血事件。

六、无症状性颈动脉粥样硬化

（1）颈动脉彩超仅提示内膜增厚，若无合并高脂血症，可不进行药物治疗，建议患者改善生活方式（如戒烟、适量运动和低盐、低脂、低糖、低热量饮食），每年复查颈动脉彩超 1 次。如合并高脂血症，则需启动他汀类药物干预。

（2）颈动脉彩超提示颈动脉粥样改变，合并斑块和狭窄，则需要进一步明确斑块性质及狭窄程度。若合并明确的不稳定斑块（包括软斑块或混合性斑块），建议在生活方式改变的基础上服用他汀类药物治疗。

（3）颈动脉彩超已确诊动脉狭窄大于 50% 的患者，应口服他汀类药物和阿司匹林，每年复查颈动脉彩超。同时应积极筛查其他脑卒中危险因素并进行干预。

（4）已明确的重度颈动脉狭窄大于 70%，且预期寿命 5 年以上的患者，建议就诊符合资质的医院行颈动脉剥脱术（carotid endarterectomy，CEA）治疗，同时推荐联合应用阿司匹林治疗。对于行 CEA 风险较高的患者，可以建议上级医院就诊接受颈动脉支架置入术（carotid artery stenting，CAS）。

七、偏头痛

有先兆的偏头痛为女性患者缺血性卒中的独立危险因素，而在无先兆的偏头痛及男性患者中则未见缺血性卒中风险的增加。对于有先兆的偏头痛女性患者，首先建议改变生活方式，必要时可口服药物对症治疗。降低偏头痛发作频率可减少卒中发生，但不建议过度使用血管收缩药物。

八、睡眠呼吸障碍

睡眠呼吸障碍常常被忽视，应详细询问病史，尤其是腹型肥胖、有心脏病或药物抵抗的高血压患者，应评估是否有睡眠呼吸障碍，必要时建议到有条件的医院行呼吸睡眠监测。持续气道正压通气（continuous positive airway pressure，CPAP）可用于治疗睡眠呼吸障碍从而降低卒中风险。

九、高凝状态

因目前临床研究尚无证据，故对有遗传性或获得性血栓形成倾向的患者，暂无须进行卒中相关筛查及预防性治疗。对于抗磷脂抗体阳性的患者，亦无须接受低剂量阿司匹林以预防卒中。

十、其他

对于心肌梗死、高同型半胱氨酸血症等脑血管危险因素，应采取相应措施进行干预及处理，并每年复查。

第五节　管　理　策　略

卒中的社区管理主要针对发病后恢复期或后遗症期的卒中患者，指导其接受规范的药物治疗和康复治疗，减少复发，促进功能恢复。

对卒中患者的教育是基础，社区医师应特别重视，对卒中患者的教育一般应包含：①什么是卒中；②卒中（脑血管病）包括哪几种主要类型；③形成卒中的基本原因是什么；④卒中的危害如何；⑤卒中的主要危险因素包括哪些；⑥卒中的早期症状；⑦卒中的就诊时机；⑧卒中的治疗原则；⑨卒中早期康复及重要性。

卒中复发危险性最高的阶段在首次卒中后 6 个月内。故而在患者首次卒中后即需要尽早开展二级预防，减少卒中复发率，促进功能恢复，改善患者生活质量。对于 ICH 主要是控制高血压等病因，对于 SAH 则主要是对动脉瘤或动静脉畸形进行处理。通常所说的二级预防更多的是针对缺血性卒中，包括控制血压、血糖、血脂，抗血小板聚集治疗，抗凝治疗，手术治疗，介入治疗，以及改变生活方式等多种方式。总结起来基本可以归纳为"ABCD"策略：

A——抗血小板聚集（anti-platelet），如针对非心源性卒中使用阿司匹林、氯吡格雷。抗凝（anticoagulation），如针对心源性脑栓塞使用新型口服抗凝药或华法林。血压控制，使用 ACEI/ARB 类降压药。

B——β 受体阻滞剂（β-blocker）。

C——降低胆固醇（cholesterol lowing）：对非心源性卒中患者，建议更积极地强化他汀药物治疗，使 LDL-C 降幅至少达到 50% 或 LDL-C 小于 1.8 mmol/L，以获得预防治疗的最大收益。

D——糖尿病治疗、控制（diabetes control）。

建立卒中患者最佳管理模式，应从卒中评估筛查、制订治疗方案到定期健康教育和监测、随访等各个方面入手，从而建立对卒中患者的长期管理模式。卒中患者出院回到社区后应由社区医生建立档案，定期评估病情，进行健康教育及病情监测、随访，根据病情调整用药或建议转诊进一步治疗。

一、评估

卒中患者的综合评估应从疾病状况、危险因素、功能恢复状况、心理状态等入手，每次随访时均需要记录相关信息并入档保存。

（一）疾病状况

疾病状况包括既往住院治疗基本信息、卒中类型及可能病因、既往卒中相关病史及个人病史。

（二）各项危险因素

应评估卒中患者存在的危险因素，以及各项危险因素的控制情况。需要注意的是，部分危险因素的控制要求较未发生卒中时有所改变，需要重点记录。

（三）功能恢复评估

（1）一般状态：对于患者的年龄、性别、合并症、既往史、个人史、婚育史、家族史、主要脏器的机能状态等进行评估。

（2）神经功能状态：包括美国国立卫生研究院卒中量表（the national institutes of

health stroke scale，NIHSS）、改良 Barthel 指数（modified Barthel index，MBI）量表、改良 Rankin 量表（modified Rankin scale，mRS）等。其中，mRS（表 19 - 9）较为简易，适合社区医生使用。该量表采用等级评分，主要评估患者的独立生活能力，并且把行走能力作为一个明确的评分标准。NIHSS 见附录 19 - 2，MBI 见附录 19 - 3。

表 19 - 9　改良 Rankin 量表（mRS）

患者状况	评分标准
完全无症状	0
尽管有症状，但无明显功能障碍，能完成所有日常工作，能独立生活	1
轻度残疾，不能完成所有以前能从事的活动，但能处理个人事务而不需要帮助	2
中度残疾，需部分帮助，但能独立行走	3
中重度残疾，不能独立行走，日常生活需要别人帮助	4
重度残疾，卧床，二便失禁，日常生活完全依赖他人	5

（3）认知和情感障碍：卒中患者常伴有认知障碍，包括记忆力减退、失语等，可通过蒙特利尔认知评估量表（Montreal Cognitive Assessment，MoCA）、简易智力状态检查量表（Mini-mental State Examination，MMSE）等量表进行评估。卒中后抑郁是卒中患者最常见的情感障碍，对患者的康复造成不利的影响，部分患者会出现精神行为异常，给照料者造成沉重的负担。可采用汉密尔顿焦虑抑郁量表等对患者的心理状态进行评估。

（4）个人素质及家庭条件：如爱好、职业、教育水平、经济条件、家庭环境、家庭关系等。

二、制订社区管理方案

这里主要强调卒中患者回归社区医院或回归家庭后对其的综合治疗原则。

（1）危险因素控制：详见本章"第四节　防治要点"相关内容。

（2）坚持服用药物，病情变化及用药变化需记录在档案内。定期复查相关指标并记录在册。

（3）重视早期康复锻炼：早期康复可减少患者卒中后并发症的发生、促进功能恢复，尤其是早期床旁的康复需得到重视，如患肢良体位、适当被动活动等。早期康复措施多简单实用、容易掌握，临床疗效明确。

（4）强调持续康复治疗：部分卒中后的功能障碍可遗留较长时间，甚至终身存在。因此，社区管理应建立起与综合医院急性期治疗接轨的社区持续康复医疗体系，让患者在卒中恢复期能够得到相应的康复治疗。

（5）重视心理健康：卒中后患者的精神心理疾患非常突出，但往往会被忽略。同时，精神心理的改变亦可影响临床治疗效果及远期预后。因此，社区管理除关注患者躯体功能治疗外，同时需要关注患者心理疾患，及时给予帮助，必要时可建议上级医院就诊以接受更积极的治疗。

（6）重视家庭成员的参与：临床治疗最终目标是让患者回归家庭、社会，因此，家庭成员对患者的恢复起着非常重要的作用。应该让家庭成员充分了解患者的情况，包括存在的神经功能障碍及其程度、是否存在卒中后抑郁等心理问题，以便能相互适应。家庭成员还应掌握一定的康复手段，为患者进行必要的康复训练。

三、随诊及病情监测

根据患者病情制订个体化的诊疗目标，可分为近期目标和远期目标。近期目标是指治疗 1 个月时患者病情各方面所要达到的要求。远期目标是指治疗 3 个月后患者各方面功能应达到的康复目标，同时也是最终目标（如独立生活、部分独立、部分借助等）。针对患者的诊断及综合评估，做出相应的治疗及社区管理计划，包括生活方式干预、药物治疗、康复治疗、健康教育等。

诊疗目标应动态调整，应间隔一段时间后根据患者情况重新评估并予以修正。因为最初制订的目标和实际达到的目标并不一定一致，故必须对每个患者每 2 ～ 4 周进行 1 次综合评估。评估是否达到预期目标，如果没有达到，要分析其原因并变更目标，修正治疗方案，并将每次变更记录在册。

四、转诊指征

当患者出现以下情况时应及时转诊至上级医疗机构：
（1）原有的神经功能障碍明显加重。
（2）出现新的神经功能障碍。
（3）出现社区医疗机构处理不了的并发症。
（4）危险因素控制不理想。

第六节　管　理　流　程

卒中的管理流程见图 19 - 1。

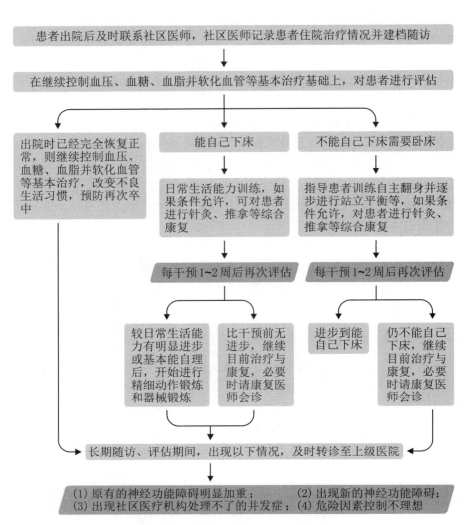

图 19 - 1 卒中的管理流程

附　　录

附录 19 - 1　中国脑血管病防治指南——危险因素干预治疗建议（综合表）

因素	目标与措施	建议
高血压	SBP < 140 mmHg DBP < 90 mmHg	经常测量血压。一般成人每隔 2 年至少测量 1 次，≥35 岁者每年测量 1 次，高血压患者每 2 ～ 3 个月应至少测量 1 次。改变生活方式，控制体重，加强体育锻炼，嗜酒者饮酒应减至适量，减少食盐摄入，多吃蔬菜、水果、低脂乳制品。生活习惯改变后 3 个月，血压仍 ≥140/90 mmHg，或最初血压 ≥180/100 mmHg，加抗高血压药物。根据患者的其他特点给予个体化治疗
吸烟	戒烟	强烈劝说患者及家属戒烟。提供忠告，介绍有效、可行的戒烟方案
糖尿病	控制血糖， 并治疗高血压	饮食控制，口服降糖药物或用胰岛素（参见中国糖尿病防治指南）
颈动脉狭窄	提高手术治疗比例	颈动脉狭窄 >70% 的患者，有条件时可以考虑选择性地进行颈动脉内膜切除术或血管内介入治疗，但必须根据联合致病条件、患者的要求和其他个体因素慎重选择手术患者。对无症状性颈动脉狭窄患者应首先考虑用抗血小板等药物治疗
房颤 　年龄 <65 岁，没有危险因素 　年龄 65 ～ 75 岁，没有危险因素 　年龄 65 ～ 75 岁，有危险因素 　年龄 >75 岁，有或没有危险因素	积极抗栓治疗	阿司匹林（50 ～ 300 mg/d） 华法林（INR：2.5，范围 2.0 ～ 3.0） 阿司匹林或华法林 华法林（INR：2.5，范围 2.0 ～ 3.0） 华法林（INR：2.0，范围 1.6 ～ 2.5）
缺乏体育锻炼	每天 ≥30 分钟的适度体力活动	适度的运动（如散步、慢跑、骑脚踏车，或其他有氧代谢健身活动）；制订高危患者（如冠心病）的医疗监督方案和适合于个人身体状况或神经功能缺损程度的锻炼方案

续附录 19 - 1

因素	目标与措施	建议
血脂异常 　初始评价（无 CHD） 　　TC > 220 mg/dL 　　TG > 150 mg/dL 　　HDL < 35 mg/dL	综合教育，必要时进行药物治疗	改变饮食结构（或药物治疗），1 ～ 2 年复查血脂各项，LDL 评价
无 CHD 和 <2 个 CHD 危险因素	LDL < 4.1 mmol/L	改变饮食 6 个月，如果 LDL≥4.9 mmol/L，则开始药物治疗
无 CHD 但 >2 个 CHD 危险因素	LDL < 3.4 mmol/L	改变饮食 6 个月，如果 LDL≥4.1 mmol/L，则开始药物治疗
确定有 CHD 或其他动脉粥样硬化性疾病	LDL < 2.6 mmol/L	改变饮食 6 ～ 12 周，如果 LDL 仍 ≥ 3.4 mmol/L，则开始药物治疗
饮食营养摄入不合理	全面健康食谱	提倡多吃蔬菜、水果、谷类、牛奶、鱼、豆类、禽和瘦肉等，使能量的摄入和需要达到平衡。改变不合理的膳食习惯，通过摄入谷类和鱼类（含不饱和脂肪酸）、蔬菜、豆类和坚果以减少饱和脂肪酸（小于每天 10% 总热量）和胆固醇（<300 mg/d）的摄入量。限制食盐摄入量（<8 g/d）
饮酒	适度	饮酒者应注意控制酒量，男性一般每日喝白酒 < 50 mL（1 两），啤酒不超过每日 640 mL（1 瓶），或葡萄酒每日 <200 mL（4 两）为宜；女性饮酒者量减半；建议不喝酒者不要饮酒
药物滥用	禁止	对所有患者来说，询问有无药物滥用史都应该是完整的健康评价中的重要内容

注：SBP：收缩压；DBP：舒张压；BP：血压；CHD：冠心病；INR：国际标准化比；TC：血清总胆固醇。CHD 危险因素：男性≥45 岁，女性≥55 岁或早期绝经无激素替代治疗，吸烟，高血压，糖尿病，HDL < 0.9 mmol/L。房颤危险因素：高血压，糖尿病，左心功能不全，风湿性心脏病，有 TIA 或卒中史，修复的心脏瓣膜（可能需更高的 INR 值）。

附录19－2　美国国立卫生研究院卒中量表（NIHSS）

	检查	评分
1a	意识水平： 即使不能全面评价（如气管插管、语言障碍、气管创伤、绷带包扎等），检查者也必须选择1个反应。只在患者对有害刺激无反应时（不是反射），方记录3分	0＝清醒，反应敏锐； 1＝嗜睡，最小刺激能唤醒患者完成指令、回答问题或有反应； 2＝昏睡或反应迟钝，需要强烈反复刺激或疼痛刺激才能有非固定模式的反应； 3＝仅有反射活动或自发反应，或完全没反应、软瘫
1b	意识水平提问（仅对最初回答评分，检查者不要提示）： 询问月份、年龄。回答必须正确，不能大致正常。失语和昏迷者不能理解问题者记2分；患者因气管插管、气管创伤、严重构音障碍、语言障碍或其他任何原因不能说话者（非失语所致）记1分	0＝都正确； 1＝正确回答一个； 2＝两个都不正确或不能说
1c	意识水平指令： 要求睁眼、闭眼，非瘫痪手握拳、张手。若双手不能检查，用另一个指令（伸舌）。仅对最初的反应评分，有明确努力但未完成也给评分。若对指令无反应，用动作示意，然后记录评分。对创伤、截肢或其他生理缺陷者，应给予一个适宜的指令	0＝都正确； 1＝正确完成一个； 2＝都不正确
2	凝视： 只测试水平眼球运动。对自主或反射性（眼头）眼球运动记分。若眼球侧视能被自主或反射性活动纠正，记录1分。若为孤立性外周神经麻痹（Ⅲ、Ⅳ、Ⅴ），记1分。在失语患者中，凝视是可测试的。对眼球创伤、绷带包扎、盲人或有视觉或视野疾病的患者，由检查者选择一种反射性运动来测试。建立与眼球的联系，然后从一侧向另一侧运动，偶尔能发现凝视麻痹	0＝正常； 1＝部分凝视麻痹（单眼或双眼凝视异常，但无被动凝视或完全凝视麻痹）； 2＝被动凝视或完全凝视麻痹（不能被头眼反射克服）
3	视野： 用手指数或视威胁方法检测上、下象限视野。如果患者能看到侧面的手指，记录正常。如果单眼盲或眼球摘除，检查另一只眼。明确的非对称盲（包括象限盲），记1分。患者全盲（任何原因）记3分，同时刺激双眼。若患者存在视觉消退记1分，第11项评分也记1分	0＝无视野缺失； 1＝部分偏盲； 2＝完全偏盲； 3＝双侧偏盲（全盲，包括皮质盲）

续附录 19 - 2

	检查	评分
4	面瘫： 言语指令或动作示意，要求患者示齿、扬眉和闭眼。对反应差或不能理解的患者，根据有害刺激时表情的对称情况评分。有面部创伤/绷带、经口气管插管、胶布或其他物理障碍影响面部检查时，应尽可能移至可评估的状态	0 = 正常； 1 = 最小（鼻唇沟变平、微笑时不对称）； 2 = 部分（下面部完全或几乎完全瘫痪，中枢性瘫）； 3 = 完全（单或双侧瘫痪，上下面部缺乏运动，周围性瘫）
5	上肢运动： 上肢伸展：坐位 90°，卧位 45°，要求坚持 10 秒；对失语的患者用语言或动作鼓励，不用有害刺激。评定者可以抬起患者的上肢到要求的位置，鼓励患者坚持。仅评定患侧	0 = 上肢于要求位置坚持 10 秒，无下落 1 = 上肢能抬起，但不能维持 10 秒，下落时不撞击床或其他支持物； 2 = 能对抗一些重力，但上肢不能达到或维持坐位 90° 或卧位 45°，较快下落到床上； 3 = 不能抗重力，上肢快速下落； 4 = 无运动； 9 = 截肢或关节融合，解释：5a 左上肢，5b 右上肢
6	下肢运动： 下肢卧位抬高 30°，坚持 5 秒；对失语的患者用语言或动作鼓励，不用有害刺激。评定者可以抬起患者的上肢到要求的位置，鼓励患者坚持。仅评定患侧	0 = 于要求位置坚持 5 秒，无下落 1 = 在 5 秒末下落，不撞击床 2 = 5 秒内较快下落到床上，但可抗重力 3 = 快速落下，不能抗重力 4 = 无运动 9 = 截肢或关节融合，解释：6a 左下肢，6b 右下肢

续附录 19 - 2

	检查	评分
7	共济失调： 目的是发现双侧小脑病变的迹象。实验时双眼睁开，若有视觉缺损，应确保实验在无缺损视野内进行。双侧指鼻、跟膝胫试验，共济失调与无力明显不呈比例时记分。如患者不能理解或肢体瘫痪不记分。盲人用伸展的上肢摸鼻。若为截肢或关节融合，记录9分，并解释清楚	0 = 没有共济失调； 1 = 一侧肢体有； 2 = 两侧肢体均有。 如有共济失调： 左上肢，1 = 是，2 = 否， 9 = 截肢或关节融合，解释： 右上肢，1 = 是，2 = 否， 9 = 截肢或关节融合，解释： 左下肢，1 = 是，2 = 否， 9 = 截肢或关节融合，解释： 右下肢，1 = 是，2 = 否， 9 = 截肢或关节融合，解释：
8	感觉： 用针检查。测试时，用针尖刺激和撤除刺激时观察昏迷或失语患者的感觉和表情。只对与卒中有关的感觉缺失评分。偏身感觉丧失者需要精确检查，应测试身体多处部位：上肢（不包括手）、下肢、躯干、面部。严重或完全的感觉缺失，记2分。昏迷或失语者可记1或0分。脑干卒中双侧感觉缺失记2分。无反应及四肢瘫痪者记2分。昏迷患者（1a = 3）记2分	0 = 正常，没有感觉缺失； 1 = 轻到中度，患侧针刺感不明显或为钝性或仅有触觉； 2 = 严重到完全感觉缺失，面、上肢、下肢无触觉
9	语言： 命名、阅读测试。要求患者叫出物品名称、读所列的句子。从患者的反应及一般神经系统检查中对指令的反应判断理解能力。若视觉缺损干扰测试，可让患者识别放在手上的物品，重复和发音。气管插管者手写回答。昏迷患者（1a = 3）记3分，给恍惚或不合作者选择一个记分，但3分仅给哑人或一点都不执行指令的人	0 = 正常，无失语； 1 = 轻到中度，流利程度和理解能力有一些缺损，但表达无明显受限； 2 = 严重失语，交流通过患者破碎的语言表达，听者须推理、询问、猜测，能交换的信息范围有限，检查者感到交流困难； 3 = 哑或完全失语，不能讲或不能理解
10	构音障碍： 不要告诉患者为什么做测试。 读或重复附表上的单词。若患者有严重的失语，评估自发语言时发音的清晰度。若患者气管插管或其他物理障碍不能讲话，记9分，同时注明原因	0 = 正常； 1 = 轻到中度，至少有一些发音不清，虽有困难，但能被理解； 2 = 言语不清，不能被理解； 9 = 气管插管或其他物理障碍，解释：

续附录 19 - 2

	检查	评分
11	忽视症： 若患者严重视觉缺失影响双侧视觉的同时检查，皮肤刺激正常，则记分为正常。若患者失语，但确实表现为关注双侧，记分正常。 通过检验患者对左右侧同时发生的皮肤感觉和视觉刺激的识别能力来判断患者是否有忽视。把标准图显示给患者，要求他来描述。医生鼓励患者仔细看图，识别图中左右侧的特征。如果患者不能识别一侧图的部分内容，则定为异常。然后，医生请患者闭眼，分别测上肢或下肢针刺觉来检查双侧皮肤感觉。若患者有一侧感觉忽略则为异常	0 = 没有忽视症； 1 = 视、触、听、空间觉或个人的忽视，或对任何一种感觉的双侧同时刺激消失； 2 = 严重的偏身忽视；超过一种形式的偏身忽视；不认识自己的手，只对一侧空间定位

附加项目（非 NIHSS 项目）

	说明：	评分标准：	得分：
12	远端运动功能：检查者握住患者手的前部，并嘱其尽可能地伸展手指。若患者不能或不伸展手指，则检查者将其手指完全伸展开，观察任何屈曲运动 5 秒。仅对第一次尝试评分，禁止重复指导和试验	0 = 正常（5 秒后无屈曲）； 1 = 5 秒后至少有一些伸展，但未完全伸展，手指的任何运动不给评分（未给指令）； 2 = 5 秒后无主动的伸展，其他时间的手指运动不评分； 左上肢 右上肢	

注：按表评分，记录结果。不要更改记分，记分所反映的是患者实际情况，而不是医生认为患者应该是什么情况。快速检查同时记录结果。除非必要的指点，不要训练患者（如反复要求患者做某种努力）。如部分项目未评定，应在表格中详细说明。未评定的项目应通过监视录像回顾研究，并与检查者共同探讨。

附加第 9、第 10 项识读检查用图
识读检查图 1

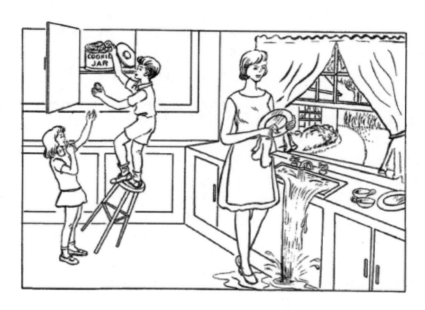

识读检查图 2

> 请您读出下列单词：
> 　妈妈　大地
> 　飞机　丝绸
> 　按时开工
> 　吃葡萄不吐葡萄皮

识读检查图 3

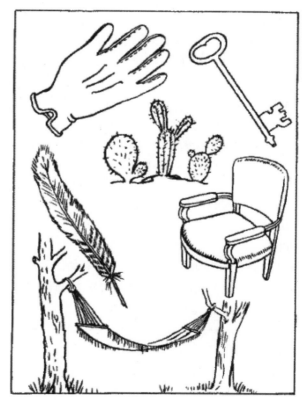

识读检查图 4

> 请您读出下列语句：
> 　知道
> 　下楼梯
> 　回家做饭
> 　在学校复习
> 　发表精彩演讲

附录 19 - 3　改良 Barthel 指数量表（MBI 量表）

姓名：　　　性别：　　　年龄：　　　住院病号：　　　评定日期：

1. 吃饭

0 = 依赖别人　5 = 需部分帮助（夹饭、盛饭、切面包）　　10 = 全面自理

2. 穿衣

0 = 依赖别人　5 = 需一半帮助　10 = 自理（系、开纽扣，关、开拉锁和穿鞋）

3. 修饰

0 = 需帮助　5 = 独立洗脸、梳头、刷牙、剃须

4. 用厕

0 = 依赖别人　5 = 需部分帮助　10 = 自理

5. 洗澡

0 = 依赖　5 = 自理

6. 小便

0 = 失禁或昏迷或需由他人导尿　5 = 偶尔失禁（每24小时 < 1 次，每周 > 1 次）　　10 = 能控制

7. 大便

0 = 失禁或昏迷　5 = 偶尔失禁（每周 < 1 次）　　10 = 能控制

8. 转移

0 = 完全依赖别人，不能坐（床、椅）　　5 = 需大量（2 人）帮助能坐

10 = 需少量（1 人）帮助或指导　　15 = 自理

9. 上楼梯

0 = 不能（上下一段楼梯，用手杖也算独立）　　5 = 需帮助（体力或语言指导）　　10 = 自理

10. 活动

0 = 不能步行（在病房及其周围步行，不包括走远路）　　5 = 在轮椅上独立行动

10 = 需 1 人帮助步行（体力或语言指导）　　15 = 独立步行（可用辅助器）

说明：此表是用来评定日常生活活动（ADL）能力的，是康复医学的特色及常用的量表之一。可在治疗前、中、后对患者进行评价。以患者日常实际表现作为评价依据，而不以患者可能具有的能力为准。

0 ~ 20 分 = 极严重功能障碍，生活完全依赖；21 ~ 40 分 = 严重功能障碍，生活需要很大帮助；

41 ~ 60 分 = 中度功能缺陷，生活需要部分帮助；> 60 分 = 轻度功能缺陷，但生活基本自理；

100 分 = 正常，生活完全自理

附录 19－4　卒中患者健康档案

（患者基本信息）

姓名：　　　　　性别：　　　　　年龄：　　　　　联系方式：

现住址：　　　　　　　　　　婚育史：

过敏史：　　　　　　　　　　家族史：

（亲属联系信息）

亲属姓名：　　　　关系：　　　　　联系方式：

工作地址：　　　　　　　　　　现住址：

【疾病状况】	
出院病情	主要诊断： 1. 2. 3. 其他诊断： 出院医嘱： 1. 2. 3. 4.
卒中类型 及可能病因	
危险因素评估	1. 生活方式： □吸烟： （不吸烟无须填写，吸烟患者需注明每日吸烟量及不能戒烟的原因，已戒烟患者注明戒烟年限） □ 饮酒： （不饮酒无须填写，需注明每日饮酒量及不能戒酒的原因，已戒酒患者注明戒酒年限） □ 饮食： □ 运动： （可详细填写运动量及运动方式，无法达到要求运动量时应注明原因）

续附录 19 - 4

危险因素评估	2．血压： □既往诊断及最高血压：（确诊的高血压需注明分级分组） 近期监测血压波动范围：□ ～ □ mmHg ／ □ ～ □ mmHg 本次随访血压：□ mmHg ／ □ mmHg 目前口服药物情况： （若未用药可无须填写） 调整用药方案记录： （若无调整可无须填写） 3．血糖： □既往诊断：（确诊的糖尿病需注明分型） 近期自测血糖波动范围：空腹□　餐后□ 本次随访血糖： 目前口服药物情况： （若未用药可无须填写） 调整用药方案记录： （若无调整可无须填写） 4．血脂： □ 既往诊断：（确诊的高脂血症需注明血脂类型） 本次随访血脂： 目前口服药物情况： （若未用药可无须填写） 调整用药方案记录： （若无调整可无须填写） 5．心房颤动： □既往诊断：（确诊的房颤需注明房颤率） 房颤合并危险因素： 本次随访心脏查体：心率□　脉率心律□ 　　　　　　　　　心界□ 　　　　　　　　　杂音□ □心电图： 　　　　　　　　　　　　（未进行心电图检测时需注明原因） □实验室检测结果： 　　　　　　　　　　　　（未进行抽血检测时需注明原因） 目前口服药物情况： （若未用药可无须填写） 调整用药方案记录： （若无调整可无须填写）

续附录 19 - 4

危险因素评估	6. 无症状性颈动脉粥样硬化： □既往诊断：（存在狭窄病情时需注明既往狭窄率） □颈部血管超声： 　　　　　　　　　　　　（未进行超声检测时需注明原因） 目前口服药物情况： （若未用药可无须填写） 调整用药方案记录： （若无调整可无须填写） 7. 其他危险因素（如偏头痛、睡眠呼吸障碍、高同型半胱氨酸血症等）：
功能恢复评估	1. 一般情况： 2. 神经功能状态（评分较低时注明主要扣分项，每次评分附表一同装订存入档案）： □NIHSS 评分： □mRS 评分： □MBI 评分： 3. 精神心理状态（包括抑郁症、无欲状态、焦虑状态、患者个性等。必要时可进行智能评估或进一步转诊）： MMSE 量表： 汉密尔顿焦虑量表： 汉密尔顿抑郁量表： MoCA 量表（必要时）：
治疗方案	当前用药方案： 继续康复计划： □是否规律服药：（未规律服药时需注明药物种类、停药时间、停药原因及处置方案） 用药调整： （未调整用药方案可不填写）

（张雷）

参考文献

［1］曹向宇，田成林. 急性缺血性脑卒中的影像学检查方法与进展［J］. 中华老年心脑血管病杂志，2019，21（10）：1115－1116.

［2］短暂性脑缺血发作中国专家共识组. 短暂性脑缺血发作与轻型卒中抗血小板治疗中国专家共识（2014 年）［J］. 中华医学杂志，2014，94（27）：2092－2096.

［3］国家卫生计生委脑卒中防治工程委员会. 脑卒中院前急救诊疗指导规范［J］. 中华医学杂志，2018，98（39）：3138－3147.

［4］国家卫生计生委脑卒中防治工程委员会. 中国动脉瘤性蛛网膜下腔出血诊疗指导规范（2016 年）［J］. 全科医学临床与教育，2016，14（4）：363－368.

［5］国家卫生计生委脑卒中防治工程委员会. 中国脑卒中防治指导规范［M］. 北京：人民卫生出版社，2017：164－170.

［6］国家卫生计生委脑卒中防治工程委员会. 中国脑卒中血管超声检查指导规范［J］. 中华医学超声杂志（电子版），2015，12（8）：599－610.

［7］国家卫生计生委脑卒中防治工程委员会. 中国脑卒中血糖管理指导规范［J］. 糖尿病临床，2016（2）：55－58.

［8］华扬，惠品晶，邢瑛琦. 中国脑卒中血管超声检查指导规范［J］. 中华医学超声杂志（电子版），2015，12（8）：599－610.

［9］刘亚杰. 急性缺血性脑卒中血管内治疗中国专家共识［C］. 广东省医师协会神经内科医师大会，2014.

［10］脑卒中防治系列指导规范编审委员会. 中国缺血性脑卒中血脂管理指导规范［J］. 江苏卫生保健，2015（13）：18－19.

［11］中国脑卒中防治血压管理指导规范［J］. 实用心脑肺血管病杂志，2017，25（10）：87.

［12］中国心房颤动患者卒中防治指导规范［J］. 实用心脑肺血管病杂志，2015，23（7）：60.

［13］中华人民共和国国家卫生和计划生育委员会. 脑卒中患者膳食指导 WS/T558—2017［S］. 2017.

［14］中华医学会神经病学分会，中华医学会神经病学分会脑血管病学组. 中国急性缺血性脑卒中诊治指南 2018［J］. 中华神经科杂志，2018，51（9）：666－682.

［15］中华医学会神经病学分会，中华医学会神经病学分会脑血管病学组. 中国脑血管病一级预防指南 2019［J］. 中华神经科杂志，2019，52（9）：684－709.

［16］周腾飞，朱良付，李天晓. 影响急性缺血性脑卒中血管内治疗预后的相关因素分析［J］. 介入放射学杂志，2017，26（2）：99－104.

——— 第二十章 ———

痴　呆

第一节　定义与流行病学

　　痴呆是由于脑功能障碍而产生的获得性、持续性智能损害综合征，可由神经系统退行性变（如阿尔茨海默病、额颞叶变性、路易体痴呆等）引起，也可由其他原因（如脑血管病、外伤、中毒等）导致。痴呆已经成为老年人群致死和致残的主要疾病之一，其中阿尔茨海默病（Alzheimer's disease，AD）是首要的病因。据 2018 年世界阿尔茨海默病年度报告数据显示，目前全球有 5 000 万名痴呆患者，预计到 2030 年患者人数将增至 8 200 万，而至 2050 年该数字将达 1.52 亿。据估算，2018 年全球因痴呆导致的社会经济负担约为 1 万亿美元，到 2030 年预计将增至 2 万亿美元。根据中国认知与老化研究（COAST 研究），截至 2009 年，中国有 920 万痴呆患者，其中 62.5% 的痴呆患者都是 AD 导致的。

第二节　高危人群的筛查与管理

　　痴呆的危险因素大多与疾病的病因或结局相关，可能参与其中的某些致病途径，但是其灵敏度和特异度尚不足以成为诊断标志物。根据可控情况可以将危险因素分为可干预危险因素和不可干预危险因素。目前，我国尚无公认有效的痴呆风险预测模型。

一、不可干预因素

　　不可干预的因素包括年龄、性别、遗传因素、家族史在内的多种风险因素。年龄是 AD 最大的危险因素。荟萃研究的结果显示，女性高龄人群中的痴呆患病率更高。目前已知的多个 AD 致病基因其遗传风险难以进行干预，携带这部分突变致病基因的患者约占总患者的 5%，多于 65 岁前起病。并非所有痴呆病例都合并有家族史，但如果一级亲属中有痴呆患者，疾病进展为痴呆的风险将会有不同程度的增加。

综上所述，在不可干预的危险因素方面，对于高龄、女性、一级亲属中有痴呆患者的人群需要引起重视，更应积极筛查与评估。

二、可干预因素

（1）心脑血管疾病。不同类型的脑血管疾病均可能增加痴呆风险，同时脑血管病与痴呆合并存在时，痴呆患者的认知表现更差。心血管疾病常伴随血管性危险因素，可能增加痴呆风险，同时心血管疾病本身也是痴呆发病的危险因素。

（2）血压。中年期的高血压会增加痴呆的发病风险；在老年期，血压升高对痴呆的作用逐渐减少，老年期低血压反而成为痴呆发病的危险因素。

（3）血脂。虽然老年期血脂水平与痴呆发病风险关系的研究结果目前尚缺乏一致性，但目前针对中年期血脂水平的流行病学研究结果倾向于支持总胆固醇或低密度胆固醇水平升高与痴呆发病风险相关。

（4）体重。中年期的腹型肥胖可导致痴呆发病风险增加，这与脂肪组织引起的胰岛素抵抗、晚期糖基化的终末产物增多、脂肪细胞因子水平增高有关。在老年期，体重过低与此后的痴呆风险增加相关，这可能与认知功能减退对身体状况的影响相关。

（5）吸烟与饮酒。吸烟能够显著增加痴呆的发病风险。大量饮酒者其痴呆疾病风险明显增加，同时大量饮酒本身就能够导致酒精性痴呆；此外，有研究显示，少量至中等量的饮酒表现出对 AD 和痴呆发病的保护作用。

（6）饮食。多个研究证实地中海饮食可降低 AD 发病风险，且这种保护作用独立于体力活动及伴随的脑血管疾病的影响。而过多摄入饱和脂肪酸则有负面效果。针对维生素、叶酸等其他饮食因素的研究目前尚未得到相对一致的结论。

（7）教育水平。高教育水平对认知功能有保护作用，其保护机制可能归于认知储备的增高。部分针对 AD 的研究提出，高教育水平的保护作用与脑内病理改变无关，而是提高了认知损害临床症状的阈值。

（8）体力活动与脑力活动。中年期的规律体力活动可降低痴呆的发病风险。研究显示，即使是低强度的体力活动，如散步，也显示出对认知功能减退的保护作用。此外，研究显示，在各个年龄段均可通过增加脑力活动以减少痴呆的发病风险，此类活动还可以贯穿于其他日常活动中，如复杂性工作、社交、园艺、乐器等。

（9）脑外伤。回顾性研究显示，脑外伤史能够增加 AD 发病风险，尤其是意识丧失超过 30 分钟以上的严重脑外伤史。颅脑外伤后脑内 β 淀粉样蛋白（Aβ）水平的增高可能是其潜在发病机制。

（10）其他。有研究表明，情绪、社交状况、社会经济地位等其他因素对痴呆的发病风险也具有影响。相关研究指出，有抑郁病史、社交活动的减少、独居状态等的老年人群应得到痴呆疾病筛查的关注。

三、痴呆的高危人群

基于上述众多与 AD 发病风险相关的危险因素，国外研究人员尝试编制预测痴呆发病风险的评分系统，但国内尚无公认有效的适合我国国民的痴呆风险预测模型。通过分析评分系统的共同特征，可以看到：年龄是首要危险因素，其次是教育水平及血管性危险因素；不同年龄段的血管性危险因素，如高血压、高血脂等，作用不同；在接近痴呆的高发年龄，认知功能下降、神经心理学检查及脑部磁共振检查可纳入痴呆风险预测的评估体系。高危人群的筛查的主要目的是帮助医生寻找痴呆的高危人群并对其实施早期干预。

第三节　诊　断　思　路

患者必须要有 2 项或以上的认知域受损，并导致其日常或社会能力明显减退，才能诊断为痴呆。痴呆患者除了认知障碍外，还可伴发精神行为的异常，部分患者精神行为异常的表现比认知障碍更为突出，易被误诊为精神分裂症等疾病，尤其是对于较年轻的患者。

痴呆的诊断主要分三个步骤进行：①明确是否为痴呆；②明确痴呆的病因；③明确痴呆的严重程度。

一、确立痴呆诊断

（一）病史采集及记录

病史采集要点包括：①详细采集认知障碍的起病时间、可能的诱发因素或事件、起病形式（急性起病或隐匿起病等）；②具体表现（如记忆、语言、视觉空间技能、执行功能、运用、计算等各认知域的损害情况，可以通过日常生活中的具体事例进行描述）；③进展方式（进行性加重或阶梯样进展等）；④认知障碍对日常能力和社会功能的影响程度；⑤是否伴有精神和行为症状，精神行为症状的具体表现（如抑郁、焦虑、幻觉、行为与人格改变）及与认知障碍发生的先后顺序；⑥是否有肢体功能障碍或其他系统疾病的临床表现；⑦是否进行过诊治，使用过的药物及疗效。

详细采集既往病史，尤其注意询问与认知障碍相关的疾病或诱发因素：①中枢神经系统疾病，如颅脑外伤、脑血管病、脑炎、帕金森病、癫痫、睡眠呼吸障碍等。②系统性疾病，如甲状腺功能障碍、长期腹泻或营养不良（维生素缺乏）、血管风险（如糖尿病和高血压）、肝肾功能不全等。③中毒性疾病，如一氧化碳中毒、重金属中毒。④询问患者是否有不良嗜好及生活习惯，如冶游史、酗酒、药物滥用等，这部分病史患者往往不会主动提供。痴呆通常要与抑郁鉴别，但研究表明抑郁患者常合并认知障碍。⑤询问患者出生的情况，以及儿时的智力及发育情况，排除精神发育迟滞。

（二）体格检查及实验室检查

对疑似痴呆患者进行体格检查及实验室检查以排除可逆性原因所致的衰退或意识障碍，并进行神经心理评估。

体格检查包括一般体格检查和神经系统检查。一般体格检查包括生命体征（如体温、心率、呼吸、血压）、面容、皮肤黏膜、头颅、颈部、心肺、腹部、四肢及关节等检查，主要是排查神经系统以外的疾病。神经系统查体应包括意识（意识水平和内容）、高级皮层功能（语言、理解力、定向力、远近记忆力、计算力、判断力、执行能力等）、脑神经、运动系统（肌容积、肌张力、肌力、不自主运动、共济、步态）、感觉系统（浅感觉、深感觉、复合感觉）、反射（浅反射、深反射、病理反射）和脑膜刺激征等的检查。

实验室检查方面，社区医疗机构可根据自身条件进行安排，主要的是常规的血液检测，如血常规、红细胞沉降率、电解质、血钙、血糖、肝肾功能、甲状腺功能、梅毒、艾滋病等相关检测。若仍未能明确病因，则要转上级医疗机构完善维生素 B_{12}、重金属、药物或毒物检测、脑脊液检查（T-tau、P-tau、Aβ1-42、14-3-3 蛋白、自身免疫性脑炎抗体、副肿瘤相关抗体）、颅脑影像学检查（CT、MRI、PET）、电生理检查（脑电图、诱发电位和事件相关电位）、基因检测、脑组织活检等。

神经心理评估包括三部分内容：认知功能、日常和社会能力、精神行为症状。认知功能评估常用 MMSE（附录 20 – 1）、MoCA（附录 20 – 2）、画钟测验等。日常和社会能力的评估包括基本日常能力和工具性日常能力，前者指独立生活所需的最基本的能力，如穿衣、洗漱、进食、如厕等，后者指复杂的日常或社会活动能力，如交际、投资、旅行等。社会功能问卷是最常用的评估工具。精神行为症状最常见的表现包括淡漠、焦虑、抑郁和夜间行为异常。精神行为症状（即使是轻度）是轻度认知障碍向痴呆转化的危险因素，且精神行为症状的数目、程度与轻度认知障碍转化为痴呆的风险和恶化的速度成正比。此外，精神行为症状会对痴呆患者照料者造成极大的困扰。因此，临床应对精神行为症状进行关注和评价。

由于患者本人可能因为认知损害及自知力缺乏难以提供完整的病史，甚至会因为虚构、妄想等精神症状提供错误的病史，因此，病史应尽可能获得知情者证实或补充。对于知情者，应按其对患者病情的熟悉程度进行选择，如首先选择与其共同生活的亲属或照料者，其次选择与其有日常交往的朋友和同事等。

当确认患者的认知障碍是由可逆性原因（包括谵妄、抑郁、颅内感染或者药源性认知功能损害）所致而社区无相应处理条件时，或检查后仍然无法确定是否为痴呆时，应建议患者转诊到具有专业的痴呆诊断条件的医疗机构（如记忆门诊等）。

当患者疑出现快速进展的痴呆时，应建议其到神经科门诊行进一步的检查和诊断。

（三）诊断标准

对于既往智能正常，之后出现认知功能下降或精神行为异常，对工作能力或日常生活造成影响，且无法用谵妄或其他精神疾病进行解释的患者，可拟诊为痴呆。认知功能或精神行为异常可通过病史采集或神经心理评估客观证实，且至少具备以下 5 项中的 2 项：①记忆及学习能力受损；②推理、判断及处理复杂任务等执行功能受损；③视空间能力受损；④语言功能（听、说、读、写）受损；⑤人格、行为或举止改变。

国际痴呆诊断标准：① WHO 的《国际疾病分类》第 10 版（International Classification of Diseases，10th edition，ICD-10）；②美国精神病学会的《精神疾病诊断与统计手册》第 4 版修订版（Diagnostic and Statistical Manual of Mental Disorders，4th edition，revised，DSM-Ⅳ-R）。

二、明确痴呆的病因

痴呆的病因很多，治疗效果和预后可以相差很大。不同原因的痴呆其起病和发展模式不同，对各个认知域的影响的程度不同，体征也不一样，这些临床特征上的差异有助于痴呆病因的鉴别。若隐匿起病，进行性加重，病史中无其他可能导致认知障碍的疾病，无神经系统局灶体征或仅累及某一系统（最常见为锥体外系），常提示为神经变性病所致痴呆。若痴呆急性起病，伴有神经系统局灶体征，急性期后认知功能有一定程度恢复；随后处于平台期，则常见于血管性和感染性疾病，此种痴呆的另一特点为认知障碍可随原发病的反复呈阶梯样进展，少数患者可仅表现为痴呆而不伴有神经系统局灶体征。中毒和系统性疾病导致的认知障碍多表现为亚急性起病，认知障碍随原发疾病波动，因常合并其他系统受累，故伴有相应的症状体征。

痴呆的诊断确立后，医生要结合上述病史采集的内容和体格检查的情况进行综合分析，对痴呆的病因做出初步判断，然后选择合适的辅助检查进一步对病因进行鉴别，最终确定痴呆的可能病因，进行诊断时尤其注意要先考虑可治性、可逆性痴呆。

导致痴呆的神经变性疾病主要有以下几种。

（一）阿尔茨海默病：痴呆

阿尔茨海默病主要表现为：进行性的智能下降；早期以近记忆力受损为主；病程长，以痴呆症状为主，2～3年后达极期；晚期可有明显的锥体外系症状等。MRI显示海马萎缩是本病的早期征象。病理上，脑部弥漫性萎缩、三脑室、侧脑室异常扩大，海马萎缩明显，颞、顶、前额叶萎缩，镜下病理以老年斑、神经元纤维缠结、神经元减少为主要病理特征。脑脊液中的tau蛋白和β淀粉样蛋白最近受到较多的关注。

（二）路易体痴呆：痴呆＋锥体外系＋视幻觉

进行性痴呆合并波动性认知功能障碍、帕金森综合征及反复发作的视幻觉常提示为路易体痴呆。就临床而言，一般先出现痴呆，后出现帕金森症候群或者痴呆发生在帕金森症候群1年之内。帕金森病引起的痴呆往往是运动症状之后，且会在很多年之后，同时视幻觉很少见，而且对左旋多巴反应欠佳。

（三）额颞叶痴呆：痴呆＋额颞叶萎缩

额颞叶痴呆分为很多不同亚型，如匹克病性痴呆（Pick病）、额叶痴呆、原发性进行性失语等，表现为缓慢出现的人格改变、言语障碍及行为异常。Pick病以早期人格改变，自知力差和社会行为衰退，而遗忘出现较晚为特点；空间定位和认知障碍也出现较晚。诊断主要依靠临床。同时，CT或者MR可显示额叶或颞叶不对称萎缩。

（四）帕金森病痴呆：痴呆＋锥体外系

帕金森病痴呆（parkinson disease with dementia，PDD）具有少动、强直、震颤（静止性）、姿位障碍（屈曲位）的帕金森病四主征；另外，其合并面具脸、上肢缺乏连带运动、慌张步态等。除了帕金森锥体外系症状之外，患者的痴呆症状常常在运动症状之后，而且往往是很长时间以后才出现（AD首先出现认知下降，之后出现锥体外系症状）。认知功能下降主要表现为近记忆力下降，定向力障碍，晚期可出现视幻觉。

（五）进行性核上性麻痹：痴呆＋锥体外系＋后组颅神经症状

进行性核上性麻痹（progressive supranuclear palsy，PSP）的症状对称出现（少动、强直），也可合并痴呆。躯干姿位与帕金森病明显不同，为伸展位，患者多表现为"昂首挺胸"，行走时可有摆臂动作。患者多有眼部症状，这是本病的一种特殊表现，患者均有向上和向下双眼凝视麻痹。PSP患者多对左旋多巴无反应或反应较差。PSP多发生于51～60岁男性，隐袭起病，逐渐加重，于发病后2～3年内出现下列症状：①精神症状。②核上性眼球运动障碍。③锥体外系症状，颈部肌张力障碍为本病重要症状。④假性延髓性麻痹。可有各种非恒定的小脑和锥体束症状和体征。血液、脑脊液和脑电图等检查无异常；气脑造影和CT可见脑室轻度扩大。

（六）血管性痴呆

在非神经变性疾病所致痴呆中，血管性痴呆（vascular dementia，VaD）最为常见，其症状多样，主要取决于脑内受损部位，可以在卒中后突然发生，也可以阶梯式进展、有波动性或呈慢性病程。临床症状特点可有：①执行功能障碍表现突出，包括计划性、主动性、组织性、抽象思维、冲突解决能力等。②临床症状也可以表现为抑郁、焦虑和激越等精神行为症状。③可存在注意力无法集中、分析情况与决策能力下降、近记忆力和计算能力下降等症状，上述症状相对于执行功能障碍易被忽略。④伴随症状：可伴有脑血管病的临床表现，表现出脑局灶性功能障碍的症状和体征。

其他引起急性、快速进展性痴呆的病因包括感染性、代谢性、中毒性、自身免疫性疾病，以及肿瘤、外伤等，其中以病毒性脑炎、韦尼克（Wernicke）脑病、自身免疫性脑炎、一氧化碳中毒、桥本脑病等较多见。

三、判定痴呆严重程度

对痴呆严重程度的确定包括三个方面：临床表现、日常能力受损情况及认知评估。临床一般常用日常生活能力量表（activity of daily living scale，ADL）、临床痴呆评定量表（clinical dementia rating，CDR）或总体衰退量表（global deterioration scale，GDS）做出痴呆严重程度的诊断。对于不能完成神经心理评估者，可根据以下标准判断痴呆的严重程度：①轻度。主要为近记忆力受损，但患者仍保持独立生活的能力。②中度。记忆障碍较严重，且对其独立生活能力造成影响，可伴有大小便功能障碍。③重度。智能损害严重，生活不能自理，完全依赖他人照顾，有明显的大小便功能障碍。

第四节　防治要点

对痴呆的预防主要是识别及控制危险因素，如心脑血管疾病、高血压、血脂异常、糖尿病、肥胖、吸烟、饮酒等。一旦诊断为痴呆，则要根据不同的病因进行针对性治疗，若不能根治，则应尽量延缓病情。

药物治疗（表20-1）是目前痴呆的主要治疗方法，以改善症状、阻止病情进展为目标。对于不可逆的疾病所致的痴呆，早期可单药治疗，随着病情的进展，后期常需要联合使用多种药物，主要的药物包括多奈哌齐、卡巴拉汀、加兰他敏和美金刚。胆碱酯酶抑制剂（多奈哌齐、卡巴拉汀、加兰他敏）是治疗轻中度AD的一线用药，它们在改善认知功能、提高日常生活能力及临床总体变化方面有确切疗效，其中多奈哌齐和卡巴拉汀透皮贴剂也可用于中重度AD治疗。中重度AD推荐应用美金刚，其可改善认知功能、日常生活能力、临床总体变化及精神行为症状。对于已服用胆碱酯酶抑制剂的中重度AD患者，可加用美金刚联合治疗，能有效改善认知功能和日常生活能力。

非药物治疗和药物治疗同等重要，包括行为、物理和环境改善策略等，治疗目的是提高患者生活能力和生活质量，以及减轻照料者的照料负担。

表20-1　痴呆的药物治疗

药物名称	适用阶段	用量	治疗效果	管理要点	不良反应
多奈哌齐	所有阶段	轻中度（5～10 mg）：起始5 mg qd，可增至10 mg qd 中重度（10～23 mg）：起始5 mg qd，可增至10 mg qd，3个月后增至23 mg qd	有效改善认知水平、日常生活水平及临床总体变化	睡前服用；与食物一起服用减少胃肠道反应；胃肠道症状通常1～3周消失	易出现腹泻、恶心、呕吐、肌肉痉挛、头晕、体重减轻等，卡巴拉汀透皮贴剂可明显改善胃肠道副作用，随着药物剂量增加，不良反应发生率升高
加兰他敏	轻中度	起始4 mg bid，持续4周后可调至最适剂量，最大可增至32 mg qd	明显改善认知水平、日常生活能力及临床总体变化	整颗顿服，不要嚼碎	
卡巴拉汀	轻中度	口服：起始1.5 mg bid，逐渐增加，最大可至6 mg bid 透皮贴剂：起始4.6 mg/24 h，4周后可增至9.5 mg/24 h，最大可增至13.3 mg/24 h	改善认知水平，较高剂量透皮贴剂（13.3/24 h）可同时改善日常生活能力和临床总体变化	透皮贴剂：每次贴剂应贴于新的皮肤之处，每处14天内不能重复，在行MRI检查前取下贴片	

续表 20 – 1

药物名称	适用阶段	用量	治疗效果	管理要点	不良反应
美金刚	中重度	起始 5 mg qd，4 周后可逐渐加量至维持剂量 10 mg bid	改善认知水平及日常生活能力		耐受性高，较少患者服用后会发生不良反应，通常为轻至中度不良反应，主要包括幻觉、意识模糊、头晕、头痛和疲劳等
多奈哌齐 + 美金刚	中重度	FDA 批准：美金刚（10 mg bid）+ 多奈哌齐（10 mg qd）	比单用美金刚治疗中重度 AD 有效，二者有一定的协同作用，可有效改善认知水平及日常生活能力		耐受性较大，不良反应主要为恶心、呕吐、腹泻等消化道症状

第五节　管　理　策　略

对痴呆患者社区管理的研究主要集中在老年性痴呆（阿尔茨海默病），因此下面主要介绍老年性痴呆患者的社区管理。

一、社区早期预防与人群管理

积极采取措施构建老年性痴呆社区早期预防与人群管理体系，可以有效地提高老年性痴呆患者及时就诊率，控制或延缓患者的病程进展，降低和延缓老年性痴呆的发生，从而降低老年性痴呆带来的家庭和社会负担。同时，在社区开展老年性痴呆早期预防与人群管理可以有效提高社区人群对老年性痴呆相关知识的知晓率，进而促进社区人群转变对老年性痴呆患者及其家庭的态度，建立健康的行为生活方式。

总体说来，老年性痴呆社区早期预防与人群管理的重点有两类人群：一是老年性痴呆高危人群，如老年人和轻度认知障碍患者；二是已确诊的老年性痴呆患者。

对于第一类人群，即老年性痴呆高危人群，多层次老年性痴呆社区早期预防与人群管理干预方案的内容应以健康教育、健康咨询为主，辅以长期照料技能培训。提高高危人群（女性、高龄、受教育程度低等老年人）及其家人对老年性痴呆的正确认知，使得高危人群自觉或在家人支持下改变其不良行为生活方式，采取老年性痴呆早期预防相关健康行为，从而降低老年性痴呆的发病率。同时，让高危人群及其家人提前预知老年性痴呆疾病发生和发展进程、学习和掌握老年性痴呆相关长期照料技能，做好相关信息、技能和心理准备。

对于第二类人群，即已确诊的老年性痴呆患者，多层次老年性痴呆社区早期预防与人群管理干预方案应采取以长期照料技能培训为主，辅以老年性痴呆疾病发展进程相关知识的健康教育和健康咨询，对象主要是老年性痴呆患者的家庭照料者或者长期照料人群（如家庭保姆等）。随着老年性痴呆患者病情的进展，其临床症状会越来越明显，多层次老年性痴呆社区早期预防与人群管理方案既要提醒患者家庭成员随着老年性痴呆的疾病进展应该搜集哪些可用的信息，也要积极培训老年性痴呆患者的照料者在病程的不同时期所需的照料技能，并定期给予照料者和患者家人以个性化的心理咨询与心理支持，使得照料者和患者家人有信心、积极地应对患者的病情变化，采取积极、有效的照料以尽量延缓患者的病情进展，提高生命质量。老年性痴呆是一种典型的慢性病，病程长且不可逆，一旦发病将造成巨大的家庭和社会负担。由于目前尚无有效的治疗方法，开展老年性痴呆早期预防是最可行、成本效益最好的方法之一。因此，构建老年性痴呆社区早期预防与人群管理体系的首要原则，是秉持早期预防为主的理念。

构建老年性痴呆社区早期预防与人群管理体系还需要建立科学、合理的包括公共卫生部门、医疗服务机构、社会服务与管理组织、其他政府相关部门等在内的横向和纵向的多部门合作机制。例如，老年性痴呆社区早期预防应以病因预防和临床预防为主、面对社区人群（特别是老年人、轻度认知障碍等老年性痴呆高危群体），这就要求基层医疗卫生服务机构（社区卫生服务中心、社区卫生服务站、村卫生室等）和基层社会服务与管理组织（社区居委会等）横向合作。随着老年性痴呆患者病情进展到不同阶段，要求基层医疗卫生服务机构和综合/专科诊疗机构间纵向合作。

二、痴呆患者的照顾者的培训

（1）家庭常用的消毒、隔离基本知识。

（2）协助患者洗脸、漱口，卧床患者在床上梳头、洗头、擦浴、剪指（趾）甲及更衣的方法。

（3）协助患者进餐、饮水的方法。

（4）协助患者大小便及观察大小便的方法。

（5）褥疮的观察、预防方法。

（6）热水袋、冰袋的使用方法。

（7）体温表、血压表的正确使用及脉搏的测量方法。

（8）准确记录膳食中（含水）的出入量。

（9）铺床法及卧床患者床单更换法。

（10）协助卧床患者取舒适卧位、翻身，以及运送患者的方法。

（11）老年患者居家及户外的安全管理和交流技巧。

三、巩固与培养患者的自理能力

在痴呆的早期，患者仍有基本的自理能力，通过自我照顾而满足自身生活需求有利于患者生理、心理及社交的健康。因此，对早期痴呆患者进行护理时要尽可能地维护其独立性，容许其最大限度地独立，重视强化个体自我照顾能力，让患者自己完成力所能及的日常活动，不能为了提高工作效率而完全代劳。但当其无法独立完成时，则要适时提供必要的协助。

四、良好的居家环境与生活方式

（一）日常生活

伴有认知障碍的老年人在卫生、饮食、大小便、起居等日常生活方面的自理能力较差，需要照顾者的督促或协助。照顾者要与患者一起制订时间表，要求每天起床、进餐、活动或锻炼、学习、就寝等时间固定，形成规律的生活，并保证足够时间的休息、睡眠，以及保持个人清洁卫生。鼓励其参加社区组织的各项社会活动。

对轻度认知障碍的患者，应督促其自己料理日常生活，如烹饪、打扫卫生、购物，鼓励其参加各种活动，使其与周围环境有一定接触，保持原有的兴趣，并尽可能培养新的兴趣，从而维持思维和情绪活跃，延缓精神衰退。

对中、重度痴呆患者，要尽可能维持其生活自理能力，安排一定时间训练其梳洗、进食、叠衣被、如厕等；可由照顾者定时陪伴患者外出、认路、认房门等。指导其进行轻体力劳动，如擦桌子、扫地等。在交谈时有意识地加强其思维、记忆、计算能力等的训练。对有言语障碍者进行口语锻炼。还可以借助电脑或手机上的相关软件和程序对其认知功能进行训练。对于卧床者则要加强肢体功能康复训练，包括主动运动和被动运动，防止关节挛缩、肌肉强直。

（二）宜居环境

除规律生活外，对痴呆患者应提供安全、方便、舒适的生活环境。光线充足、每天定时开窗通气1～2次，每次20～30分钟，以利于室内空气清新。保持走道通畅、平坦、干洁，门槛、阶梯不宜过高，通道宜安放扶手（居家时也可利用家具如柜子等代替扶手），以利于患者行走；提供舒适的床如硬板床、软床垫，睡前避免噪声、强光和蚊虫叮咬；厕所不宜太远，行动不便者床边放便器，以坐便器为好。

冬季室内温度在20～22℃为宜，根据家庭经济和患者身体条件，做好保暖措施。夏季注意防暑，老年人体温调节功能下降，居住环境温度不宜过高，可根据实际条件采取可行的降温措施，如遮蔽强阳光或适当使用电扇或空调，但温度不宜过低。

沐浴安全：一般情况的沐浴水温在40～45℃，浴室温度在22～24℃为宜，每次时间不超30分钟，间隔次数应适应季节变化。冬季沐浴应先升高室温再沐浴，在保温的同时注意不要门窗紧闭，以防湿度过高致室内缺氧。沐浴时无须锁门，以免发生意外时救助困难。此外，饭后不宜立即沐浴。

（三）规律作息与充足的睡眠

清晨起床动作不宜过速，以防直立性低血压。保证充足的睡眠，不熬夜、不贪睡，午休可作为晚间睡眠不足的补充，以保证睡眠质量。晚间睡前可用温水泡足，并注意足趾甲平剪，以预防甲沟炎。

（四）个人卫生

保持口腔卫生，每日刷牙 2～3 次，而且要使用正确的刷牙方法。晨起主动咳嗽有利于支气管通畅和肺泡的扩张，减少肺部感染的机会。进食后漱口，有义齿者要经常清洁义齿，夜间睡眠可摘下，以预防牙龈感染、损伤；每日洗脸，勤剪指甲，定期洗头、洗澡，勤换内衣、被褥；注意眼睛卫生，定期检查以预防白内障、青光眼；注意全身皮肤清洁与保护，预防感染及外伤；定时排便、预防便秘，注意便前、便后洗手，清洁用具应专物专用。外出不憋尿、平日多饮水，除晨起一杯水外，其余时间饮水要注意多次少量以预防口腔内炎症和泌尿系统、呼吸道感染，每日饮水不少于 2 000 mL。坚持冷水洗脸的耐寒训练，以预防感冒。采取措施制止随地大小便、捡地上东西吃等不卫生行为。根据天气变化及时添减衣被，居室常开窗换气，被褥常晒太阳。长期卧床者要加强护理，定期翻身、拍背，预防褥疮、坠积性肺炎等并发症。

（五）着装

着装以实用为主，便于穿脱，衣着应尽量保持清洁、舒适、柔软、宽松，避免静电，内衣以纯棉为宜。

（六）愉悦身心

（1）兴趣培养。坚持开展身心健康活动，如养花、养鱼、画画、散步、写书法、弹奏乐器、打太极拳等，使患者充分感受生活的乐趣，保持轻松、愉快的心情。

（2）心理调适。指导其控制情绪，注重家庭和睦，与子女做朋友，处理好婆媳、翁婿关系。

（3）指导自我放松。目的：通过放松情绪，改变紧张的精神状态，可起到预防心因性疾病的作用。方法：选清静的环境，采用轻松自然的姿势，使全身肌肉放松。闭眼，做一次深呼吸。听一段轻松愉快的音乐，随着音乐的节奏，轻轻地哼唱，或用其他方法来转移注意力，如轻闭双眼，想着一幅宁静、安适的景色。

五、膳食管理

（一）饮食管理

痴呆患者的饮食要做到一日三餐定量、定时，尽量保持其平时的饮食习惯。一般早餐多食含蛋白质丰富的食物，如牛奶、豆浆、鸡蛋等；午餐则应食种类丰富的食物；晚餐以清淡食物为佳，不宜过饱。多数患者因缺乏食欲而少食甚至拒食，直接影响营养的摄入，这种情况应选择营养丰富、清淡宜口的食品，荤素搭配，食物温度适中，无刺、无骨，易于消化。此外，通过改善食物的外观也有助于提高患者的食欲。对吞咽有困难者采取缓慢进食，以防噎食及呛咳。少数患者会出现食欲亢进、暴饮暴食，此时则要适当限制食量，以防止其因消化吸收不良而出现呕吐、腹泻，也避免摄入热量过多导致肥胖。还要注意饮食卫生，保持餐具清洁，饭前便后要洗手，防止病从口入。

（二）营养平衡与饮食搭配

适当控制热量摄入，减少摄入高糖、高脂肪食物，多食蔬菜、水果等。食用植物油和低盐饮食，每天限盐（不超过 5 g）。适当增加富含钙质的食物摄入，如奶类及奶制品、豆类及豆制品、核桃、花生等。鼓励患者和家人或照顾者一同进餐以保证获得较均衡的营养，同时也能体会到进食的乐趣。

（三）合理烹调

烹调时要使食物的营养成分不被大量破坏，易消化吸收，提高对营养的利用率，限制油炸、过黏和过于油腻的食物。对有吞咽障碍者，可将食物加工成菜汁、菜泥、肉末、膏、羹等。

（四）恰当的进餐方式

有能力自己进餐的痴呆患者，应鼓励其自己吃饭；进餐有困难者可用特殊餐具，尽量维持其进餐能力；完全不能自己进餐者，应喂食；不能经口进食者，可在护士指导下，通过鼻饲等方法摄入流质食物。

（五）休息与睡眠

良好的休息有利于解除疲劳，促进疾病的恢复。合理的休息应贯穿于整天的活动中。休息应注意质量，合理安排日常生活，使其劳逸结合，站立、坐卧、活动、读书、看电视等时间不宜过久。对于患者的睡眠问题，应分析其原因，逐步调整，使其养成良好的睡眠习惯，提高睡眠质量，改善健康状态。

六、安全防护

痴呆患者常常会发生一些意外事故，如跌倒、坠床、呛噎、服错药、交叉感染等，而且痴呆患者常常对自身的能力认识不足，出现勉力而为的情况，更加容易发生各种意外。因此，社区医务人员应注意采取必要的措施保证痴呆患者的安全。

（一）预防跌倒

发生跌倒的原因可分为自身因素和外部因素两部分。自身因素包括机体功能退化、身体控制平衡能力下降、听力和视力减退、直立性低血压等。外部因素则包括穿着不合体（如穿平底拖鞋、裤脚过长等），地面湿滑、不平，光线不足，走道有障碍物等。社区医务人员应对痴呆患者的居家情况等进行评估，通过健康教育，让其意识到安全的重要性，并与患者及其家属共同制订计划，采取安全保护措施，以预防跌倒。具体措施如下。

（1）光线充足。居住的环境应有足够的光线，特别在卧室与卫生间之间应有良好的夜间照明设施。

（2）居室布置合理。生活环境的布局应尽量符合患者的生活习惯和生活需要，家具的选择与摆设应方便其使用，过道保持通畅无障碍物。

（3）穿着合体。避免裤腿过长影响行走，甚至导致跌倒。鞋袜大小要合适，有利于走路时维持身体平衡，尽量不穿拖鞋或穿有防滑设计的拖鞋。

（4）地面平整防滑。室内尽量不设置门槛，地面应防湿、防滑。厕所应安装坐便器和扶手。浴池不宜过高，便于进出；浴池边要垫防滑胶毡。对于能独立沐浴或如厕的患者，卫生间不锁门，以免发生意外时施救者无法进入。沐浴开始后，照顾者应不断与其交流，如询问水温等，以及时了解突发情况。

（5）动作适度。变换体位时动作不宜过快，尤其是起床及久蹲后站起时，以防止直立性低血压。在行走前应先站稳，再起步；对行动不便者，应有人搀扶或使用拐杖和助行器等辅助工具。

（6）注意外出安全。对于认知障碍较轻的患者，外出应避开上下班高峰，不要远离居所。对于认知障碍较重的患者，外出时需要有人陪同，并鼓励其穿戴色彩鲜艳的衣帽，以便引起路人和驾驶员的注意，减少意外伤害的危险，出门需携带写有姓名、地址、联系电话的求助卡。

（二）预防坠床、坠楼等意外

尽量选用宽大舒适的床具，尤其是对于翻身幅度较大或身材高大者，必要时，睡觉时床边用椅子等家具进行挡护；夜间卧室内应留置光线柔和的长明灯，或者在床头床旁等位置安装电灯的开关，以避免患者夜间起床上厕所时因看不清床界而坠床。合并意识障碍者应加用床栏，必要时请家人或保姆陪住。居住在高层楼房的痴呆患者，为防止其不慎坠楼，应设置安全防护，如加高窗台、关好阳台等。

（三）预防呛噎

进食时要安排专人照看，避免平卧时进食，应尽量采取坐位或半卧位。嘱患者集中注意力，进食速度宜慢，宜小口进食，尽量不给鱼和骨头一类的食物。吃干食呛咳者，进食前准备水；进稀食易呛者，可加入增稠剂将食物加工成糊状；饮水呛咳者，可加入凝固粉将水变成糊状或果冻状。

（四）用药安全

对于痴呆患者，容易发生漏服、误服等情况，社区医务人员及患者家属需对此提高警惕。照料者要保管好药物，患者服药时，要送服到口并确认其咽下。

（五）预防感染

流感季节，应避免到人多的公共场所，室内保持通风透气，以预防感染。痴呆患者常常会缺乏对疾病的防护意识，社区医务人员及其家属需要指导和协助其做好预防感染的措施。

七、建档和随访

对痴呆患者应建档管理，详细记录其基本资料、痴呆严重程度、危险因素、用药情况等，并进行定期随访，了解其痴呆进展速度、危险因素控制情况、用药依从性，同时向照料者采集相关信息，以便动态监测患者的病情，及时发现各种风险，做好防范措施或转诊，也便于为专科医师提供有价值的临床资料。

八、转诊指征

有以下情况之一者，应及时转往上级医院：
（1）痴呆快速进展。
（2）出现严重的精神行为异常。
（3）出现严重的并发症。
（4）怀疑患者先前的痴呆病因诊断可能存在误诊。

第六节 管 理 流 程

痴呆的管理流程见图 20 – 1。

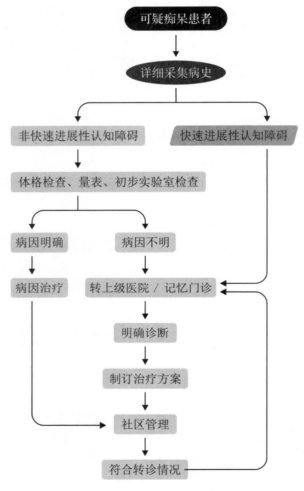

图 20 – 1　痴呆的管理流程

附　　录

附录 20 - 1　简易智力状态检查量表（MMSE）

姓名_____　性别___　年龄___　科室_____　住院号_____　床号_____
文化程度_____　诊断_____

	分数	最高分
定向力 现在是星期几？　几号？　几月？　什么季节？　哪一年？ 我们现在在哪里：省？　市？　医院？　科室？　第几层楼？	（　） （　）	5 5
记忆力 现在我要说 3 样东西的名称，在我讲完后，请您重复 1 遍。请您记住这 3 样东西，因为几分钟后要再问您的。（请仔细说清楚，每一样东西 1 秒钟） "皮球""国旗""树木" 请您把 3 样东西说 1 遍（以第一次答案记分）	（　）	3
注意力和计算力 请您算一算 100 减去 7，然后从所得数目再减去 7，如此一直计算下去，请您将每减一个 7 后的答案告诉我，直到我说"停止"为止。（若错了，但下一个答案是对的，那么只记 1 次错误）。 93　　　86　　　79　　　72　　　65	（　）	5
回忆能力 现在请您说出刚才我让您记住的哪三样东西？ "皮球""国旗""树木"	（　）	3
语言能力 (出示手表) 这个东西叫什么？ (出示钢笔) 这个东西叫什么？ 现在我要说一句话，请您跟着我清楚地重复 1 遍。 "四十四只石狮子" 我给您一张纸，请您按我说的去做，现在开始：用右手拿着这张纸，用两只手将它对折起来，放在您的大腿上。（不要重复说明，也不要示范） 请您念一念这句话，并且按它的意思去做。（见注释） 您给我写一句完整的句子（句子必须有主语、谓语、宾语）。 记下所叙述句子的全文	（　） （　） （　） （　） （　） （　）	1 1 1 3 1 1

续附录 20 - 1

这是一张图，请您在同一张纸上照样画出来 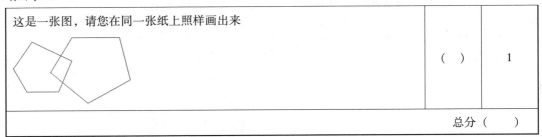	（　）	1
	总分（　　）	

注：（1）该量表包括以下 7 个方面：时间定向力、地点定向力、即刻记忆、注意力及计算力、延迟记忆；语言、视空间。共 30 项题目，每项回答正确得 1 分，回答错误或答不知道评 0 分，量表总分范围为 0 ～ 30 分。

（2）测验成绩与文化水平密切相关，正常界值划分标准为：文盲 >17 分，小学 >20 分，初中及以上 >24 分。分数为 27 ～ 30 分时认为正常；分数 <27 认为有认知功能障碍：分数为 21 ～ 26 分，轻度；分数为 10 ～ 20 分，中度；分数为 0 ～ 9 分，重度。

（3）在本测试纸张背面需打印"闭上你的眼睛"，字体黑体，字号需初号及以上。

附录 20-2 蒙特利尔认知评估量表（MoCA 量表）

姓名：　　　　性别：　　　　出生日期：　　　　教育水平：　　　　检查日期：

视空间与执行功能	得分
⑤结束　戊　甲　①开始　乙　②　丁　④　③　丙　　[　]　　[　]　　复制立方体　　画钟表（11 点过 10 分）（3 分） 轮廓 [　]　　指针 [　] 数字 [　]	＿＿/5

命名	
[　]　　[　]　　[　]	＿＿/3

记忆	读出下列词语，然后由患者重复上述过程 2 次，5 分钟后回忆		面孔	天鹅绒	教堂	菊花	红色	不计分
		第一次						
		第二次						

注意	读出下列数字，请患者重复（每秒 1 个）	顺背 [　]	21854	＿＿/2
		倒背 [　]	742	

读出下列数字，每当数字出现"1"时，患者敲一下桌面，错误数大于或等于 2 不给分	[　] 52139411806215194511141905112	＿＿/2

100 连续减 7	[　] 93	[　] 86	[　] 79	[　] 72	[　] 65	＿＿/3
4～5 个正确给 3 分，2～3 个正确给 1 分，全部错误为 0 分						

语言	重复：我只知道今天张亮是过来帮忙的人。[　] 狗在房间的时候，猫总是躲在沙发下面 [　]	＿＿/2
	流畅性：在 1 分钟内尽可能多地说出动物的名字。[　] ＿＿＿＿＿＿＿（N≥11 名称）	＿＿/1

续附录 20－2

抽象	词语相似性：香蕉—橘子＝水果　　[　] 火车—自行车　　[　] 手表—尺子						＿＿/2
延迟回忆	回忆时不能提醒 [　]	面孔 [　]	天鹅绒 [　]	教堂 [　]	菊花 [　]	红色 [　]	仅根据非提示记忆得分	＿＿/2
	分类提示：							＿＿/2
	多选提示：							＿＿/2
定向	日期 [　]　　　月份 [　]　　　年代 [　]　　　星期几 [　] 地点 [　]　　　城市 [　]							＿＿/6
总分								＿＿/30

注：（1）本量表是一个用来对认知功能异常进行快速筛查的评定工具。包括注意与集中、执行功能、记忆、语言、视结构技能、抽象思维、计算和定向力 8 个认知领域的 11 个检查项目。敏感性高，覆盖重要的认知领域，测试时间短，适合临床运用，对于轻度认知功能障碍（mild cognitive impairment，MCI）的筛查更具敏感性。

（2）右侧栏目中各项得分相加即为总分，满分 30 分。量表设计者的英文原版应用结果表明，如果受教育年限≤12 年则加 1 分，最高分为 30 分。≥26 分属于正常。

（张雷）

参考文献

[1] 代宝珍. 老年痴呆症社区早期预防与人群管理研究 [M]. 北京：科学出版社，2018.

[2] 贾建平，苏川. 神经病学 [M]. 北京：人民卫生出版社，2018.

[3] 吴浩，蔺惠芳. 老年痴呆的社区防治与护理 [M]. 北京：人民军医出版社，2011.

[4] 中国痴呆与认知障碍诊治指南写作组，中国医师协会神经内科医师分会认知障碍疾病专业委员会. 2018 中国痴呆与认知障碍诊治指南（八）：快速进展性痴呆的诊断 [J]. 中华医学杂志，2018，98（21）：1650－1652.

[5] 中国痴呆与认知障碍诊治指南写作组，中国医师协会神经内科医师分会认知障碍疾病专业委员会. 2018 中国痴呆与认知障碍诊治指南（二）：阿尔茨海默病诊治指南 [J]. 中华医学杂志，2018，98（13）：971－977.

[6] 中国痴呆与认知障碍诊治指南写作组，中国医师协会神经内科医师分会认知障碍疾病专业委员会. 2018 中国痴呆与认知障碍诊治指南（九）：中国记忆障碍门诊建立规范 [J]. 中华医学杂志，2018，98（21）：1653－1657.

[7] 中国痴呆与认知障碍诊治指南写作组，中国医师协会神经内科医师分会认知障碍疾病专业委员会. 2018 中国痴呆与认知障碍诊治指南（六）：阿尔茨海默病痴呆前阶段 [J]. 中华医学杂志，2018，98（19）：1457－1460.

[8] 中国痴呆与认知障碍诊治指南写作组，中国医师协会神经内科医师分会认知障碍疾病专业委员会. 2018 中国痴呆与认知障碍诊治指南（七）：阿尔茨海默病的危险因素及其干预 [J]. 中华医学杂志，2018，98（19）：1461－1466.

[9] 中国痴呆与认知障碍诊治指南写作组，中国医师协会神经内科医师分会认知障碍疾病专业委员会. 2018 中国痴呆与认知障碍诊治指南（三）：痴呆的认知和功能评估 [J]. 中华医学杂志，

第二十章 痴呆

2018，98（15）：1125 – 1129.

［10］中国痴呆与认知障碍诊治指南写作组，中国医师协会神经内科医师分会认知障碍疾病专业委员会．2018 中国痴呆与认知障碍诊治指南（四）：认知障碍疾病的辅助检查［J］．中华医学杂志，2018，98（15）：1130 – 1142.

［11］中国痴呆与认知障碍诊治指南写作组，中国医师协会神经内科医师分会认知障碍疾病专业委员会．2018 中国痴呆与认知障碍诊治指南（五）：轻度认知障碍的诊断与治疗［J］．中华医学杂志，2018，98（17）：1294 – 1301.

［12］中国痴呆与认知障碍诊治指南写作组，中国医师协会神经内科医师分会认知障碍疾病专业委员会．2018 中国痴呆与认知障碍诊治指南（一）：痴呆及其分类诊断标准［J］．中华医学杂志，2018，98（13）：965 – 970.

第二十一章

帕金森病

第一节　定义与流行病学

帕金森病（parkinson disease，PD）是常见于中老年人的神经系统变性疾病，病理表现为黑质多巴胺能神经元变性导致多巴胺递质水平下降；临床表现为静止性震颤、肌强直、运动迟缓和姿势平衡障碍等运动症状，以及嗅觉减退、自主神经功能障碍、睡眠障碍、抑郁、焦虑、认知障碍等非运动症状，对左旋多巴治疗有效。

流行病学资料显示，我国 65 岁以上人群帕金森病患病率为 1.7%，80 岁以上超过4%。随着我国人口老龄化，帕金森患者群数量庞大，据估计，我国帕金森病患者已达到 260 万人，给家庭和社会带来了沉重的负担。

第二节　高危人群的筛查与管理

结合帕金森病病理改变、临床症状及疾病进展，帕金森病病程分为三个阶段：①临床前期：仅有帕金森病病理改变而无临床症状；②前驱期：出现非运动症状，或者轻微的运动症状，尚不符合帕金森病诊断标准；③临床期：存在运动症状，且达到诊断标准。在根据运动症状确诊为帕金森病前，患者最长可经历长达 20 年的前驱阶段。目前帕金森病的治疗仅能改善临床症状，而不能治愈疾病，因此，早期预测及识别处于前驱阶段的帕金森病患者，并及时干预，有助于延缓甚至阻断帕金森病的发病。

一、帕金森病的高危因素

帕金森病的高危因素：①高龄。主要发生于中老年人。②男性。男性患帕金森病的风险是女性的 1.29 倍。③环境因素，如接触某些与吡啶类衍生物 1 - 甲基 - 4 - 苯基 1，2，3，6 - 四氢吡啶（MPTP）分子结构类似的杀虫剂和除草剂。④遗传因素。约 10%的帕金森病患者有家族史，绝大多数为散发性。

二、前驱期症状

以下症状会增加患者发展为帕金森病的风险：①快速眼动期睡眠期行为异常（rapid eye movement sleep behavior disorder，RBD），为快动眼睡眠期的异常睡眠，表现为不愉悦的梦境、睡眠中出现喊叫、大幅度肢体活动。②日间嗜睡，指白天睡眠过多。③嗅觉减退，客观嗅觉检测结果阳性。④抑郁。⑤便秘，指每周需使用药物1次以上，或者自主排便次数小于2天1次。⑥直立性低血压，指站立后3分钟内，收缩压下降大于20 mmHg或舒张压下降大于10 mmHg。⑦严重性功能障碍，性功能障碍程度需药物干预。⑧排尿功能障碍，出现典型的排尿功能异常。⑨轻微运动症状，统一帕金森病评定量表（Unified Parkinson's Disease Rating Scale，UPDRS）第三部分评分超过3分。对于已经出现缓慢进展的运动症状的初诊患者，如伴有前期的非运动症状，应高度怀疑帕金森病。

三、筛查方法

帕金森病的诊断主要依靠临床医生识别其特异性的症状和体征，因此，详细地询问病史及体格检查非常重要。对于存在帕金森病危险因素的人群，如高龄男性、接触杀虫剂及除草剂者，尤其是存在帕金森病家族史的人群，在随访过程中要注意询问其睡眠状况、嗅觉、大小便情况、有无情绪障碍、性功能情况，并注意监测血压，存在上述方面异常的人群，发展至帕金森病的风险增加，要注意密切观察有无运动症状出现。

帕金森病的典型表现为静止性震颤、肌强直、运动迟缓、姿势步态障碍，对于可能的患者，从以下方面进行筛查。

（一）病史采集

（1）询问患者发病年龄：帕金森病多中老年起病。

（2）疾病进展速度：是否隐匿起病、缓慢进展。

（3）运动症状：询问肢体震颤表现，是否存在手指"搓丸样"动作，表现为静止时出现，主动运动时减轻，兴奋或紧张时加剧，入睡后消失，从一侧肢体起病，呈"N"型发展至另一侧；是否存在肢体活动僵硬感、无力、动作失调、疲劳等；是否存在手指不灵活、动作变慢、笨拙、面部表情减少、语速变慢、语音低调、写字越写越小、起床困难、翻身困难等；是否出现躯干俯屈等体姿改变，行走步伐变小变慢，起步困难，行走时全身僵住、不能动弹，行走时越走越快、不能及时止步等。

（4）非运动症状：询问睡眠情况，有无噩梦、睡眠时喊叫、肢体活动、床上跌落、白天睡眠增多等；是否便秘、尿频、排尿不畅、尿失禁，注意大便频次；体位改变时有无黑蒙、头晕；性功能情况；有无出汗增多或减少、油脂分泌增多、流涎；利用量表从记忆力、计算力、定向力等方面评估认知情况，注意评估焦虑、抑郁情绪。

（5）既往有无脑卒中、脑炎、脑外伤等病史。

（6）药物、毒物史：如利血平、甲氧氯普胺、氟桂利嗪、吩噻嗪类等药物，杀虫剂、除草剂、一氧化碳、锰、苯、汞、二硫化碳、甲醇、乙醇中毒等。

（7）询问是否存在家族史。

（二）体格检查

（1）评估生命体征，注意测量卧立位血压。

（2）颅神经检查：注意眼球运动，有无垂直性眼球运动障碍，观察有无表情缺乏、瞬目减少，注意语速、语调；有条件可行嗅觉测试。

（3）肢体不自主抖动：评估是静止性震颤还是动作性震颤，嘱患者放松，双手静止置于膝盖上时可见静止性震颤，可通过让患者对侧肢体做随意重复动作，发现早期轻微的震颤。

（4）肌张力：帕金森病患者在放松体位时，被动运动关节肌张力增高，呈"铅管样"强直，合并静止性震颤时呈"齿轮样"强直。

（5）注意有无 PD 典型体姿：头部前倾、躯干俯屈、肘关节屈曲、腕关节伸直、前臂内收、髋及膝关节略微弯曲；观察患者步态，有无慌张步态、冻结步态，自坐位、卧位起立困难；观察肢体动作的速度、幅度，可通过大拇指与食指做敲击动作、快速握紧张开手掌、足部拍打地面的动作发现运动迟缓，通过后拉实验判断平衡障碍。（后拉试验：患者直立、睁眼、双脚呈自然分开状态，检查者站在患者身后，双手快速、有力后拉患者双肩，力度应足以使患者后退一步，正常人能马上恢复直立位，有平衡障碍者出现明显的后倾，后退 2 步及 2 步以内视为正常，3 步及 3 步以上可能摔倒或站立时不能维持平衡，即为阳性。）

（6）是否存在锥体束征、共济失调。

（7）认知及精神状态评估。

应注意识别患者的早期表现，部分患者主诉一侧肢体无力，易误诊为脑血管病；有些患者可以表现为肢体或关节疼痛，通过查体可以发现原因在于肌张力增高。此外，患者及家属容易忽视动作缓慢、行走姿势改变，易误认为是老年人体能下降的正常表现。一旦疑诊为帕金森病，应尽快转诊至上级医院明确诊断，以早期治疗。

第三节 诊 断 思 路

一、确定帕金森病

帕金森病主要依据临床症状及体征做出诊断，目前尚无特异性实验室检查确诊帕金森病，辅助检查意义有限，主要包括：

（1）血、脑脊液检查：常规检查无异常，脑脊液中可以出现 α - 突触蛋白含量改变。

（2）影像学检查：CT 检查无特征性改变，但有助于与出血、占位、钙化等所致的运动障碍相鉴别；颅脑磁共振 T1 相测量中脑与脑桥直径比值，有助于与多系统萎缩、进行性核上性麻痹相鉴别；在磁共振轴位 SWI 图像上，可见到黑质"燕尾"信号消失；

正电子发射计算机断层（position emission tomography，PET）或单光子发射计算机断层（single photon emission computed tomography，SPECT）检查可显示多巴胺递质合成明显减少。

（3）嗅觉测试：嗅棒测试可以发现早期的嗅觉减退。

（4）其他：经颅超声可以发现帕金森病患者的黑质回声增强；心脏间碘苄胍（metaiodobenzylguanidine，MIBG）闪烁照相术显示帕金森病患者 MIBG 摄取率下降；基因检测发现基因突变。

二、诊断标准

根据《中国帕金森病的诊断标准（2016 年版）》，具体诊断标准见表 21 - 1。

表 21 - 1　中国帕金森病的诊断标准（2016 年版）

核心运动症状	（1）运动迟缓。 （2）静止性震颤或肌强直至少存在 1 项
支持标准	（1）对多巴胺能药物的治疗明确且显著有效，在初始治疗期间，患者的功能可恢复或接近至正常水平。在没有明确记录的情况下，初始治疗的显著应答可定义为以下两种情况： A. 药物剂量增加时症状显著改善，剂量减少时症状显著加重，以上改变可通过客观评分（治疗后 UPDRS-Ⅲ评分改善超过 30%）或主观描述（由患者或看护者提供的可靠而显著的病情改变）来确定； B. 存在明确且显著的开/关期症状波动，并在某种程度上包括可预测的剂末现象。 （2）出现左旋多巴诱导的异动症。 （3）既往或本次临床体检观察到单个肢体的静止性震颤。 （4）以下辅助检测阳性有助于鉴别：存在嗅觉减退或丧失，或头颅超声显示黑质异常高回声（>20 mm²），或心脏间碘苄胍闪烁显像法显示心脏去交感神经支配
绝对排除标准	（1）明确的小脑性共济失调，或者小脑性眼动异常。 （2）向下的垂直性核上性凝视麻痹，或者向下的垂直性扫视选择性减慢。 （3）发病后 5 年内，高度疑诊为变异型额颞叶痴呆或原发性进行性失语。 （4）发病 3 年后仍局限于下肢的帕金森样症状。 （5）多巴胺受体阻滞剂或多巴胺耗竭剂治疗诱导的帕金森综合征，其剂量和时程与药物性帕金森综合征相一致。 （6）尽管病情为中等严重程度，但对高剂量左旋多巴（不少于 600 mg/d）治疗效果欠佳。 （7）存在明确的皮质复合感觉丧失、肢体观念运动性失用或进行性失语。 （8）分子神经影像学检查突触前多巴胺能系统功能正常。 （9）存在明确可导致帕金森综合征或疑似与患者症状相关的其他疾病

续表 21 - 1

警示征象	（1）发病后 5 年内出现快速进展的步态障碍，以至于需要经常使用轮椅。 （2）运动症状或体征在发病后 5 年内或 5 年以上完全不进展，除非是与治疗相关。 （3）发病后 5 年内出现延髓性麻痹症状，表现为严重的发音困难、构音障碍或吞咽困难（需进食较软的食物，或通过鼻胃管、胃造瘘进食）。 （4）发病后 5 年内出现吸气性呼吸功能障碍，即在白天或夜间出现吸气性喘鸣或者频繁的吸气性叹息。 （5）发病后 5 年内出现严重的自主神经功能障碍，包括： A. 直立性低血压，即在站起后 3 分钟内，收缩压下降至少 30 mmHg 或舒张压下降至少 20 mmHg，并排除脱水、药物或其他可能解释自主神经功能障碍的疾病； B. 发病后 5 年内出现严重的尿潴留或尿失禁（不包括女性长期存在的低容量压力性尿失禁），且不是简单的功能性尿失禁（如不能及时如厕）。对于男性患者，尿潴留必须不是由前列腺疾病所致，且伴发勃起障碍。 （6）发病后 3 年内由于平衡障碍导致反复（>1 次/年）跌倒。 （7）发病后 10 年内出现不成比例的颈部前倾或手足挛缩。 （8）发病后 5 年内不出现任何一种常见的非运动症状，包括嗅觉减退、睡眠障碍、自主神经功能障碍、精神障碍。 （9）出现其他原因不能解释的锥体束征。 （10）起病或病程中表现为双侧对称性的帕金森综合征症状，没有任何侧别优势

根据帕金森病诊断标准，帕金森病诊断流程见表 21 - 2。

表 21 - 2　帕金森病诊断流程

帕金森综合征	（1）运动迟缓。 （2）至少具备静止性震颤或肌强直的 1 项
临床确诊的帕金森病	（1）不存在绝对排除标准。 （2）至少存在 2 条支持标准。 （3）没有警示征象
临床很可能的帕金森病	（1）不符合绝对排除标准。 （2）出现警示征象则需要通过支持标准来抵消： A. 如果出现 1 条警示征象，必须需要至少 1 条支持标准抵消； B. 如果出现 2 条警示征象，必须需要至少 2 条支持标准抵消； C. 如果出现 2 条以上警示征象，则诊断不能成立

三、明确分期

采用 Hoehn-Yahr 分级，级别越高，病情越严重（表 21 - 3）。

表 21-3　Hoehn-Yahr 分级

级　别	症　状
0 级	无症状
1 级	单侧肢体症状，无平衡障碍
1.5 级	单侧肢体症状，平衡障碍
2 级	双侧肢体症状，无平衡障碍
2.5 级	轻度双侧肢体症状，后拉试验可恢复
3 级	轻至中度双侧肢体症状，平衡障碍，保留独立能力
4 级	重度病残，在无协助的情况下仍能行走或站立
5 级	坐轮椅或卧床，完全依赖别人帮助

Hoehn-Yahr 1 ～ 2.5 级为帕金森病早期，Hoehn-Yahr 3 ～ 5 级为帕金森病中晚期。

四、鉴别诊断

帕金森病要与其他原因引起的帕金森综合征鉴别。但帕金森综合征以强直、少动为主，震颤少见，对左旋多巴治疗不敏感（表 21-4）。

表 21-4　帕金森病鉴别诊断

继发性	感染：脑炎后
	药物：利血平、甲氧氯普胺、氟桂利嗪、吩噻嗪类等药物
	毒物：MPTP 及与其结构相似的杀虫剂和除草剂、一氧化碳、锰、苯、汞、二硫化碳、甲醇、乙醇中毒
	外伤：颅脑外伤
	占位：脑肿瘤
	血管性：脑血管病
	其他：甲状腺功能减退，甲状旁腺功能异常，脑积水
叠加综合征	进行性核上性麻痹、皮质基底节变性、多系统萎缩、路易体痴呆
遗传变性性	脊髓小脑变性、亨廷顿病、基底核钙化症（Fahr 病）、肝豆状核变性、苍白球黑质变性病等
震颤	姿势性震颤：原发性震颤、直立性震颤、增强的生理性震颤、肌张力障碍性震颤
	意向性震颤：小脑疾病、红核震颤
	其他：甲状腺功能亢进症、肝衰竭等

第四节　防　治　要　点

目前，针对帕金森病的治疗手段只能改善症状，不能阻止疾病的发展，更不能治愈，因此，提倡早期诊断、早期治疗、长期管理，以达到改善症状、提高生活质量为目标，尽可能延缓疾病的进展。帕金森病需采取包括药物、手术、康复、护理及心理治疗等多种治疗手段在内的综合性治疗，同时针对运动症状和非运动症状，其中药物治疗是首选，坚持"剂量滴定"以避免产生药物副作用，尽可能以小剂量达到满意临床效果，遵循循证医学证据的同时，强调结合患者的疾病特点、严重程度、发病年龄、共患病、职业、经济情况、个人意愿等因素个体化治疗。抗帕金森病药物治疗时不能突然停药，以免发生撤药恶性综合征。

一、药物治疗

（一）药物治疗方案

早期多采用单药治疗，也可采用两种不同作用机制的药物小剂量联用，推荐方案：

（1）早发型患者，且不伴智能减退，可选择：①非麦角类多巴胺受体激动剂（dopamine receptor agonists，DAs）；②单胺氧化酶 B 型抑制剂（monoamine oxidase type B. inhibitor，MAO-BI）；③复方左旋多巴；④恩他卡朋双多巴片；⑤金刚烷胺；⑥抗胆碱能药。根据患者的具体情况，选择不同的方案。

（2）晚发型患者，或伴智能减退的早发型患者，一般首选复方左旋多巴，据病情逐渐添加 DR 激动剂、MAO-BI 或儿茶酚 – O – 甲基转移酶抑制剂（catechol-o-methyltransferase inhibitor，COMTI）等。因抗胆碱能药物副作用较多，尽量不选择此类药物，尤其是老年男性患者。

（二）常用药物

常用抗帕金森病药物及注意事项见表 21 – 5。

表 21 – 5　抗帕金森病药物及注意事项

药物种类	药物名称	用法用量	不良反应	注意事项
复方左旋多巴	常用：左旋多巴/苄丝肼、左旋多巴卡比多巴缓释片	起始剂量：125 ～ 187.5 mg/d；有效剂量 375 ～ 750 mg/d；服药次数：每天 3 ～ 4 次	胃肠道反应	活动性消化道溃疡慎用，闭角型青光眼、精神病患者禁用
DAs	普拉克索片	起始剂量：0.375 mg/d；有效剂量 1.5 ～ 2.25 mg/d；最大剂量 4.5 mg/d；服药次数：每天 3 次	直立性低血压、脚踝水肿、精神异常	与抗精神病药物合用易引起帕金森综合征

续表 21 - 5

药物种类	药物名称	用法用量	不良反应	注意事项
	罗匹尼罗缓释片	起始剂量：2 mg/d；有效剂量：6～12 mg/d；最大剂量24 mg/d；服药次数：每天1次	同上	—
	吡贝地尔缓释片	起始剂量：50 mg/d；有效剂量：150 mg/d；最大剂量：250 mg/d；服药次数：每天3次	同上	—
	罗替高汀透皮贴片	起始剂量：2 mg/d；有效剂量：6～8 mg/d；最大剂量：早期8 mg/d，中晚期16 mg/d；用药次数：每天1次	同上	—
MAO-BI	雷沙吉兰	每次1 mg，每天1次，早晨服药	失眠	胃溃疡者慎用，禁与MAO抑制剂联用，避免与氟西汀或氟伏沙明联用
	司来吉兰	每次2.5～5 mg，每天2次，早晨、中午服用	失眠	胃溃疡者慎用，禁与MAO抑制剂联用，禁与选择性5-羟色胺再摄取抑制剂（SSRIs）、5-羟色胺和去甲肾上腺素再摄取抑制剂（SNRI）及三环类抗抑郁药联用
COMTI	恩他卡朋	每次100～200 mg，与左旋多巴同服	恶心、腹泻、头痛、转氨酶升高、尿色变黄	肝功能异常者慎用
	托卡朋	每次100 mg，每天3次，第一剂与左旋多巴同服	肝功能损害	肝脏疾病及严重肾功能不全者禁用
抗胆碱能药物	苯海索	每次1～2 mg，每天3次	口干、视物模糊、排尿困难、便秘、记忆力下降	闭角型青光眼、心动过速、前列腺增生者禁用
抗谷氨酸能药物	金刚烷胺	每次50～100 mg，每天2～3次	下肢网状青斑、踝部水肿、直立性低血压、认知障碍	肾功能不全、癫痫、严重胃溃疡、肝病患者慎用，哺乳期妇女禁用

二、运动并发症的识别与处理

左旋多巴治疗表现为脉冲式多巴胺能刺激，随疾病进展，神经元对多巴胺的缓冲能力下降，治疗窗变窄，导致运动并发症的发生。针对中晚期帕金森病患者，既要改善症状，又要妥善处理运动并发症问题。

（一）症状波动

症状波动主要有剂末现象和开－关现象两种形式。控制症状波动是帕金森病患者较为迫切的需求。

（1）剂末现象。剂末现象指每次用药的作用时间缩短，通常发生于下次预定给药之前，是帕金森病进展过程中最早出现症状波动的形式。首先询问患者的服药方式，建议复方左旋多巴在餐前 1 小时或餐后 1.5 小时服用，以避免蛋白质饮食对左旋多巴的吸收产生影响，注意调整用药时间；可不增加复方左旋多巴每日总剂量，而是适当增加每日服药次数，以减少每次服药剂量；换用左旋多巴缓释剂以延长作用时间；加用 DAs、COMTI 或 MAO-BI；腺苷 A_2 受体拮抗剂伊曲茶碱也可能有效。

（2）开－关现象。开－并现象症状在突然缓解（"开"期）和加重（"关"期）之间波动，无法预测。其治疗困难，可以选择 DAs，如普拉克索、罗匹尼罗、罗替高汀，也可考虑 DBS 手术治疗。

（二）异动症

异动症（abnormal involuntary movements，AIMs）包括剂峰异动症、双相异动症和肌张力障碍。

（1）剂峰异动症。剂峰异动症常出现在服药 1 ～ 2 小时后血药浓度高峰期，与药物过量或受体超敏有关。可以减少每次复方左旋多巴的剂量；加用 DAs、COMTI、金刚烷胺或非典型抗精神病药如氯氮平；换用复方左旋多巴缓释剂为常释剂，以避免药物累积效应。

（2）双相异动症。双相异动症在剂初和剂末均可出现，机制不详，治疗困难。处理方法包括换用复方左旋多巴控释剂为常释剂；或加用 DAs、COMTI。

（3）肌张力障碍。肌张力障碍表现为足和小腿痛性肌痉挛，多发生于清晨服药前，可在睡前加用复方左旋多巴控释片或 DAs，或起床前服用复方左旋多巴常释剂。

三、非运动症状的治疗

（一）精神障碍

针对抑郁，首选普拉克索或文拉法辛；焦虑可使用苯二氮䓬类药物，如劳拉西泮或地西泮。精神症状以视幻觉常见，如与抗帕金森病药物有关，根据诱发精神障碍的概率，依次逐减：抗胆碱能药、金刚烷胺、MAO-BI、DAs、左旋多巴；若效果不佳，首选低剂量喹硫平，也可选择氯氮平，但需要监测血常规。

（二）认知障碍

尽量避免使用抗胆碱能药物（如苯海索），可选用卡巴拉汀、多奈哌齐、加兰他敏等胆碱酯酶抑制剂。

（三）自主神经功能障碍

对于便秘，建议增加进水量及水果、蔬菜等高纤维食物摄入，减少抗胆碱能药物，使用温和的导泻药、促进胃动力药。对于尿频、尿急、尿失禁等，可选择奥昔布宁、莨菪碱等外周抗胆碱能药。针对直立性低血压，建议增加水、盐摄入，睡眠时抬高头位，穿弹力裤，不要快速变动体位；α-肾上腺素能激动剂米多君治疗有效。

（四）睡眠障碍

建议改善睡眠环境，睡前避免噪音等刺激，听舒缓音乐放松情绪，避免晚上服用司来吉兰、金刚烷胺以免影响睡眠，可选用短效镇静安眠药；若与夜间帕金森病症状相关，可加用左旋多巴控释剂、DAs 或 COMTI。RBD 患者睡前可服用小剂量氯硝西泮或褪黑素治疗，对伴有不安腿综合征（restless leg syndrome，RLS）者，可睡前 2 小时内服 DAs 剂或复方左旋多巴。

（五）感觉障碍

目前，无有效措施改善嗅觉障碍、非症状波动引起的疼痛，对其可选择非阿片类镇痛剂、阿片类镇痛剂、抗惊厥药、抗抑郁药。

四、非药物治疗

（1）手术治疗：对于早期药物治疗显效而长期治疗效果减退，且合并异动症者可考虑手术治疗，目前首选脑深部电刺激术（deep brain stimulation，DBS）。手术对震颤、强直效果较好，但对姿势平衡障碍、认知障碍、幻觉等无效。

（2）其他治疗：运动与康复治疗、心理干预、中医治疗、照料护理等。

第五节　管　理　策　略

一、病情评估

根据 Hoehn-Yahr 分级评估病情严重程度，并采用统一帕金森病评分量表（Unified Parkinson's Disease Rating Scale，UPDRS）从运动、日常生活能力、病情发展程度、治疗后状态、治疗的不良反应、并发症等方面评估患者的运动功能障碍程度、治疗效果。

二、综合管理

（1）开展健康宣传教育。通过开展健康讲座、发放宣传资料等方式，普及帕金森病知识，加强与患者及家属之间的交流，指导患者积极的生活方式，使其充分认识到帕金森病长期治疗重要性；可以通过建立帕金森病患者微信群或定期举办帕金森病患者小组讲座等方式，增加医患、患者之间交流，让患者看到治疗的希望，帮助患者及家属建立治疗信心。

（2）随访管理：定期对帕金森病患者进行随访，指导患者正确的服药方法及服药时间，监督患者用药依从性，避免突然停药引起撤药恶性综合征；评估患者帕金森病症状控制情况，协助调整药物；识别运动并发症并给予治疗，并注意患者的非运动症状控制情况；重视患者的药物不良反应，并给予积极处理。

（3）重视患者情绪问题。多与患者交流，帮助其树立长期治疗及控制疾病的信心，鼓励患者回归社会，使用汉密尔顿焦虑量表、汉密尔顿抑郁量表、神经精神科问卷等量表，评估患者心理及心理障碍严重程度，给予其有效的心理疏导或精神科药物治疗，消除不良情绪。

（4）指导患者正确的运动及康复锻炼。鼓励患者参加体育锻炼，如健走、瑜伽、舞蹈、太极拳、骑脚踏车等，进行适当的有氧运动、抗阻训练等，改善体能；指导患者的步态训练，建议其行走时抬头挺胸、足跟先着地、大步走；通过抓握各种餐具、扣纽扣等锻炼手功能；通过打节拍、听口令、听音乐、走斑马线状线条等改善冻结步态；对有吞咽功能障碍的患者，指导使用增稠剂、食用糊状半流质食物；遵循个体化原则，进行语言训练、步态训练、姿势平衡训练、吞咽功能康复、认知训练等；配合针灸、按摩等方法进行了治疗。

（5）协助改善家居环境：例如，在房间设置扶手、重新摆放家具，创建畅通无阻的活动空间；提高座椅高度、垫高马桶等，方便患者转移，以利于患者活动及减少跌倒的发生；协助患者使用辅助器具，提高患者的生活质量、活动能力。

（6）照料者：指导照料者协助患者进食、饮水，避免误吸，协助测量血压、大小便管理；协助监督患者规律用药，避免漏服或突然停药，注意复方左旋多巴与食物的间隔；协助患者进行积极的康复锻炼，对于卧床的患者，家属协助被动运动、身体姿势摆放、体位变换，避免发生深静脉血栓、压疮、坠积性肺炎、关节挛缩等并发症。

三、建档和随访

对帕金森病患者应建档管理，详细记录其基本资料、运动症状、非运动症状表现、用药情况等，并进行定期随访，了解其用药依从性、症状控制情况；同时向照料者采集相关信息，观察其症状波动及异动症情况，以便动态监测患者的病情，及时转诊，也为专科医师提供有价值的临床资料。

四、转诊指征

（一）普通转诊

（1）初诊诊断不清且怀疑是帕金森病的患者。

（2）每3个月进行抑郁量表测评，可采用包括2个问题的简单量表筛查（①过去1个月内，你是否经常受到情绪低落、压抑或无望的困扰？②过去1个月内，你是否经常受到做事缺乏兴趣和乐趣的困扰？），并询问患者是否有幻觉等精神症状，若有，建议转诊。

（3）建议患者每 6 ～ 12 个月到上级医院复诊，重新评估有无非典型的临床症状出现，并考虑诊断是否恰当。

（二）紧急转诊

已经确诊的帕金森病患者若出现以下情况，建议紧急转诊：

（1）出现严重的合并疾病如肺炎等。

（2）严重嗜睡。

（3）症状控制不佳及出现运动并发症，如"开-关"现象、冻结步态、异动症等。

（4）严重的精神症状。

（5）服用抗帕金森病药物的患者在突然停药后，出现发热、大汗、肌强直及震颤加重等撤药综合征的表现。

第六节　管理流程

帕金森病的管理流程见图 21 - 1。

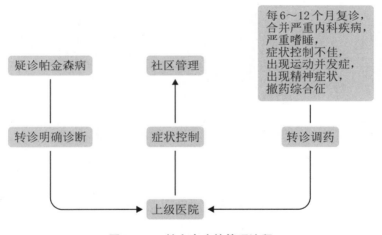

图 21 - 1　帕金森病的管理流程

（张雷　李慧卿）

参考文献

[1] 崔海伦，张一帆，管晓军，等. 帕金森病及相关运动障碍的神经影像学诊断专家共识 [J]. 诊断学理论与实践，2018，17（4）：403 - 408.

[2] 黄如训，神经病学 [M]. 北京：高等教育出版社，2010.

[3] 贾建平，陈生第. 神经病学（国家卫生和计划生育委员会住院医师规范化培训规划教材）[M]. 北京：人民卫生出版社. 2016.

［4］贾建平，陈生第. 神经病学［M］. 北京：人民卫生出版社，2018.

［5］中国帕金森病脑深部电刺激疗法专家组. 中国帕金森病脑深部电刺激疗法专家共识［J］. 中华神经科杂志，2012，45（7）：541－543.

［6］中华医学会. 帕金森病基层诊疗指南（2019 年）［J］. 中华全科医学杂志，2020，19（1）：5－17.

［7］中华医学会神经病学分会帕金森病及运动障碍学组，中国医师协会神经内科分会帕金森病及运动障碍学组. 中国帕金森病治疗指南（第四版）. 中华神经科杂志，2020，53（12）：973－986.

［8］中华医学会神经病学分会帕金森病及运动障碍学组，中国医师协会神经内科医师分会帕金森病及运动障碍病专业委员会. 帕金森病前驱期诊断研究标准中国专家共识［J］. 中华老年医学杂志，2019，38（8）：825－831.

［9］中华医学会神经病学分会帕金森病及运动障碍学组，中国医师协会神经内科医师分会帕金森病及运动障碍专业. 中国帕金森病的诊断标准（2016 年版）［J］. 中华神经科杂志，2016，49（4）：268－271.

［10］中华医学会神经病学分会帕金森病及运动障碍学组. 中国帕金森病治疗指南（第三版）［J］. 中华神经科杂志，2014，47（6）：428－433.

［11］中华医学会神经病学分会神经康复学组，中国微循环学会神经变性病专业委员会康复学组，中国康复医学会帕金森病与运动障碍康复专业委员会. 帕金森病康复中国专家共识［J］. 中国康复理论与实践，2018，24（7）：745－752.

——— 第二十二章 ———

癫 痫

第一节 定义与流行病学

癫痫（epilepsy）是多种原因导致的脑部神经元高度同步化异常放电所致的临床综合征，具有短暂性、重复性、发作性、刻板性的特点。出现两次间隔至少 24 小时的非诱发性癫痫发作即可诊断为癫痫，但是在脑部存在持久性致痫病变的情况下，一次癫痫发作即可诊断为癫痫。癫痫发作可表现为感觉、运动、意识、精神、行为、自主神经功能障碍等多种形式，一个患者可有一种或者多种形式的发作。

流行病学资料显示，我国癫痫的年发病率为（50～70）/10 万，患病率约为 5‰，死亡率为（1.3～3.6）/10 万，目前我国约有 900 万人以上癫痫患者，给社会及家庭带来严重的负担。

第二节 高危人群的筛查与管理

一、癫痫的危险因素

癫痫是一种反复发作性的疾病，大部分癫痫通过正规的治疗可以获得较好的效果，对癫痫早期诊断、早期给予正规治疗，有利于改善癫痫患者预后，提高其生活质量。

对于不同年龄组的人群，癫痫的病因不同。新生儿及婴儿期癫痫多为围生期损伤、先天性疾病、遗传代谢性疾病、皮质发育畸形等；儿童以及青春期癫痫多见于围生期损伤、先天性疾病、脑发育异常、特发性癫痫、急性感染等；成人期癫痫多由于头颅外伤、脑肿瘤、中枢神经系统感染、海马硬化等疾病；老年期癫痫多见于脑血管疾病、脑肿瘤、代谢性疾病、神经系统变性疾病等。此外，有家族史者癫痫风险增加。因此，罹患上述疾病会增加癫痫发病的风险。

二、筛查方法

利用社区人群健康档案，筛查社区中存在上述危险因素的人群，给予密切随访；此外，部分患者仅表现为"失神"发作，不容易引起重视，社区随访有利于早期发现癫痫患者，一旦疑诊为癫痫，尽快转诊至上级医院明确诊断，以早期治疗。

第三节 诊 断 思 路

一、确定癫痫

（一）临床表现

癫痫发作的表现多种多样，可表现为全面强直阵挛发作、局部肢体不自主抽动、偏侧肢体麻木、似曾相识感、"失神"等多种形式，一般突发突止、持续时间短暂、反复发作、每次发作表现一致。

（二）诊断步骤

（1）确定是否为癫痫发作：完整而详尽的病史对于区分是否为癫痫发作有很大的帮助，应详细询问患者的亲属或目击者。病史包括起病年龄、临床表现、有无"先兆"、有无诱因、持续时间、发作频率、疾病发展过程和治疗经过，以及详细的出生史、生长发育史、既往史、家族史等。

（2）确定癫痫的发作类型：根据发作时表现，参照国际抗癫痫联盟（international league against epilepsy，ILAE）癫痫及癫痫综合征分类系统确定发作类型。

（3）确定病因：完善血液学、脑脊液、影像学等检查明确病因。根据病因学不同，癫痫可分为三类：①症状性癫痫：由明确的脑部疾病或结构异常所致；②特发性癫痫：除了可能的遗传因素外，未发现其他病因；③隐源性癫痫：临床表现提示症状性癫痫，但目前的技术手段未能明确病因。

二、明确发作类型

表 22-1 为 ILAE 1981 年癫痫发作分类。

表 22 - 1　国际抗癫痫联盟（ILAE）1981 年癫痫发作分类

1. 部分性发作
   （1）单纯部分性发作：
   　　A. 运动性发作：Jackson 发作、姿势性发作、旋转性发作、发音性发作；
   　　B. 感觉性发作：特殊感觉（视觉、听觉、嗅觉、味觉）、躯体感觉（痛、温、触、运动、位置觉）、眩晕性发作；
   　　C. 自主神经性发作：苍白、潮红、呕吐、腹痛、多汗、心慌、烦渴、排尿感；
   　　D. 精神症状性发作：记忆障碍、情感障碍、言语障碍、错觉、复杂幻觉。
   （2）复杂部分性发作：
   　　A. 单纯部分性发作后出现意识障碍；
   　　B. 开始即有意识障碍：包括仅有意识障碍或自动症。
   （3）部分性发作继发全面性发作：
   　　A. 单纯部分性发作继发全面发作；
   　　B. 复杂部分性发作继发全面发作；
   　　C. 单纯部分性发作继发复杂部分性发作再继发全面性发作

2. 全面性发作
   （1）失神发作：
   　　A. 典型失神发作；
   　　B. 不典型失神发作。
   （2）强直性发作。
   （3）阵挛性发作。
   （4）强直阵挛性发作。
   （5）肌阵挛发作。
   （6）失张力发作

3. 不能分类的发作

三、辅助检查

（1）脑电图（electroencephalography，EEG）：为诊断癫痫最重要的检查，可记录尖波、棘波、尖慢波、棘慢波等癫痫样放电。常规脑电图记录时间短，阳性率低，而24小时长程视频脑电图可以提高癫痫样放电的发现率，并可明确发作性症状及脑电图变化间的关系。但部分癫痫患者的脑电图始终正常，而部分正常人也可记录到癫痫样放电，因此，单纯脑电图异常不能诊断为癫痫。

（2）神经影像学检查：头部 CT 检查对显示脑部钙化性或出血性病变时有优势；而磁共振空间分辨率高，可以发现脑部细微的结构异常，是明确病因的主要检查手段；磁共振波谱成像（magnetic resonance spectroscopy，MRS）分析能够提供癫痫的脑生化代谢状态的信息；功能影像学检查如 SPECT、PET 可以反映脑局部代谢变化，辅助癫痫灶的定位。

（3）其他：根据患者具体情况，可以选择血常规、尿液、血糖、肝功能、肾功能、电解质、血气分析、乳酸、丙酮酸、脑脊液、基因检测等检查。

四、鉴别诊断

（1）晕厥。晕厥指全脑血灌注量短暂全面下降，缺血缺氧导致意识瞬间丧失、跌倒，与癫痫发作的鉴别要点见表 22 - 2。

表 22 - 2　晕厥与癫痫发作的鉴别

鉴别要点	晕厥	癫痫发作
诱因	精神紧张、疼痛刺激等	多无
前驱症状	有，可较长	无或短
发作与体位关系	多站立或坐位	无关
皮肤颜色	苍白	正常或发绀
惊厥伴尿失禁及舌咬伤	少见	常见
发作后意识模糊和自动症	无或少见	常见
发作间期脑电图异常	罕见	常见

（2）假性癫痫发作。假性癫痫发作又称癔症样发作，是由心理障碍引起的脑部功能异常。常见于中青年女性，多有精神诱因，发作形式多样，常有闭眼、哭叫、过度换气等表现。查体可见眼睑紧闭、眼球乱动，瞳孔对光反射存在。发作时脑电图无痫性放电。安慰及暗示治疗有效，而抗癫痫治疗无效。

（3）偏头痛。偏头痛多有闪光、暗点、偏盲、视物模糊，随后出现头痛，程度重，伴有恶心、呕吐，很少出现意识障碍、精神障碍。

（4）短暂性脑缺血发作。短暂性脑缺血发作多见于有高血压、糖尿病、动脉硬化等危险因素的中老年人，表现为偏瘫、偏盲、偏身感觉障碍等神经功能缺损症状，症状持续15分钟至数小时。脑电图无痫性放电。

（5）发作性睡病。发作性睡病表现为突发日间睡眠发作、猝倒发作、夜间睡眠障碍，但猝倒时无伴意识丧失，与"失神"不同。

（6）低血糖症。血糖水平低于 2 mmol/L 时可产生意识障碍、癫痫样抽动或四肢强直发作，伴意识障碍。接诊此类患者时，需注意检测指尖血糖。

（7）抽动症。抽动症与癫痫发作鉴别要点见表 22 - 3。

表 22 - 3　抽动症与癫痫的鉴别

鉴别要点	抽动症	肌阵挛癫痫发作
发病年龄	5 ～ 10 岁	任何年龄
临床特征	一组或多组肌肉突发、重复、刻板的不随意抽动，呈非节律性。	多组肌肉快速抽动，呈节律性。

续表 22 - 3

鉴别要点	抽动症	肌阵挛癫痫发作
受意识控制	短时有效	无效
睡眠	症状减轻或消失	基本无影响
情绪紧张和心理刺激	可能加重	可能加重
发作时意识状态	清楚	清楚、迟钝或丧失
神经系统伴随症状	注意力缺陷,学习困难,强迫行为或秽语	无或脑病改变
脑电图	慢波	痫样放电

第四节 防治要点

目前,癫痫首选药物治疗,在无明显不良反应的前提下,最大限度地减少发作次数,且长期治疗无明显不良反应,保持或恢复患者的生理、心理和社会功能。

一、药物治疗

（一）抗癫痫药物治疗的原则

（1）确定是否用药:一般半年内发作 2 次以上癫痫发作者,一经诊断即应进行药物治疗。首次无诱因发作合并以下情况时,经与患者或监护人商议后,开始抗癫痫药物治疗:①患者有脑功能缺陷;②脑电图提示明确的痫样放电;③患者或其监护人认为不能承受再发作一次的风险;④头颅影像显示脑结构损害。

（2）正确选择药物:根据癫痫发作类型、癫痫综合征类型选择用药,接受规范、合理的抗癫痫药物,治疗可以使 70% ~ 80% 新诊断癫痫患者的发作得到控制,所以初始治疗的药物选择非常关键。

部分性发作:首选卡马西平、奥卡西平,二线药物包括丙戊酸钠、拉莫三嗪、左乙拉西坦、托吡酯、加巴喷丁等。

全面强直阵挛发作:一线药物为丙戊酸钠,二线药物包括拉莫三嗪、左乙拉西坦、卡马西平、托吡酯、奥卡西平、苯巴比妥等。

儿童失神发作:可以选择乙琥胺、拉莫三嗪、丙戊酸钠。

对于育龄期女性的癫痫患者,应该充分考虑到生殖、妊娠及分娩等多方面情况。拉莫三嗪、左乙拉西坦、托吡酯、奥卡西平、唑尼沙胺、加巴喷丁等新一代抗癫痫药物较传统药物致畸性小,但尚需更多的临床研究支持。对于哺乳期患者,需注意药物经乳汁排出对新生儿的影响。

（3）药物的用法:半衰期长者每日服药 1 ~ 2 次,半衰期短者每日 3 次。

（4）严密观察不良反应：大多数抗癫痫药物存在不良反应，最常见的不良反应包括对中枢神经系统的影响如嗜睡、镇静、共济障碍、认知障碍、记忆障碍等，对全身多系统的影响，包括血液系统、消化系统，以及对生育、体重、骨骼等方面的影响。建议用药前检查肝肾功能和血常规、尿常规，用药后每月监测血常规、尿常规，每季度监测肝肾功能，至少持续半年，有条件者在用药前完善相关抗癫痫药物基因检测，避免可能产生药物副作用。

（5）尽可能单药治疗：自小剂量起始，逐渐加量至最大限度控制癫痫发作而无不良反应，建议用药过程中监测血药浓度，个体化调整用药方案。

（6）合理联合用药：单药治疗无效时推荐联合用药。但应注意，不宜合用化学结构相同、副作用相同的药物，同时要注意药物间的相互作用。

（7）停药原则：应遵循缓慢和逐渐减量的原则。持续无癫痫发作2年以上者，存在停药的可能性，但需脑电图完全无癫痫样放电方能考虑减停药物，且减药过程中需每3～6个月复查长程脑电图，如再次出现癫痫样放电，停止减量。

（二）常用药物

成人常用抗癫痫药物使用方法及有效血药浓度见表22-4。

表22-4　常用抗癫痫药物使用方法及有效血药浓度

药物	起始剂量	增加剂量	维持剂量	最大剂量	有效浓度	服药次数
卡马西平	100～200 mg/d	逐渐增加	400～1 200 mg/d	1 600 mg/d	4～12 mg/L	每天2～3次
氯硝西泮	1.5 mg/d	0.5～1 mg/3d	4～8 mg/d	20 mg/d		每天3次
苯巴比妥	—	—	90 mg/d	极量250 mg/次，500 mg/d	15～40 mg/L	每天1～3次
苯妥英钠	200 mg/d	逐渐增加	250～300 mg/d		10～20 mg/L	每天2～3次
扑痫酮	50 mg/d，1次晚服	逐渐增加	750 mg/d	1 500 mg/d		每天3次
丙戊酸钠	5～10 mg/(kg·d)	逐渐增加	600～1 200 mg/d	1 800 mg/d	50～100 mg/L	每天2～3次
加巴喷丁	300 mg/d	300 mg/d	900～1 800 mg/d	2 400～3 600 mg/d	—	每天3次
拉莫三嗪						
单药治疗	50 mg/d	25 mg/w	100～200 mg/d	500 mg/d	—	每天2次

续表 22 - 4

药物	起始剂量	增加剂量	维持剂量	最大剂量	有效浓度	服药次数
与肝酶诱导类的抗癫痫药物合用	50 mg/d	50 mg/2 w	100 ～ 200 mg/d	—		每天 2 次
与丙戊酸类药物合用	12.5 mg/d	12.5 mg/2 w	100 ～ 200 mg/d	—		每天 2 次
左乙拉西坦	1 000 mg/d	500 ～ 1 000 mg/2 w	1000 ～ 4 000 mg/d	—		每天 2 次
奥卡西平	300 mg/d	300 mg/w	600 ～ 1 200 mg/d	2 400 mg/d		每天 2 次
托吡酯	25 mg/d	25 mg/w	100 ～ 200 mg/d	—		每天 2 次
唑尼沙胺	100 ～ 200 mg/d	100 mg/ 1 ～ 2 w	200 ～ 400 mg/d	—		每天 2 次

抗癫痫药物不良反应的严重程度因人而异,包括剂量相关性不良反应、特异体质的不良反应、长期的不良反应和致畸作用,其中以剂量相关性不良反应多见,其与血药浓度有关,建议自小剂量开始缓慢增量,用量不超最大治疗剂量。卡马西平易出现头晕、中性粒细胞减少、肝功能损害、皮疹等副作用,丙戊酸钠有体重增加、震颤、多囊卵巢综合征、肝功能损害等副作用,左乙拉西坦易出现困倦、易激惹,拉莫三嗪容易出现皮疹、Stevens-Johnson 综合征等不良反应。常用抗癫痫药物的不良反应见表 22 - 5。

表 22 - 5　常用抗癫痫药物的不良反应

药物	剂量相关的副作用	长期治疗的副作用	特异体质副作用	对妊娠的影响
卡马西平	头晕、视物模糊、恶心、困倦、中性粒细胞减少、低钠血症	低钠血症	皮疹、再生障碍性贫血、Stevens-Johnson 综合征、肝损害	FDA 妊娠安全分级 D 级,能透过胎盘屏障,可能导致神经管畸形
氯硝西泮	镇静(成人比儿童更常见)、共济失调	易激惹、攻击行为、多动(儿童)	少见,偶见白细胞减少	FDA 妊娠安全分级 D 级,能透过胎盘障,有致畸性及导致胎儿镇静、肌张力下降

续表 22 - 5

药物	剂量相关的副作用	长期治疗的副作用	特异体质副作用	对妊娠的影响
苯巴比妥	疲劳、嗜睡、抑郁、注意力涣散、多动、易激惹（见于儿童）、攻击行为、记忆力下降	少见皮肤粗糙、性欲下降，突然停药可出现戒断症状，焦虑、失眠等	皮疹、中毒性表皮溶解症、肝损害	FDA 妊娠安全分级 D 级，能透过胎盘屏障，可导致新生儿出血
苯妥英钠	眼球震颤、共济失调、厌食、恶心、呕吐、攻击行为、巨幼红细胞性贫血	痤疮、齿龈增生、面部粗糙、多毛、骨质疏松、小脑及脑干萎缩（长期大量使用）、性欲缺乏、维生素 K 和叶酸缺乏	皮疹、周围神经病、史－约综合征（Stevens-Johnson syndrome）、肝毒性	FDA 妊娠安全分级 D 级，能透过胎盘屏障，可能导致胎儿头面部畸形、心脏发育异常、精神发育缺陷及新生儿出血
扑痫酮	同苯巴比妥	同苯巴比妥	皮疹、血小板减少、狼疮样综合征	FDA 妊娠安全分级 D 级，同苯巴比妥
丙戊酸钠	震颤、厌食、恶心、呕吐、困倦	体重增加、脱发、月经失调或闭经、多囊卵巢综合征	肝毒性（尤其在 2 岁以下的儿童）、血小板减少、急性胰腺炎（罕见）、丙戊酸钠脑病	FDA 妊娠安全分级 D 级，能透过胎盘屏障，可能导致神经管畸形及新生儿出血
加巴喷丁	嗜睡、头晕、疲劳、复视、感觉异常、健忘	较少	罕见	FDA 妊娠安全分级 C 级
拉莫三嗪	复视、头晕、头痛、恶心、呕吐、困倦、共济失调、嗜睡	攻击行为、易激惹	皮疹、史－约综合征、中毒性表皮溶解症、肝衰竭、再生障碍性贫血	FDA 妊娠安全分级 C 级
奥卡西平	疲劳、困倦、复视、头晕、共济失调、恶心	低钠血症	皮疹	FDA 妊娠安全分级 C 级
左乙拉西坦	头痛、困倦、易激惹、感染、类流感综合征	较少	无报告	FDA 妊娠安全分级 C 级

续表 22 – 5

药物	剂量相关的副作用	长期治疗的副作用	特异体质副作用	对妊娠的影响
托吡酯	厌食、注意力障碍、语言障碍、记忆障碍、感觉异常、无汗	肾结石、体重下降	急性闭角性青光眼（罕见）	FDA 妊娠安全分级 C 级

二、非药物治疗

（1）外科治疗。对于药物难治性癫痫、脑部病变所致癫痫可以选择手术治疗，常用方法有病灶切除术、脑叶切除性、大脑半球切除术、迷走神经刺激术、立体定向射频毁损术等。但手术治疗后仍须服用抗癫痫药物。

（2）生酮饮食。生酮饮食适用于儿童发作频繁的癫痫综合征，是一种高脂、低碳水化合物和适当蛋白质的饮食。

第五节　管 理 策 略

一、病情评估

评估患者癫痫发作的控制情况，记录每月发作次数，除了典型的发作（如大发作），尤其要关注患者或家属经常忽略或不主动告知的某些"轻微发作"，如先兆发作、肌阵挛发作、局灶性发作等；并注意评估患者的情绪障碍、认知障碍和社会功能损害程度。

二、综合管理

（1）监督患者的用药依从性：指导患者规范用药，使患者认识到长期治疗的重要性，避免突然停药诱发癫痫发作。

（2）监测药物不良反应：指导患者定期到社区门诊复查肝肾功能、血常规等，发现不良反应及时处理。

（3）癫痫患者常伴发情绪、精神、认知、睡眠障碍：30% 癫痫患者存在抑郁表现，焦虑患病率达 14% ～ 25%，约 10% 的患者存在双相情感障碍，共病精神病性障碍者可达 4% ～ 30%。30% ～ 40% 的癫痫患者存在认知功能损害，失眠的患病率为 28.9% ～ 74.4%，使用汉密顿焦虑抑郁量表及认知量表评估患者心理障碍与认知功能障碍程度，给予积极的心理疏导，并在专科医生指导下，使用抗抑郁、抗焦虑、改善睡眠、抗精神病药物治疗。

（4）健康宣传教育：通过开展社区健康讲座、资料发放等方式，普及癫痫知识，提高民众对癫痫的认识，消除对癫痫患者的歧视；加强与患者及其家属之间的交流，解决治疗中的困惑，使其意识到长期、规范用药的重要性，以及癫痫的可控制性，树立治疗疾病的信心。

（5）指导癫痫发作时正确的急救措施：当发生癫痫发作时，将患者头向一侧偏斜，避免呼吸道内的分泌物引起误吸，不要将任何东西塞进患者嘴里以免窒息，松解过紧的衣物，不要用力按压患者肢体，以免造成骨折或扭伤，在患者未完全清醒时，避免喂食液体、食物或药物；对于复杂部分性发作的患者要注意其无意识行走和活动中造成对自身或周围人员的伤害。

（6）生活方式的指导：指导患者避免癫痫的诱发因素，如熬夜、闪光、过度劳累、饮酒、咖啡、浓茶等，指导患者规律、健康的生活方式，运动锻炼，避免感染；教育癫痫患者不宜驾车及从事危险性的工作与运动，如高空作业、攀岩、爬山、游泳、跳伞等；指导患者安全用药，避免使用喹诺酮类药物；指导癫痫患者通过听音乐、弹琴、绘画、书法、做手工、心理咨询、聚会交流等方式稳定情绪、陶冶情操。

三、癫痫持续状态的处理

癫痫持续状态指癫痫连续发作之间意识尚未完全恢复又频繁再发，或癫痫发作持续30分钟以上未能自行停止。为避免神经元损伤，全面强直痉挛性发作持续10分钟开始静脉给药。建议处理流程：

（1）一般措施：监测生命体征，保持呼吸道通畅，吸氧，避免舌咬伤；建立静脉通路，完善血糖、血常规、血液生化、动脉血气分析等检查。

（2）药物治疗：有静脉通路者，静脉注射地西泮：常规剂量5～10 mg，若有必要可以重复10 mg（最大速度5 mg/min）；如无条件建立静脉通路，可予肌内注射咪达唑仑10 mg。尽快转诊至上一级医院。

（3）患者上转后，如发作未能终止，进一步启动丙戊酸钠、苯巴比妥、苯妥英钠或左乙拉西坦等静脉治疗；如治疗失败，建议转入ICU，气管插管/机械通气，静脉输注丙泊酚、咪达唑仑等药物。

四、建档和随访

对癫痫患者应建档管理，详细记录其基本资料、癫痫发作形式、危险因素、用药情况等，并进行定期随访，了解其癫痫控制情况、用药依从性，同时向照料者采集相关信息，以发现容易忽视的发作，如"失神发作"等，为专科医师提供有价值的临床资料。

五、转诊指征

（1）对社区内疑似癫痫及初次癫痫发作的患者，及时转诊至上一级医院，明确诊断。

（2）用药后癫痫控制欠佳，发作频繁的患者，及时转诊上级医院，调整用药。

（3）出现药物不良反应，初步治疗后效果欠佳的患者。

（4）患者合并情绪、精神障碍，治疗后效果欠佳的患者。

（5）患者再发癫痫发作，初步治疗效果欠佳的患者。

第六节　管理流程

癫痫的管理流程见图 22 -1。

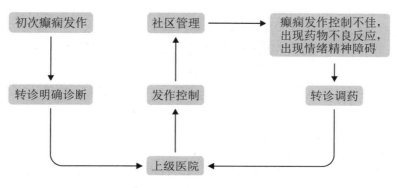

图 22 - 1　癫痫的管理流程

（张雷　李慧卿）

参考文献

［1］成人癫痫患者长程管理共识专家协作组. 关于成人癫痫患者长程管理的专家共识［J］. 中华神经科杂志，2013，46（7）：496 - 499.

［2］贾建平，陈生第. 神经病学（国家卫生和计划生育委员会住院医师规范化培训规划教材）［M］. 北京：人民卫生出版社，2016.

［3］贾建平，陈生第. 神经病学［M］. 北京：人民卫生出版社，2018.

［4］中国抗癫痫协会. 临床诊疗指南：癫痫病分册（2015 修订版）［M］. 北京：人民卫生出版社，2015.

［5］中国医师协会神经内科分会癫痫专委会. 成人全面性惊厥性癫痫持续状态治疗中国专家共识［J］. 国际神经病学神经外科学杂志，2018，45（1）：1 - 4.

［6］中国医师协会神经内科分会癫痫专委会. 妊娠期女性抗癫痫药物应用中国专家共识［J］. 中国医师杂志，2015，17（7）：969 - 971.

第二十三章

慢性肾脏病

第一节　定义与流行病学

慢性肾脏病（chronic kidney disease，CKD）是指肾脏结构或功能异常超过 3 个月，伴或不伴肾小球滤过率（glomerular filtration rate，GFR）下降。其中肾脏损害可表现为以下 1 项或多项：①GFR < 60 mL/（min·1.73 m^2）；②蛋白尿，如尿白蛋白排泄率（albumin excretion rate，AER）≥30 mg/24 h 或尿白蛋白肌酐比（albumin to creatinine ratio，ACR）≥30 mg/g；③尿沉渣、肾脏组织学或影像学异常；④肾小管疾病；⑤肾移植史。若肾脏损害持续时间不明确，应再次进行评估以区分 CKD 与急性肾脏病变（3 个月内出现肾损伤或肾功能减退）。根据 GFR 水平将 CKD 进行分期（表 23-1）。

表 23-1　慢性肾脏病分期

分期	GFR/[mL/(min·1.73 m^2)]	描述
1	≥90	正常或增高
2	60～89	轻度下降
3a	45～59	轻至中度下降
3b	30～44	中至重度下降
4	15～29	重度下降
5	<15	肾衰竭

各种 CKD 病情逐渐进展，出现肾功能不可逆减退，尤其是 CKD 3b 期后逐渐出现水、电解质、酸碱平衡紊乱，含氮废物蓄积及各种临床症状，当 GFR 下降至 <15 mL/（min·1.73 m^2），称为终末期肾病（end stage renal disease，ESRD）。

CKD 已成为继心血管病、糖尿病、肿瘤之后，危害公众健康的重要问题，全球有 8%～16% 的人患病。不同国家和地区的患病率不同，CKD 在中低收入国家比高收入国家更为普遍，后者的患病率约为 11.0%。我国成人 CKD 的患病率为 10.8%，南方略高，为 12.1%，而高原地区藏族成年人群高达 19.1%。据 WHO 报道，2012 年全球因 CKD 死亡的人数为 864 226 例（死亡率为 1.5%），在全球主要死因中位列第 14，给公共健康资源带来沉重的负担。

　　CKD 的病因复杂多样，包括肾小球肾炎、肾小管间质性疾病、肾血管性疾病、自身免疫性肾病、先天性和遗传性肾脏疾病等。导致患者进入 ESRD 的四大病因分别是糖尿病、肾小球肾炎、高血压、多囊肾，在我国仍以慢性肾小球肾炎为主，但近年来糖尿病肾病、高血压肾小动脉硬化的发病率明显呈上升趋势。

　　近年来，ESRD 患者数量居高不下而且增长速度较快，国际肾脏病协会认为其原因存在以下几个方面：①ESRD 原发病中，高血压、糖尿病等继发肾病的发病率明显增高，由于对这两种疾病的防治不力，最终导致患者病情进展。②随着透析器械不断更新发展，透析技术逐渐进步和完善，透析质量不断提高，透析患者的并发症得到更好的控制，生存期不断延长。③各种肾损害增多，如生活水平提高、高嘌呤食物摄入增加导致的尿酸性肾病，各种药物使用造成的药物性肾损害（如保健药物或中草药所致的肾病等）。④随着医疗水平的逐渐提高，我国人口老龄化增加，人均寿命逐渐延长，老龄患者越来越多。

第二节　高危人群的筛查与管理

> **重点：**
> ● 慢性肾脏病的高危人群和高危因素。
> ● 慢性肾脏病的筛查方法。
> ● 健康生活方式干预。

一、慢性肾脏病的高危人群和高危因素

　　由于大多数 CKD 患者无明显症状，故高危人群筛查对疾病的早发现、早治疗显得尤为重要。据研究发现，与肾损害相关的独立因素包括年龄、性别、高血压、糖尿病、心血管疾病史、高尿酸血症、经济地位、居住面积等。因此，CKD 高危人群主要包括：

　　（1）临床方面：①糖尿病；②高血压；③自身免疫性疾病；④全身感染，如乙型肝炎病毒感染、丙型肝炎病毒感染、人类获得性免疫缺陷病毒（human immunodeficiency virus，HIV）感染；⑤肾毒性药物，如非甾体抗炎药、草药、锂；⑥反复尿路感染；⑦肾结石；⑧尿路梗阻；⑨恶性肿瘤；⑩肥胖；⑪肾脏疾病治疗史，如肾切除术；⑫急性肾损伤病史；⑬吸烟；⑭静脉注射毒品，如海洛因、可卡因；⑮有肾病家族史。

　　（2）社会人口学方面：①年龄 > 60 岁；②非白种人；③低收入人群；④低学历人群。

　　（3）遗传方面：①*APOL1* 基因突变；②镰状细胞病；③多囊肾；④遗传性肾炎（Alport 综合征）；⑤肾和泌尿道先天异常。

二、筛查和管理

CKD 高危人群筛查项目包括询问病史、体格检查、实验室及影像学检查，必要时还需要进行肾脏病理活检，最后综合分析各项结果得出疾病诊断。

全科医师应对诊断为 CKD 的患者进行建档，包括其基本信息、既往史、个人史等，并且有责任开展长期的随访和复查工作以提供持续的、综合的医疗服务。随访目的包括：①去除可能引起 CKD 急性加重的诱发因素。②对肾功能定期检查，观察疾病发展的情况。③评价疗效和患者对治疗的依从性。全科医师应充分利用社区工作的优势，与患者亲属一起监督和鼓励患者，提高其依从性，达到控制疾病、预防进展、及时进行肾脏替代治疗的目的。

三、健康生活方式干预

CKD 的发生和发展与上述危险因素密切相关，及时纠正不良生活方式在一定程度上可以避免部分危险因素形成，如高血压、高尿酸血症、肥胖等。故健康生活方式干预可直接或间接减轻肾脏损伤。

（1）合理膳食：①CKD 非透析患者多饮水，预防结石形成；②减少钠盐摄入，尤其是血压控制欠佳的患者；③避免高蛋白饮食，应以优质蛋白饮食为主；④对于高尿酸血症患者，应选择低嘌呤的食物。

（2）适度运动：肥胖是 CKD 的高危因素之一，应在饮食控制的基础上进行适当运动，除减轻体重外，还可以改善血压和血糖，延缓疾病进展。

（3）戒烟限酒：长期吸烟对血管内皮功能影响巨大，不仅会引起心脑血管并发症，还会加速糖尿病肾病的进展，故通过积极健康教育让患者戒烟是预防和控制疾病进展的重要干预措施之一。酒精会导致血压和血尿酸升高，故应限制饮酒，甚至戒酒。

（4）其他：良好的睡眠质量可降低糖尿病、高血压、冠心病等疾病的发病风险，建议成人每日睡眠时间为 7～8 小时。心理健康也是疾病管理的一部分，可通过专业的心理健康辅导、培养个人爱好、参与社交活动等方式缓解患者的精神压力，消除紧张刺激，使其保持乐观的心态。

第三节 诊 断 思 路

> **重点:**
> - 慢性肾脏病的发病隐匿,应充分筛查,尽早诊断。
> - 排除急性病变,尽量明确病因。
> - 积极寻找引起肾功能恶化的可逆因素。
> - 全面评估并发症及合并症。

CKD 的发展往往很隐匿,直至失代偿才出现不同脏器损害的临床症状,ESRD 通常合并多器官、多系统的严重病变,因此,早诊断、早干预尤为重要,并且要依靠充分询问病史、仔细的体格检查和必要的辅助检查进行全面诊断。

先明确 CKD 的存在,如果肾脏结构或功能异常超过 3 个月就可以初步诊断为 CKD。然后与急性肾脏病变或 CKD 急性加重鉴别,尽量明确病因,并对 CKD 的进展程度进行分级。重要的是,要积极寻找引起 CKD 进展的可逆因素,评估有无并发症或合并症,以便指导后期的治疗及预后判断。

一、明确慢性肾脏病的存在

（一）病史询问

（1）症状:CKD 1 ～ 3 期患者多无症状,可有尿中泡沫增多、肉眼血尿、水肿等肾炎、肾病综合征的表现,或仅有乏力、食欲减退、腰酸、夜尿增多等轻度不适。CKD3b 期以后,上述症状更加明显。到 CKD 5 期,可出现恶心、呕吐、水肿、胸闷、气促、头晕、头痛、贫血、消化道出血、骨痛、皮肤瘙痒等症状。

（2）是否存在慢性基础疾病或高危因素:如慢性肾小球肾炎、高血压、糖尿病、痛风、梗阻性肾病、药物应用史等。

（3）家族史:各种肾病病史,特别是遗传性肾病如多囊肾、范科尼（Fanconi）综合征、Alport 综合征等。

（二）体格检查

体格检查包括有无高血压、水肿、贫血貌、出血倾向、尿素霜样皮肤改变,呼出气体有无尿味或金属味,心肺听诊有无肺部啰音、心脏杂音等,有无注意力不集中、肌肉颤动等精神神经系统异常。

（三）辅助检查

（1）血常规:合并肾性贫血的患者可表现为正细胞正色素性贫血;部分缺铁患者表现为小细胞低色素性贫血,并随肾功能的减退而加重。

（2）尿液检查：尿沉渣分析、尿蛋白检测、尿红细胞形态检查等。推荐采用 ACR 来评价白蛋白尿程度。ACR 具有独立于 GFR 之外的、预测 CKD 严重程度和预后的价值。尿液中出现过量的蛋白质是肾脏损害的标志之一，也是促使肾脏及心血管疾病风险增加的关键因素。这些蛋白的主要成分是白蛋白，同时也包括低分子量免疫球蛋白、β_2-微球蛋白、溶菌酶等。有研究显示，尿 ACR 能准确预测肾脏和心血管的患病风险，降低 ACR 对肾脏具有一定保护作用。而且在 CKD 患者中，尿 ACR 升高比 eGFR 下降更常见。因此，在临床中对尿 ACR 的检测十分重要。但并非所有尿 ACR 检测者异常均为 CKD 患者，其他可增加尿白蛋白排泄的因素包括：尿路感染、高蛋白饮食、充血性心力衰竭、急性发热性疾病、24 小时内剧烈运动、月经或阴道分泌物、药物（尤其是非甾体抗炎药）等。尿液显微镜检查有无畸形红细胞、红细胞管型或晶体。

（3）血生化检查：1 周内对血尿素氮、肌酐、电解质、白蛋白进行重复检测，并估算肾小球滤过率（estimated glomerular filtration rate，eGFR）。肾小球滤过率（GFR）是衡量肾脏功能的最佳指标，对 CKD 的预测较血清肌酐更加敏感，因此当血清肌酐正常时并不能排除严重的肾功能减退。在临床上，可通过血清肌酐来估算 GFR（eGFR），与 MDRD 公式及 Cockcroft-Gault 公式相比，CKD-EPI 公式更加精确。但临床上也存在造成 eGFR 结果不可靠的因素，如：①肾功能急剧变化，如急性肾损伤；②透析患者；③近期食用熟肉；④特殊饮食，如素食、高蛋白饮食；⑤极端体型；⑥骨骼肌疾病、截瘫或截肢；⑦高肌肉质量；⑧18 岁以下儿童；⑨存在严重肝脏疾病；⑩影响肌酐排泄的药物，如非诺贝特、甲氧苄啶；⑪怀孕，妊娠期 eGFR 的有效性尚不清楚，因此不建议使用 eGFR 来评估孕妇的肾功能。若 eGFR 持续下降应考虑急性肾损伤，并进行相应管理。钙、磷、甲状旁腺激素（parathyroid hormone，PTH）异常提示慢性肾功能衰竭。由于肾脏对胰岛素的清除减少，外周组织特别是肌肉组织的胰岛素抵抗导致糖利用障碍，需定期查空腹血脂和血糖。

（4）B 超：首先检查泌尿系统及肾血管情况，区别肾实质性疾病、肾血管性疾病及梗阻性肾病。其次观察肾脏的大小、皮质厚度、皮髓质分界情况等，若双侧肾脏对称性缩小、皮质明显变薄支持慢性肾功能衰竭的诊断。

（5）条件允许的可行以下检查：血、尿蛋白电泳（血清蛋白电泳、免疫固定电泳）、肿瘤标志物、自身免疫性疾病血清学检测、慢性感染性疾病的血清学检测。

（四）其他具有提示作用的临床表现及检查

其他具有提示作用的临床表现及检查见表 23-2。

表 23-2　其他具有提示作用的临床表现及检查

表现	检查
系统性疾病的症状：如皮疹、关节炎、结缔组织病的特征、肺部症状或肾功能减退	抗基底膜抗体、抗中性粒细胞胞浆抗体（ANCA）、抗核抗体（ANA）、可提取核抗原（ENA）、补体
HBV、HCV 或 HIV 的危险因素	HBV、HCV、HIV 血清学检查
40 岁以上并怀疑有骨髓瘤可能	血、尿蛋白电泳

二、除外急性肾脏病变

肾脏结构或功能异常需持续 3 个月以上才能诊断为 CKD。对于既往无病史也无实验室检查或影像学结果的患者，出现肾脏结构或功能异常不能立即诊断为 CKD，应除外急性肾脏病变。

急性肾损伤时病程短，一般几天至几周，分为肾前性、肾性、肾后性肾损伤，并且有急性肾损伤的病因及诱因存在：肾前性急性肾损伤常见病因为有效循环血容量减少，如各种原因的液体丢失和出血，各种原因导致休克时肾内血流动力学改变；肾后性急性肾损伤的原因主要是尿路梗阻，出现急性少尿或无尿，梗阻可发生在尿路从肾盂到尿道的任一水平；肾性急性肾损伤时一般存在肾实质损伤，常见的病因是各种物理因素、化学因素、生物毒素等（包括内源性毒素，如血红蛋白、肌红蛋白；外源性毒素，如生物毒素、化学毒素、抗菌药物、造影剂等）对肾实质造成损伤。

一般而言，当患者存在 3 个月以上的肾小球肾炎或者肾病综合征病史，或长期夜尿增多、肾性骨营养不良，在无失血的情况下发生严重的贫血，高磷血症和低钙血症伴有甲状旁腺激素升高，超声显示双侧肾脏缩小、实质回声增强、肾皮质变薄，或肾图提示慢性病变等支持 CKD 的诊断。

三、诊断病因

正确诊断 CKD 病因，有效治疗引起 CKD 的原发病，对延缓疾病进展、保护肾脏残存功能具有重要意义。CKD 包括肾小球、肾小管间质及肾血管病变，可由原发性肾脏疾病和继发性肾脏疾病引起，继发性肾脏疾病患者往往伴有全身其他系统病变，加速 CKD 进展。不少患者初次诊断 CKD 已发展到 ESRD，诊断病因较为困难，但仍应积极寻找鉴别依据。

结合患者既往病史、尿液及血液相关检查、肾脏彩超检查等进行鉴别，必要时可考虑行肾活检以明确诊断。

目前，在我国引起 CKD 的病因以原发性肾小球疾病为主，其病理分类包括以下四类：

（1）肾小球轻微病变：包括微小病变型肾病。

（2）局灶节段性肾小球病变：包括局灶节段性肾小球硬化、局灶性肾小球肾炎。

（3）弥漫性肾小球肾炎：①膜性肾病；②增生性肾小球肾炎，包括系膜增生性肾小球肾炎、毛细血管内增生性肾小球肾炎、系膜毛细血管性肾小球肾炎、致密物沉积性肾小球肾炎、新月体性肾小球肾炎；③硬化性肾小球肾炎。

（4）未分类的肾小球肾炎。

需要考虑的继发性肾脏疾病包括糖尿病肾病、高血压肾病、自身免疫性疾病（系统性红斑狼疮、抗中性粒细胞胞浆抗体相关血管炎）、多发性骨髓瘤肾病、感染相关性肾病（乙型肝炎、丙型肝炎、艾滋病）等。

四、分析进展程度

CKD 进展是指 GFR 分期的下降，伴 eGFR 较基线下降 25% 或以上；快速进展指 1 年内 eGFR 持续下降超过 5 mL/(min · 1.73 m^2)。CKD 进展因素包括病因、GFR 水平、年龄、性别、种族、白蛋白尿水平、高血糖、高血压、心血管病史、血脂异常、吸烟、肥胖、使用肾毒性药物等。在去除引起 CKD 进展的可逆因素后，应依据患者 GFR 和白蛋白尿水平进行分级（见本章第六节相关内容），以指导治疗和判断预后。

五、寻找引起进展的可逆因素

（1）肾前性因素：心功能衰竭、循环血容量不足、使用 NSAIDs 或 ACEI。
（2）肾后性因素：尿路梗阻。
（3）肾实质性因素：严重高血压、急性间质性肾炎、急性肾盂肾炎、造影剂肾病。
（4）血管性因素：单侧或双侧肾动脉狭窄、动脉栓塞、肾静脉血栓形成。
（5）混合因素：甲状腺功能减退症、肾上腺皮质功能减退症、创伤、感染及严重的胃肠道出血等。

六、评估并发症及合并症

常见的并发症或合并症：泌尿系统、呼吸系统及消化道的感染；心血管合并症，如心律失常、心力衰竭；肾性贫血及营养不良；骨矿物质代谢异常；尿毒症性脑病；高钾血症、代谢性酸中毒。

第四节　防　治　要　点

有效地治疗原发病和消除引起肾功能恶化的可逆因素，是 CKD 治疗的基础和前提，也是延缓疾病进展、保护肾脏功能的关键。按照 CKD 的不同分期，选择不同的防治策略，进行早期、系统的防治（表 23 - 3）。发展至 ESRD 则需要密切评估患者有无肾脏替代治疗指征，如尿毒症症状、容量负荷、电解质酸碱失衡等，及时准备和开始肾脏替代治疗；全面评估并及时处理 ESRD 的并发症，如贫血、高血压、低血压、蛋白质能量消耗、矿物质骨代谢异常等；综合评估各系统功能，尤其是心脏功能，提高患者生存质量，延长生存寿命。

表 23 - 3　CKD 的分期和治疗计划

分期	GFR/[mL/(min·1.73 m²)]	治疗计划
1	≥90	病因的诊断和治疗，治疗合并疾病，延缓疾病进展，减少心血管疾患危险因素
2	60～89	估计疾病进展速度
3a	45～59	评价、预防和诊断并发症
3b	30～44	治疗并发症
4	15～29	准备肾脏替代治疗
5	<15	肾脏替代治疗

第五节　管 理 策 略

重点：
- 有效治疗原发病。
- 综合管理，延缓疾病进展。
- 及时做好肾脏替代治疗准备。
- 根据患者情况个体化选择肾脏替代治疗。
- 转诊指征。

一、病情评估

由于 CKD 是一群疾病，而非单一特异性疾病，因此对临床表现及实验室检查高度怀疑为 CKD 的患者，要全面进行诊断和病情评估，再结合病情进行综合管理和治疗。近年来，随着腹膜透析技术的普及，我国越来越多独立血液透析中心的开设，对透析患者院外的慢病综合管理也提出了更高的要求。

二、综合管理

（一）降低心血管危险因素

CKD 患者心血管疾病的患病率明显高于非 CKD 患者，因此降低心血管危险因素至关重要。无论患者低密度脂蛋白水平如何，均建议 50 岁及以上 CKD 患者使用他汀类药物，并积极戒烟。

（二）血压管理

应根据年龄、脉压、心血管疾病与其他合并症以及 CKD 进展风险，个体化确定患者的血压靶目标。总体上，非透析患者降压目标根据尿 ACR 水平不同进行调整，ACR≥30 mg/g时，血压靶目标为不超过 130/80 mmHg，ACR<30 mg/g 时，血压靶目标为不超过 140/90 mmHg；透析患者血压一般不超过 140/90 mmHg。

降压药的选择：

1. ACEI 或血管紧张素Ⅱ受体拮抗剂（angiotensin receptor blocker，ARB）

ARB 是 CKD 患者的基础药物，具有良好的降压作用，还有降低肾小球高滤过、减轻蛋白尿的作用，可以延缓 CKD 进展和抑制血管、心脏的重塑。但由于 ACEI 和 ARB 均会导致肾小球血流量减少，因此，在治疗初期 GFR 可能会下降。如果在用药后 2 个月内 eGFR 下降不超过基线值的 30% 则可继续使用，若超过 30%，则应减量或停药。

2. 利尿剂

利尿剂在 CKD 的各个分期均可使用，当容量负荷过重时，呋塞米（速尿）可安全有效地使用，甚至包括 eGFR<30 mL/（min·1.73m²）的患者，可使用常规剂量（20～120 mg/d），对于 eGFR 较低的患者可能需要更高的剂量（可达 500 mg/d），但应根据容量负荷及体重变化情况随时进行调整，同时指导患者使用最少的药物剂量控制水肿。

3. β受体阻滞剂

β受体阻滞剂对冠心病、快速型心律失常及心力衰竭患者有益处，但禁用于合并哮喘或心脏传导阻滞的患者。

4. 钙通道阻滞剂

钙通道阻滞剂可用于心绞痛、老年患者及收缩期高血压的患者。

80% 以上的 ESRD 患者在开始透析时已经存在高血压，在血液透析过程中，血压可进一步升高，血压控制更困难。高血压的主要原因是水钠潴留、容量负荷过重、肾素－血管紧张素－醛固酮系统激活，往往表现为难治性高血压。另外，ESRD 患者降压物质分泌减少，血管收缩因子分泌增加，也是引起高血压的原因之一。治疗方面，由于患者尿量减少，因此调整目标体重、减轻容量负荷尤为重要，上述降压药物均可应用。

（三）血糖管理

积极控制血糖可延缓 CKD 的进展，大多数指南建议糖化血红蛋白的目标值为 7.0%。应根据患者的血糖及 eGFR 水平及时调整降糖药的剂量和种类。

（四）蛋白尿控制

不论何种原发病所致的 CKD 患者，将尿蛋白控制在 0.5 g/d 以下乃至正常范围，不仅可延缓 CKD 进展，还可以减少或减轻心血管合并症的发生，是改善患者长期预后的重要环节。

（1）ACEI 或 ARB：作为一线用药能有效减少尿蛋白，改善预后，但目前不提倡联合应用 ACEI 和 ARB。

（2）糖皮质激素及免疫抑制剂：多种肾小球疾病，如膜性肾病或狼疮性肾炎，其发病机制主要由异常免疫反应所介导，需要使用糖皮质激素及免疫抑制剂治疗以达到蛋白尿持续缓解。临床常用的免疫抑制剂包括环磷酰胺、环孢素 A、吗替麦考酚酯、他克莫司、硫唑嘌呤、来氟米特等。应用时应根据病理类型和蛋白尿程度，并结合患者具体病情、个人意愿等，个体化地制订治疗方案。注意监测和防治相关药物的不良反应。

（五）营养治疗

合理的营养管理是治疗 CKD 的重要手段之一，能延缓疾病进展，减少并发症的发生。根据能量需求，鼓励 CKD 患者进行均衡和充足饮食。发展到 ESRD 时，透析患者的饮食指导原则有很大不同，需要切实做好患者的宣教。

能量摄入方面，在适当限制蛋白质摄入的同时保证充足的能量摄入以防止营养不良发生，可选择多样化、营养合理的食物。合理计划餐次及能量、蛋白质分配，定时定量进餐，早、中、晚三餐的能量可占一天总能量的 20% ～ 30%、30% ～ 35%、30% ～ 35%。均匀分配三餐食物中的蛋白质，为保证摄取能量充足，可在三餐间增加点心，占一天总能量的 5% ～ 10%。在限制蛋白质摄入量的同时，能量摄入需维持在：146 kJ（35 kcal）/（kg·d）（年龄≤60 岁），126 ～ 146 kJ（30 ～ 35 kcal）/（kg·d）（年龄 >60 岁）。

蛋白质摄入方面，CKD 1 ～ 2 期患者无论是否有糖尿病，推荐蛋白摄入量为 0.8 ～ 1 g/（kg·d）；从 CKD 3 期起至没有进行透析治疗的患者，推荐蛋白摄入量为 0.6 ～ 0.8 g/（kg·d）；血液透析及腹膜透析患者推荐蛋白质摄入量为 1.0 ～ 1.2 g/（kg·d）；当合并高分解代谢急性疾病时，蛋白质摄入推荐量增加到 1.3 g/（kg·d）。摄入的蛋白质中至少 50% 应来自优质蛋白质（完全蛋白质，蛋白质中所含的必需氨基酸种类齐全、数量充足、比例适当），如动物来源的蛋白质（乳类、蛋类、肉类等）和大豆蛋白，可同时补充复方 α - 酮酸制剂 0.075 ～ 0.120 g/（kg·d），维持血清白蛋白在 40 g/L 以上。

脂肪摄入方面，患者每日脂肪供能比为 25% ～ 35%，其中饱和脂肪酸不超过 10%，反式脂肪酸不超过 1%，可适当提高 omega-3 脂肪酸和单不饱和脂肪酸摄入量。

碳水化合物摄入方面，在合理摄入总能量的基础上适当提高碳水化合物的摄入量，碳水化合物供能比应为 55% ～ 65%，有糖代谢异常者应限制糖摄入。

矿物质摄入方面，每天不超过 6 g 食盐或 2.3 g 钠，尽量避免在烹饪或食用过程中加盐，不使用含大量钾盐的盐替代品。CKD 1 ～ 2 期磷摄入通常无特殊限制，从 CKD 3b 期起，磷摄入量应低于 0.6 ～ 0.8 g/d，钙摄入量不应超过 2 g/d。当患者出现高钾血症时应限制钾的摄入。当出现贫血时，应补充含铁量高的食物。其他微量元素以维持血液中正常范围为宜，避免发生血液电解质异常。

维生素摄入方面，CKD 患者因吸收障碍，且透析可造成部分水溶性维生素的丢失，宜适当增加维生素 B、维生素 C 及叶酸等的摄入。

通常无须刻意增加液体摄入量；当 CKD 进展，患者尿量逐渐减少，且出现明显水肿、心力衰竭的情况下，应限制饮水量。

（六）血脂管理

CKD 通常与脂代谢异常相关，包括 LDL-C、VLDL-C、甘油三酯、脂蛋白 a 升高，HDL-C 降低。尤其是肾病综合征患者，血脂异常更加显著。

若空腹血脂严重升高（LDL-C >4.9 mmol/L，甘油三酯 >11.3 mmol/L），应考虑继发性因素，需要进行评估。

50 岁及以上的 CKD 患者：eGFR >60 mL/（min·1.73 m²）时，推荐使用他汀类药物；eGFR <60 mL/（min·1.73 m²）时，使用他汀类单药或者联合依折麦布。

50 岁以下的 CKD 患者：如合并冠脉疾病、脑卒中病史或糖尿病等，建议使用他汀类药物。

腹膜透析患者腹透液造成的腹腔高糖环境可导致 LDL-C 升高和高甘油三酯血症。也有部分透析患者出现低脂血症。高脂血症促使动脉粥样硬化，低脂血症与营养不良相关。对于维持性透析患者，高脂血症的标准宜放宽，血胆固醇水平保持在 6.5 ～ 7.8 mmol/L，血甘油三酯水平保持在 1.7 ～ 2.3 mmol/L。

（七）并发症的管理

1. 贫血

贫血是最常见的并发症之一，是由于肾脏产生的促红细胞生成素减少、红细胞生成刺激剂（erythropoiesis-stimulating agents，ESAs）抵抗、铁缺乏、严重的甲状旁腺功能亢进、慢性炎症状态等因素所致。推荐血红蛋白（hemoglobin，Hb） <100 g/L 即开始纠正贫血治疗，包括补充造血原料、应用重组人促红细胞生成素。Hb 的管理目标值为 110 ～ 130 g/L，不推荐 Hb >130 g/L。

ESAs 的治疗需补充造血原料尤其是铁剂，使铁蛋白维持在 200 ～ 500 μg/L，转铁蛋白饱和度为 20% ～ 30%。口服铁剂有琥珀酸亚铁、硫酸亚铁、多糖铁复合物，部分透析患者口服铁剂效果较差，尤其是血液透析患者可予静脉途径补充铁，如蔗糖铁。口服铁剂剂量为元素铁 200 mg/d，口服铁剂 1 ～ 3 个月未达目标者，考虑静脉应用铁剂，初始阶段总量约 1 000 mg。另外，注意评估是否存在叶酸及维生素 B₁₂缺乏，并进行相应补充。

重组人促红细胞生成素一般开始用量为 50 ～ 100 U/kg，分 2 ～ 3 次皮下注射或静脉注射，以皮下注射较为理想。Hb 每月增加 10 ～ 20 g/L，应避免 4 周内升幅超过 20 g/L。Hb 增速过快或 >130 g/L 时，适当减少重组人促红细胞生成素的用量，每个月调整用量 1 次，每次减少量为其总量的 25%。ESAs 治疗可能使有恶性肿瘤史的 CKD 患者死于癌症的风险升高，对于有活动性恶性肿瘤的 CKD 患者应谨慎使用。

缺氧诱导因子—脯氨酰羟化酶抑制剂（如罗沙司他）是一类新型口服纠正贫血的药物，为肾性贫血患者提供了新的选择。

2. 矿物质和骨异常管理

CKD 矿物质和骨异常（chronic kidney disease-mineral and bone disorder，CKD-MBD）也是 ESRD 的主要并发症之一，是指由 CKD 所致的矿物质和骨代谢异常综合征，可出现以下 1 项或多项临床表现：①钙、磷、PTH 或维生素 D 代谢异常；②骨转化、骨矿化、骨量、骨强度异常；③血管或其他软组织钙化。CKD-MBD 治疗应基于对钙、磷及 PTH 的综合评估。

（1）血清钙、磷、PTH 的监测。CKD 患者随着肾功能下降，肾脏对磷酸盐的清除减少，导致血磷水平升高。骨化三醇是维生素 D 经肝脏和肾脏代谢后活性最强的代谢产物，能促进肠道对钙的吸收，CKD 患者的骨化三醇及钙含量下降。在高磷、低钙、低维生素 D

的综合作用下刺激 PTH 分泌，促使骨中矿物质的吸收和释放增加，最终导致患者骨折风险及心血管事件发生率显著上升。患者 eGFR < 60 mL/（min · 1.73 m²）时即开始出现钙、磷、PTH、维生素 D 代谢异常。eGFR > 30 mL/（min · 1.73 m²）（3b 期及更早期）患者约半年查一次钙、磷、PTH，eGFR < 30 mL/（min · 1.73 m²）（4 ~ 5 期）约 3 个月复查一次上述指标，并根据其治疗情况及 CKD 进展的速度来调整监测频率。

（2）控制血磷。高磷血症是 CKD-MBD 治疗的关键环节，建议尽可能将升高的血磷降至接近正常范围（0.87 ~ 1.45 mmol/L）。控磷首先从饮食开始，对于 eGFR < 45 mL/（min · 1.73m²）的 CKD 患者，每日磷的摄入应少于 800 mg，选择磷/蛋白比更低的食物及正确的烹饪方式，如焯水可有效地去除食物中的磷、钾、钠、钙。此外，强化教育可改善对血磷的控制，应在医师、营养师、护士、患者之间建立更好的互动。

低钙透析有助于降低过高血磷，血液透析患者建议透析液钙离子浓度 1.25 ~ 1.5 mmol/L，腹膜透析患者建议钙离子浓度 1.25 mmol/L，高磷血症者充分透析可以有效地清除血磷。

在血磷进行性、持续性升高时，应开始药物降磷治疗。给予醋酸钙、碳酸钙等含钙磷结合剂或新型磷结合剂（碳酸镧、司维拉姆等）口服，维持血磷在正常范围，结合是否存在血管钙化或无动力性骨病风险、对药物的依从性/耐受性、经济能力等，个体化使用磷结合剂。

另外，为减少异位钙化，对于高磷血症的患者应减量或停用活性维生素 D 或维生素 D 类似物。

（3）维持血钙。建议将血钙维持于 2.1 ~ 2.5 mmol/L。对明显高磷血症或高钙血症患者，则应暂停使用钙剂、活性维生素 D 或维生素 D 类似物，以防止心血管和其他组织钙化加重。对低钙血症患者应根据其严重程度、临床症状和体征减量或停用钙敏感受体激动剂。通常血磷控制正常的情况下，血钙也能维持在正常范围。若血磷正常、血钙低，可考虑适当补充维生素 D，但应避免给予过量钙剂，这可能会增加血管钙化的风险。

（4）在对血清钙、磷管理的同时应重视对继发性甲状旁腺功能亢进症的控制。可使用活性维生素 D 类似物如骨化三醇、阿法骨化醇、帕立骨化醇等，但这类药物可能导致高钙血症。存在高钙血症时可选用拟钙剂如西那卡塞，使用这类药物过程中需要避免低钙血症发生。

在 CKD-MBD 的防控中，钙、磷、PTH 水平是同等重要的。应以降低过高血磷、维持正常血钙、纠正 PTH 水平异常的综合治疗为目标（表 23 - 4）。

表 23 - 4　2018 年中国 CKD-MBD 临床管理目标值

血清指标	目标值
磷	0.87 ~ 1.45 mmol/L
校正钙	2.1 ~ 2.5 mmol/L
PTH	维持正常上限的 2 ~ 9 倍

注：校正血清钙（mmol/L）= 血清总钙［测量值（mmol/L）］+ 0.02 ×［40 - 血清白蛋白浓度(g/L)］。

3. 水电解质及酸碱平衡控制

（1）水电解质平衡控制。CKD 患者可因纳差、低蛋白血症等导致有效容量不足，需保证足够的生理需要量。但当出现明显水钠潴留、水肿、高血压时应给予利尿剂。透析患者尿量明显减少，需认真评估干体重，临床干体重的标准为：透析过程中无明显低血压；透析前血压得到有效控制；临床无水肿表现；胸部 X 线无肺淤血；心胸比值为男性小于 50%、女性小于 53%。严重肺水肿及急性左心衰的患者，须及时进行血液透析或连续性肾脏替代治疗（continuous renal replacement therapy，CRRT）。

CKD 患者由于水钠潴留、水肿、高血压，饮食中食盐摄入量应控制在低于 6 g/d。但由于盐摄入减少或水肿稀释，也可出现低钠血症。对于轻中度低钠血症，一般不需要积极处理；对于严重缺钠的低钠血症者，应有步骤地逐步纠正低钠血症，避免因纠正过快导致神经脱髓鞘。

CKD 患者因尿液排钾量减少、使用 ACEI 和 ARB 降压药或保钾利尿剂（螺内酯）等可导致高钾血症，因此应限制饮食中钾的摄入，高钾血症（尤其是血钾 >6.5 mmol/L 时）易诱发心律失常，当血钾 >6.0 mmol/L 时需注意并加以管理，使血钾水平控制在 6.0 mmol/L 以下。管理措施包括：低钾饮食、避免食用含钾盐替代品、纠正代谢性酸中毒、使用排钾利尿剂或聚苯乙烯磺酸钠粉等。若以上治疗后血钾仍持续高于 6.0 mmol/L 时，应停用 ACEI、ARB 或螺内酯；若血钾 >6.5 mmol/L 时，应及时实施血液净化治疗。

（2）酸碱平衡控制：eGFR < 30 mL/（min·1.73 m^2）的患者代谢性酸中毒的风险增加，其主要原因是肾脏排酸能力下降、碳酸氢盐产生减少。酸中毒会导致骨质脱钙及蛋白质降解增加。根据病情可口服或静脉使用碳酸氢钠，每日补充碳酸氢钠 3 ～ 10 g，保持实际碳酸氢根在 22 mmol/L 以上，但需注意容量负荷过重及高血压的风险，当出现严重代谢性酸中毒，实际碳酸氢根低于 12 mmol/L，经积极治疗难以纠正者，应实施急诊血液净化治疗。

4. 防治感染

CKD 患者平时应注意防止上呼吸道感染，预防各种病原体感染。抗生素的选择与一般感染相同，同时需根据肾小球滤过率和透析模式调整药物剂量。

5. 皮肤瘙痒

70% 以上的 CKD 4 期或 CKD 5 期患者可出现皮肤瘙痒。其原因包括钙磷失衡、甲状旁腺功能亢进、镁和维生素 A 含量过多、皮肤神经病变等。在确保无其他原因（如过敏、疥疮、钙磷异常等）导致皮肤瘙痒的情况下，可涂抹月见草油、润肤露，或局部使用辣椒素，应避免使用肥皂、清洁剂等；如果同时合并瘙痒和不宁腿综合征，考虑使用加巴喷丁；对于持续性皮肤瘙痒的患者，建议至皮肤专科进行紫外线治疗。

6. 不宁腿综合征

eGFR < 15 mL/（min·1.73 m^2）的患者中，多达 80% 的患者合并不宁腿综合征或运动障碍，后者称之为睡眠周期性肢体运动（periodic leg movement in sleep，PLMS）。首先应检查铁状态，若铁缺乏则需补充；其次可进行家庭疗法，如按摩、热浴、冷敷或热敷、运动等。药物方面有多巴胺制剂、多巴胺激动剂或苯二氮䓬类。

7. 其他

CKD 患者由于尿量减少、尿酸排泄减少，容易出现高尿酸血症。轻度高尿酸血症通常不需要治疗；如有痛风性关节炎发作，在对症治疗的基础上可予降尿酸治疗；透析患者尿酸 >500 μmol/L 时也建议予降尿酸治疗。

多达 50% 的 CKD 5 期患者出现睡眠呼吸暂停，也是造成顽固性高血压的重要因素。建议患者减肥，避免使用中枢神经系统抑制剂（包括酒精）。

ESRD 患者恶性肿瘤的发病率较一般人群高，其中最常见的为前列腺癌、肺癌/气管癌、结肠癌/直肠癌、肾癌/肾盂癌、乳腺癌，发病率较低的有非霍奇金淋巴瘤、白血病、骨髓瘤、胰腺癌。应定期对患者进行体检，及早发现恶性肿瘤，出现 ESRD 难以解释的临床表现也应及早筛查肿瘤。

ESRD 患者应长期接受血液透析或腹膜透析，这些治疗方法要依赖于各种导管、机器设备及医护人员，而且是持久战，导致他们的生活质量严重下降，往往会出现一些心理问题，常表现为抑郁、焦虑、恐惧、痴呆或精神错乱状态，甚至有自杀倾向，须注意监测。

（八）药物管理

肾脏是人体重要的排泄器官，对 CKD 患者而言应尽量避免肾毒性药物，当 eGFR < 60 mL/(min·1.73 m^2) 时，一般需减量或停止使用经肾脏排泄的药物。

1. 须减量或停用的常用处方药

须减量或停用的常用处方药有二甲双胍、阿卡波糖、格列本脲、格列美脲、格列吡嗪、格列齐特、西格列汀、沙格列汀、维达列汀、艾塞那肽、胰岛素、非诺贝特、抗病毒药、加巴喷丁、阿片类止痛药、阿哌沙班、利伐沙班、达比加群、苯二氮䓬、秋水仙碱、螺内酯、索他洛尔、地高辛、锂、伐昔洛韦等。

2. 影响肾功能的常用处方药

（1）氨基糖苷类：如庆大霉素、链霉素、卡那霉素、阿米卡星等。此类抗生素在体内不代谢，主要经肾小球滤过排出。

（2）NSAIDs 和 COX-2 抑制剂：谨防"三重打击"，NSAIDs 或 COX-2 抑制剂（低剂量阿司匹林除外）与 ACEI、ARB 或利尿剂联合用药可导致急性肾损伤，即"三重打击"。

（3）锂：碳酸锂是治疗双相情感障碍的一线用药，在体内不降解，无代谢产物，绝大部分经肾脏排出，80% 可由肾小管吸收，在晚期 CKD 患者体内其半衰期延长，需调整给药剂量。

（4）钆：钆剂是目前临床广泛用于磁共振成像的顺磁性造影剂，约 90% 以原形由尿排出，eGFR <30 mL/(min·1.73 m^2) 的患者不建议使用。

（5）含碘造影剂：eGFR <45 mL/(min·1.73 m^2) 的患者行血管内含碘造影剂造影时应坚持以下原则：①避免使用高渗造影剂；②尽可能使用最低剂量；③检查前、检查中和检查后充分水化；④检查前后暂停具有潜在肾毒性的药物；⑤检查后 48 ～ 96 小时检测 eGFR。

3. CKD 常用药物

（1）糖皮质激素：简称激素，使用原则为起始剂量要足、疗程要足、减量要慢、小剂量维持。其副作用包括感染、高血压、消化道溃疡、骨质疏松、脂肪代谢紊乱等。

（2）环磷酰胺（CTX）：临床常用剂量为 100 ～ 200 mg/d，累积剂量为 6 ～ 8 g，主要副作用为骨髓抑制、肝功能受损、性腺损害、出血性膀胱炎、胃肠道反应和脱发等。

（3）环孢素 A（CsA）：起始剂量为每日 3 ～ 5 mg/kg，需根据环孢素 A 浓度进行调整用药，维持血清谷浓度在 100 ～ 200 ng/mL。该药物长期服用的主要副作用有肝肾毒性、高尿酸血症、牙龈增生、多毛症、高血压等。

（4）吗替麦考酚酯（MMF）：这是一种较新的免疫抑制剂，副作用相对较少，如胃肠道反应，偶有骨髓抑制作用。

三、替代治疗

既往的数据表明，eGFR < 15 mL/（min · 1.73 m^2）可以开始透析治疗，但是近期一些临床研究表明，需要结合患者的临床表现，合理选择透析时机。

提早透析指征：部分患者临床表现进展快、病情重，尽管 eGFR 未达透析指标，也应提早开始透析治疗。这些情况包括：肾衰竭进展迅速、全身状态明显恶化；有严重消化道症状，不能进食、营养不良；难治性高血压；难治性高钾血症、代谢性酸中毒；难治性贫血；严重高磷血症；并发周围神经病变；原发病为全身性病变如糖尿病肾病、结缔组织性肾病；妊娠、高龄及儿童患者。

急诊透析指征：严重高血钾（血清钾 > 6.5 mmol/L）；急性左心衰竭；严重代谢性酸中毒（HCO$_3^-$ < 12 mmol/L）；并发尿毒症性心包炎及胸膜炎；尿毒症脑病。

一般从患者病情、经济条件及医疗设备综合考虑选择透析方式。血液透析在我国开展时间长，医护人员操作技术相对稳定，不受腹膜功能影响。腹膜透析有利于保护残存肾功能，更适合于心功能差、有缺血性心脏病患者，以及建立血管通路有困难、想要更多行动自由、要求在家透析而不具备家庭血液透析条件的患者。婴幼儿长期肾脏替代治疗建议首选腹膜透析。

血液透析和腹膜透析都无绝对禁忌证，其相对禁忌证如下。①血液透析：休克或低血压，严重心肌病变导致的肺水肿、心力衰竭，严重心律失常，严重出血倾向或脑出血，晚期恶性肿瘤，极度衰竭患者，精神病不合作患者。②腹膜透析：各种原因引起腹膜有效面积低于正常的 50%，腹壁感染，腹腔、盆腔感染或肠造瘘术后有腹部引流者，慢性阻塞性肺病、呼吸功能不全者，肠梗阻、肠粘连、肠麻痹等，腹腔手术后 3 天内，各种腹部疝未经修补者，中、晚期妊娠或腹内巨大肿瘤者，严重腹部皮肤感染者，严重高分解代谢者，过度肥胖，严重营养不良不能补充足够蛋白与热量者，晚期恶性肿瘤者，精神病不合作患者，肝硬化腹水者，多囊肾患者。

（一）血液透析

血液透析是利用人造透析膜，根据弥散、对流、吸附等原理，清除体内的溶质、水分，并向体内补充溶质的方法。针对 ESRD 常用的血液净化技术有血液透析、血液透析滤过、血液灌流和连续性血液净化。透析患者需评估透析充分性，其标准为：患者自我感觉良好，透析并发症较少、程度较轻，患者血压及容量控制较好，血电解质及酸碱平衡指标基本维持在正常范围，营养状况良好。目前，最常用的透析充分性评估指标是尿素清除指数（Kt/V），同时需要结合患者临床症状、体征和检验结果进行综合评估。《中国血液透析充分性临床实践指南》和《美国肾脏病预后质量倡议》（Kidney Disease Outcome Quality Initiative，KDOQI）建议，每周 3 次透析患者单次血液透析 Kt/V 目标值为 1.4，最小 Kt/V 值为 1.2；对于部分有残余肾功能、透析排班不是每周 3 次的患者，建议每周总的标准 Kt/V 目标值为 2.3。最小 Kt/V 目标值在计算时，应同时包括透析 Kt/V 和残余肾功能两部分。推荐对残余肾功能差的患者 ［eGFR < 2 mL/（min · 1.73 m²）］，应接受每周 3 次的血液透析，每次透析纯治疗时间至少 4 小时。

顺利完成血液透析的一个重要条件是理想的血管通路。《中国血液透析用血管通路专家共识》指出：eGFR < 30 mL/（min · 1.73 m²）的患者（包括首次就诊时即诊断需要维持性透析治疗的患者），应接受 ESRD 管理及治疗方式选择的教育。其治疗方式包括肾移植、腹膜透析、血液透析及保守治疗。患者家属及家庭护理人员也应该接受上述 ESRD 治疗方式选择的教育，以取得配合及协助。如果患者选择血液透析作为肾脏替代治疗方式，且预计半年内须进入维持性血液透析治疗时，建议及早进行血管通路评估。目前常用的血管通路包括自体动静脉内瘘、人工血管动静脉内瘘、带涤纶套带隧道导管、不带涤纶套隧道导管等。我们遵循"内瘘优先"的原则，自体动静脉内瘘手术后成熟时间为 6 ～ 12 周，成熟后的内瘘才能用以进行血液透析。若患者受血管条件所限不能实施自体动静脉内瘘，需要建立人工血管动静脉内瘘，可在开始透析前 3 ～ 6 周建立。对于即穿型人工血管，则可推迟至需要接受透析治疗前数小时至数天。

要定期评价内瘘的功能，通常使用多普勒超声、血管造影的方法评估内瘘血流量、吻合口或血管有无狭窄等情况。同时，也要教育患者注意观察内瘘震颤情况，并做好内瘘或导管护理。内瘘功能不良时及时转上级医院进行干预。

（二）腹膜透析

腹膜透析是指通过导管装置在腹腔中输入腹透液，利用腹膜这层天然半透膜，与腹膜毛细血管内的血液进行水和溶质的转运与交换的过程。腹透液中通常含有钠、氯、乳酸盐或碳酸氢盐及提供渗透压所需的高浓度的葡萄糖，ESRD 患者血液中含有大量的代谢废物如尿素氮、肌酐等，腹膜透析时，通过不同物质的浓度差异，腹膜的半透膜性质可使不同浓度的物质在血液和腹透液进行物质交换。腹膜透析治疗中，弥散、超滤和吸收三个过程同时进行。持续非卧床腹膜透析（continuous ambulatory peritoneal dialysis，CAPD）设备简单，易于操作，安全有效，患者可在家中自行操作。每日将腹透液输入腹腔，并交换 4 次（6 小时 1 次），每次约 2 L。

腹膜透析的主要并发症是腹膜炎，与患者操作密切相关，教育患者注意导管护理，观察隧道口局部情况，出现局部感染、腹壁和管周渗漏，或腹透液浑浊、腹痛、腹泻、恶心、呕吐、发热等腹膜炎表现时要尽早就诊。另外，需注意一些缓慢出现的并发症如腹壁疝、生殖器水肿等。

（三）肾移植

不论血液透析还是腹膜透析，透析治疗只能替代肾脏部分功能，排除过多水分和毒素，纠正电解质、酸碱平衡紊乱等，肾脏的合成、调节和分泌激素功能无法替代，只有成功的肾移植才有机会恢复正常的肾功能，包括代谢功能和内分泌功能。移植肾可由尸体供肾或活体供肾，后者肾移植效果好。肾移植时，需要对供体和受体进行 ABO 血型配型和 HLA 配型。

四、转诊指征

为确保患者得到安全有效的治疗，CKD 患者出现以下情况时建议转诊至专科医生：

（1）任何原因引起的 eGFR < 30 mL/（min·1.73 m^2）（4 期）。

（2）持续性显著蛋白尿，ACR > 300 mg/g。

（3）原因不明的血尿。

（4）一年内 eGFR 下降 25% 以上或绝对值超过 5 mL/（min·1.73 m^2）。

（5）使用 4 种或 4 种以上降压药后，仍无法达到目标血压值的患者。

（6）持续性低钾血症或高钾血症患者。

（7）尿量逐渐减少，甚至无尿，经积极处理后仍无尿 2 天或少尿 4 天以上的患者。

（8）突然出现剧烈胸痛，可疑冠心病的患者。

（9）严重代谢性酸中毒，经碳酸氢钠纠酸后仍不能控制者。

（10）药物治疗无效的甲状旁腺功能亢进患者。

随着腹膜透析技术的推广、社区独立血液透析中心的建立，越来越多 ESRD 患者在医院外完成替代治疗，出现以下情况建议转诊至专科医生：

（1）有急诊透析指征：高钾血症（血钾 > 6.5 mmol/L），HCO_3^- < 12 mmol/L，体液过多，出现水肿加重、肺水肿，持续呕吐，烦躁或嗜睡，合并败血症休克，多器官功能障碍等。

（2）出现血液透析并发症，如严重透析器反应、空气栓塞、心律失常、反复透析中低血压或心肌缺血表现等。

（3）血液透析患者内瘘震颤音减弱或消失考虑内瘘血栓形成、内瘘或导管感染、内瘘血管狭窄、内瘘出现静脉瘤或假性动脉瘤。

（4）腹膜透析患者出现腹膜炎、隧道口相关感染、导管功能障碍、透析液渗漏、生殖器水肿、疝、血性腹透液、腹膜功能衰竭。

（5）透析不充分。

（6）肾移植患者出现不能控制的感染、移植肾排斥反应、急性冠脉综合征、首次诊断的肝炎、肌肉骨骼系统疾病。

（7）严重并发症或合并其他疾病且病情不稳定，需要门诊、急诊或住院干预者。

（8）患者及其家属要求转诊或其他适合转诊的情况。

第六节　管　理　流　程

慢性肾脏病的管理流程见图 23 - 1。

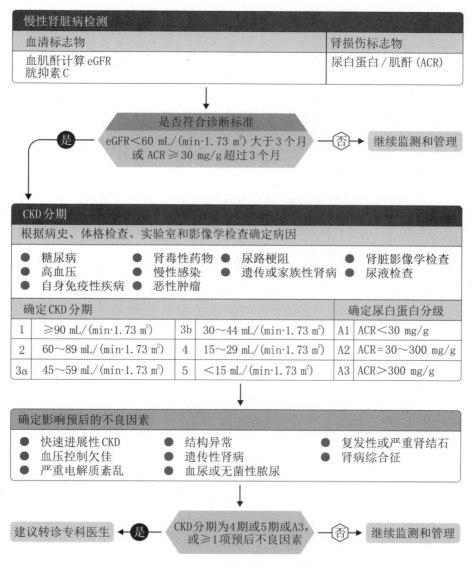

图 23 - 1　慢性肾脏病的管理流程

终末期肾病的管理流程见图 23-2。

明确慢性肾功能衰竭的存在：充分询问病史、仔细的体格检查和必要的辅助检查，计算肾小球滤过率；终末期肾病肾小球滤过率＜15 mL/(min·1.73 m²) 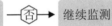 继续监测

明确终末期肾病病因，评估是否存在肾功能恶化的因素、是否应开始肾脏替代治疗、有无严重并发症或合并症 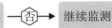 继续监测

(1) 出现尿量骤然减少或逐渐减少（每日尿量＜400 mL），积极对症处理后，无尿 2 天或少尿 4 天以上。
(2) 有急诊透析指征：高钾血症（血钾＞6.5 mmol/L），HCO_3^-＜12 mmol/L，体液过多，出现水肿加重、肺水肿，持续呕吐，烦躁或嗜睡，合并败血症休克、多器官功能障碍等。
(3) 血液透析并发症，如严重透析器反应、空气栓塞、心律失常、反复透析中低血压或心肌缺血表现等。
(4) 血液透析患者内瘘震颤音减弱或消失考虑内瘘血栓形成、内瘘或导管感染、内瘘血管狭窄、内瘘出现静脉瘤或假性动脉瘤。
(5) 腹膜透析患者出现腹膜炎、隧道口相关感染、导管功能障碍、透析液渗漏、生殖器水肿、疝、血性腹透液、腹膜功能衰竭。
(6) 透析不充分。透析充分性标准：患者自我感觉良好，透析并发症较少、程度较轻；血压及容量控制较好；血电解质及酸碱平衡指标基本维持在正常范围；营养状况良好。
(7) 肾移植患者出现不能控制的感染、移植肾排斥反应、急性冠脉综合征、首次诊断的肝炎、肌肉骨骼系统疾病。
(8) 严重并发症或合并其他疾病且病情不稳定，需要门诊、急诊或住院干预者。
(9) 适合转诊的其他情况

继续监测

上转患者

图 23-2　终末期肾病的管理流程

（柯剑婷　魏玉婷　林鹭）

参考文献

[1] 葛均波，徐永健，王辰. 内科学 [M]. 9 版. 北京：人民卫生出版社，2018.

[2] 刘志红，李贵森. 国家肾脏疾病临床医学研究中心：中国慢性肾脏病矿物质和骨异常诊治指南 [M]. 北京：人民卫生出版社，2018.

[3] 梅长林，高翔，叶朝阳. 实用透析手册 [M]. 3 版. 北京：人民卫生出版社，2017.

[4] 乔勤，顾波. 我国与全球终末期肾脏病的流行现状 [J]. 中国血液净化，2014，13（10）：729-732.

[5] 上海慢性肾脏病早发现及规范化诊治与示范项目专家组. 慢性肾脏病筛查诊断防治指南 [J]. 中国实用医师杂志，2017，37（1）：28-34.

［6］赵德龙. 维持性血液透析患者流行病学调查及生存预后相关性分析［D］. 解放军总医院，军医进修学院，中国人民解放军总医院，解放军医学院内科学，2016.

［7］中华医学会肾脏病学分会肾性贫血诊断和治疗共识专家组. 肾性贫血诊断与治疗中国专家共识（2018 修订版）［J］. 中华肾脏病杂志，2018，34（11）：860 – 866.

［8］BROWN M A, CRAIL S M. ANZSN renal supportive care guidelines［J］. Nephrology, 2013, 18：401 – 454.

［9］CHEN T K, KNICELY D H, GRAMS M E. Chronic kidney disease diagnosis and management：a review［J］. Journal of the American medical association, 2019, 322（13）：1294 – 1304.

［10］COOPER B A, BRANLEY P, BULFONE L, et al. A randomized, controlled trial of early versus late initiation of dialysis［J］. New England journal of medicine, 2010, 363（7）：609 – 619.

［11］JOHNSON D W, ATAI E, CHAN M, et al. KHA-CARI guideline：early chronic kidney disease：detection, prevention and management［J］. Nephrology（Carlton）, 2013, 18（5）：340 – 350.

［12］KIDNEY DISEASE：IMPROVING GLOBAL OUTCOMES（KDIGO）. KDIGO 2012 clinical practice guideline for the evaluation and management of chronic kidney disease［J］. Kidney international supplements, 2013, 3：1 – 150.

［13］KIDNEY DISEASE：IMPROVING GLOBAL OUTCOMES（KDIGO）. KDIGO clinical practice guideline for the management of blood pressure in chronic kidney disease［J］. Kidney international supplements, 2012, 2：337 – 414.

［14］KIDNEY DISEASE：IMPROVING GLOBAL OUTCOMES（KDIGO）. KDIGO clinical practice guideline for anemia in chronic kidney disease［J］. Kidney international supplements, 2012, 2（4）：279 – 335.

［15］KIDNEY DISEASE：IMPROVING GLOBAL OUTCOMES（KDIGO）. KDIGO 2017 clinical practice guideline update for the diagnosis, evaluation, prevention, and treatment of chronic kidney disease-mineral and bone disorder（CKD-MBD）［J］. Kidney international supplements, 2017（7）：1 – 59.

［16］NATIONAL KIDNEY FOUNDATION. KDOQI. Clinical Practice Guideline for Hemodialysis Adequacy：2015 update［J］. American journal of kidney diseases, 2015, 66（5）：884 – 930.

［17］PALMER S C, STRIPPOLI G F, CRAIG J C. KHA-CARI commentary on the KDIGO clinical practice guideline for lipid management in chronic kidney disease［J］. Nephrology（Carlton）, 2014, 19（11）：663 – 666.

第二十四章

慢性病毒性肝炎

第一节　定义与流行病学

病毒性肝炎（viral hepatitis）为一组因嗜肝病毒感染引起，主要表现为肝功能受损的全身性疾病。病毒性肝炎按病原分为甲、乙、丙、丁、戊型肝炎。这五型病毒性肝炎的症状大多类似，如乏力、恶心、胃纳差等，有些病例可出现黄疸，甲型及戊型肝炎一般为急性感染，通过消化道途径传播；而乙、丙、丁三型肝炎一般呈慢性感染，一般经血液、体液等消化道以外途径传播，其中有部分病例经过数年或数十年长的病程，可进展为肝硬化或肝癌。在这里，我们主要介绍乙、丙、丁这三种慢性病毒性肝炎。

慢性乙型肝炎（chronic hepatitis B，CHB），简称乙肝，是指乙型肝炎病毒（hepatitis B virus，HBV）感染后所致的肝脏慢性坏死性炎性传染病。HBV并未直接攻击和损伤肝脏细胞，而是其引起的人体免疫应答间接造成肝细胞损伤及炎症坏死。

HBV感染呈全球性流行，但各地发病率不一。全球约2.57亿人是慢性HBV感染者，每年有将近90万人因HBV感染而死，这其中约有30%死于肝炎后肝硬化，45%死于肝癌。据统计，中国有5%～6%为HBsAg阳性患者，HBV感染者有近7 000万例，其中，CHB患者有近2 000万～3 000万例。

HBV经母婴、血液和性接触传播。在我国有30%～50%的HBV为母婴传播。成年人主要经性传播及血液传播。既往有输血制品史、血透史的患者，HBsAg阳性者的家庭成员、HCV或HIV感染患者、有接触体液或血液的人员等HBV感染风险较大。HBV也会通过皮肤伤口或破损的黏膜传播，如扎耳洞、文眉、修足，或共用剃须刀、牙具等。

HBV不经呼吸道和消化道传播。日常学习、生活、工作，或使用公共卫生间、亲吻等无双方血液暴露的亲密接触不容易感染HBV。目前，未发现HBV能通过吸血昆虫如蚊子等传播。

慢性丙型肝炎（简称丙肝）是因丙型肝炎病毒（hepatitis C virus，HCV）感染引起的一组症状体征多种多样，以肝细胞变性坏死等炎症反应为主的传染病。全球平均患病率约为3%，约1.7亿人。每年大概有25万人因丙肝病毒感染而死亡，是所有传染病的第十大致死原因。

丁型肝炎（简称丁肝）人群流行率为1%左右。丁型肝炎病毒（hepatitis D virus，HDV）是缺陷病毒，依赖HBV存在，在我国的西南部有相对较高的发病率，在HBsAg阳性的患者中超过了3%。人类对HDV普遍易感。抗－HDV不是保护性抗体。

第二节　高危人群的筛查与管理

重点：
- 慢性病毒性肝炎的高危人群。
- 慢性病毒性肝炎的筛查方法。
- 慢性病毒性肝炎的高危人群的管理。

一、慢性病毒性肝炎的高危人群

早期识别及筛查高危人群，可以早期预防和诊疗。慢性乙型肝炎高危人群包括：①接受输血及血制品者；②有静脉药瘾史者；③血液透析及肾移植患者；④有过手术史或创伤操作（如美容、口腔手术等）；⑤有亲属尤其配偶感染乙型肝炎的家庭成员；⑥有不正当性行为或同性恋者；⑦乙肝孕妇所生婴儿等；⑧医护人员、实验室工作人员、处理血液或血制品者。慢性丙型肝炎的传播途径与慢型乙型肝炎相似，主要有输血和血制品、单采血浆返输血液、经破损的皮肤伤口及黏膜感染、重复利用注射器及针头、使用未严格灭菌的牙科器械、各种内镜及有创性操作、长期血液透析等。另外，与HCV患者有性接触史或者有多个性伴侣者感染HCV的风险较大。若合并有其他性传染病的患者，尤其感染了HIV者，其感染丙肝病毒的风险更大。丙肝抗体阳性的母亲把HCV传染给小孩的风险性是2%左右；如果母亲在分娩时是HCV RNA阳性，则垂直传播的风险性可更高，可达4%～7%；而且若合并了HIV感染，传播的危险性可增至20%。皮肤无伤口及无血液暴露的亲密接触，包括亲吻拥抱、饮食、共用毛巾和餐具等基本不传播HCV。丁型肝炎的传染源和传播途径都类似于CHB，仅为与HBV重叠或同时感染的方式。

二、筛查方法

乙型肝炎可以通过"乙肝两对半"检测，包括检测HBsAg、抗－HBs、HBeAg、抗－HBe、抗－HBc。HBsAg阳性表示正感染HBV。抗－HBs阳性通常说明人体具备HBV免疫力，多见于注射过乙肝疫苗及乙肝康复期者。目前尚未研究出有效的丙型肝炎疫苗可供预防，丙型肝炎可以通过检测患者血清中的HCV抗体和HCV RNA来确诊。凡是无症状慢性HBV携带者的病情突然进展或恶化，都应排除HDV的重叠感染，及时检测抗－HDV或HDV RNA或HDVAg，以尽可能找出病因。

三、高危人群的管理

乙型肝炎患者的管理：初次确诊 HBsAg 阳性者，若符合传染病报告标准的，应当填报传染病报告卡，并对其家庭成员进行筛查，接种乙型肝炎疫苗。HBV 感染者应避免与他人共用剃须刀、牙具、注射器等，禁止献血、捐献器官等，并定期接受医学随访。剃胡须、文眉及文身等的器具都应严格灭菌消毒。性伴侣的个人疾病史不明或为 HBsAg 阳性者，发生性行为时都建议戴上安全套。

丙型肝炎患者的管理：①预防血液或血制品传播（筛选献血者）。②预防皮肤黏膜传播（不共用注射器、剃须刀等，严格对医疗、理发、穿孔和文身器械消毒灭菌。在接触 HCV 感染者的血液和体液之前均应戴手套）。③预防性传播（同性及多性伴侣者定期检查，普及使用安全套等宣传教育）。④预防垂直传播（HCV RNA 阳性母亲避免羊膜腔穿刺；缩短分娩时间使胎盘尽量完整。）

丁型肝炎患者的管理：同乙型肝炎患者管理，关键是在乙型肝炎基础上筛查丁型肝炎。

第三节　诊　断　思　路

慢性乙型肝炎的诊断思路：首先依据病毒性肝炎病史、症状、体征、肝功能结果、"乙型肝炎两对半"结果、肝脏 B 超结果明确慢性乙型肝炎的诊断是否成立，再结合临床表现和实验室检查确定乙型肝炎分期。此外，对于临床症状重、存在多器官功能障碍的患者需要进一步评估是否存在慢性乙型肝炎的并发症。

慢性丙型肝炎的诊断思路：患者有高危暴露史，如不洁输血史、吸毒、多个性伴侣等，有乏力、纳差、身目黄染等临床症状，慢性肝病体征、肝功能异常等应考虑丙型肝炎。部分患者可无暴露史和症状，呈现隐匿起病。进一步完善丙型肝炎抗体检查，若抗体阳性（早期阴性）或 HCV RNA 阳性均可确诊。根据发病时间是否超过 6 个月可分为急性丙型肝炎和慢性丙型肝炎。

慢性丁型肝炎的诊断思路：慢性乙型肝炎病程中表现出进行性恶化，或 HBV 相关感染指标降低，而临床表现反见恶化的病例，都要考虑到合并慢性丁型肝炎的可能。而确诊则通过 HDV 血清学标志的检测，如 HDV 抗原、抗体的检测。

一、慢性乙型肝炎、丙型肝炎的确定

急性乙型肝炎的病程大于 6 个月，仍持续存在 HBsAg 阳性，可确诊为慢性乙型肝炎。依据病史、查体及相关辅助检查等综合考虑，也可做出相应判断。

常见的慢性乙型肝炎临床表现有疲乏、食欲差、腹痛、小便黄、稀便等，常见的慢性乙型肝炎体征有慢性肝病面容、黄疸、肝掌、蜘蛛痣等。

慢性丙型肝炎有以下①＋②＋③或②＋③者可诊断：①流行病学史。存在明确的流行病史，包括输血史、血液透析史及明确的 HCV 暴露史。②临床表现。可有乏力、纳差、恶心和右上腹疼痛等，部分病例伴有发热及轻度肝肿大，也可出现脾肿大，少部分患者可出现皮肤黄染。有些患者则无明显症状，呈现出隐匿性感染。③实验室检查。谷丙转氨酶（alanine aminotransferase，ALT）多表现为轻中度升高，也可在正常范围内；有较明确的抗 HCV 或 HCV RNA 阳性的检测史。

二、明确异常程度

慢性肝炎的血清学检测严重程度参考指标见表 24 - 1。

表 24 - 1　慢性肝炎的血清学检测严重程度参考指标

项目	轻度	中度	重度
ALT 或 AST/（IU/L）	≤正常 3 倍	>正常 3 倍	>正常 3 倍
胆红素/（μmol/L）	≤正常 2 倍	正常 2～5 倍	>正常 5 倍
白蛋白/（g/L）	≥35	32～35	≤32
A/G	≥1.4	1.0～1.4	≤1.0
电泳 γ 球蛋白（γEP）/%	≤21	21～26	≥26
凝血酶原活动度（PTA）/%	>70	60～70	40～60
胆碱酯酶/（U/L）	>5 400	4 500～5 400	≤4 500

注：ALT 为谷丙转氨酶，AST 为谷草转氨酶；A/G 为血浆白蛋白与球蛋白比值。

第四节　防治要点

慢性乙肝管理重心应该前移，全面贯彻"预防为主、防治结合、综合防控"的原则。在一般人群中开展健康教育；对高危人群应定期监测"乙肝两对半"；对于明确诊断慢性乙肝患者，建议性行为时使用安全套及避免与他人共用剃须刀、牙具及注射器等；若需抗病毒治疗，则应长期遵医嘱服药，不得自行停药，并定期接受专科医生随访。抗病毒治疗通过抑制 HBV 复制，减缓肝硬化、肝衰竭、原发性肝癌等严重并发症的出现，提高患者的生活质量及五年生存率。

对丙肝患者的治疗目标是消除丙肝病毒，彻底治愈，减少与 HCV 有关的肝功能受损，防止其进展出现肝硬化、肝衰竭或肝癌，改善慢性丙肝患者的生活质量。

对进展期的肝纤维化及肝硬化的患者，有效消除 HCV 有利于减缓其肝硬化失代偿期的出现，也可降低肝癌的发病，故仍需长期监测肝癌的发生情况；而失代偿期肝硬化的患者 HCV 的清除则有机会减少肝移植的需求，但对这些患者中长期生存率的影响需做更多的研究；肝移植患者在移植前接受抗病毒的治疗可预防移植后的再感染，而移植后抗病毒治疗可提高五年生存率。

HDV 感染目前尚无有效的治疗方法，关键在于预防。临床上以护肝对症治疗为主。抗病毒药物如干扰素等主要是干扰 HBV DNA 的合成，但对 HDV RNA 的合成无抑制作用。预防上：①应严格筛选献血人员，保证血液和血制品的质量，是减少输血后丁型肝炎发病率的有效方法。②对 HBV 易感者广泛接种乙肝疫苗，既是最终消灭 HBsAg 感染的有力措施，也是控制 HDV 感染切实可行的方法。③严格执行消毒隔离制度和无菌技术操作，对针刺和注射使用一次性医疗用具，或一用一消毒，防止医源性传播。

第五节 管 理 策 略

重点：
- 慢性病毒性肝炎的病情及并发症的评估。
- 确定个体化综合管理方案。
- 乙肝肝硬化并发症的识别。
- 转诊指征。

一、慢性乙肝的管理策略

（一）病情的初诊评估

充分评估病情，有助于后续为慢性乙肝患者合理选择治疗策略。接诊医生通过详细病史收集、查体、实验室检查等综合评定以下内容（表 24 -2）。

表 24 -2 综合病情评估

评估项目	评估内容
一般情况	年龄，起病特点，营养状况，体重变化，是否曾经接受过慢性乙肝教育，有无慢性乙肝、乙肝肝硬化或肝癌家族史
治疗情况	既往治疗方案和疗效、目前治疗情况
相关病史	并发症：原发性肝癌、脾功能亢进、出血、继发感染、肝性脑病、肝肾综合征和急性肾损伤、HBV 相关肾炎、电解质和酸碱平衡紊乱、肝源性糖尿病、脂肪肝、肝炎后高胆红素血症等
体格检查	神志、面容、皮肤检查、腹部视诊、触诊、叩诊及听诊、有无扑翼样震颤等
实验室检查	血常规、尿常规、大便常规、肝肾功能、电解质、凝血功能、血氨、甲胎蛋白、"乙肝两对半"、HBV DNA 定量、肝脏 B 超等

（二）随访评估

对于初诊慢性乙肝患者，在建立居民健康档案的基础上，基层医疗机构应该另外专门为其建档。慢性乙肝患者管理档案包含患者的初诊评估、随访记录及年度评估等。主要评估内容包括一般状况、慢性乙肝相关的危险因素、乙肝肝硬化并发症、体格检查及实验室检查结果等信息。若合并急性并发症或其他系统严重临床情况，需及时转急诊就诊或相应专科就诊。对于已确诊的慢性乙肝患者，应该定期加强并发症宣传教育，及时诊断、早期干预治疗。针对存在慢性乙肝并发症的患者，给予规范的社区管理，使其各项指标达标，并辅以相应的健康教育、日常护理指导，旨在提高慢性乙肝感染者的生活质量，尽可能降低其死亡率。

（三）综合管理

1. 判断是否启动抗病毒治疗

根据血清 HBV DNA 检测结果、ALT 水平及肝损害严重程度，同时需分析年龄、家族史等因素，以决定是否需要启动抗乙肝病毒治疗（图 24 - 1）。

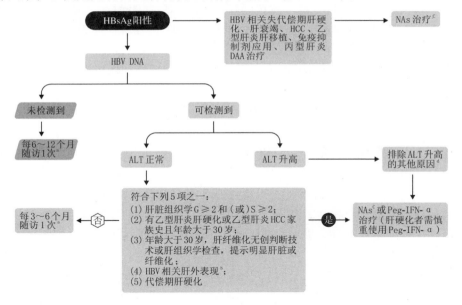

注：HBsAg 为乙型肝炎表面抗原；HBV 为乙型肝炎病毒；ALT 为谷丙转氨酶；HCC 为肝细胞癌；DAA 为直接抗病毒药物；NAs 为核苷（酸）类似物；Peg-IFN-α 为聚乙二醇干扰素-α。
a. 随访项目：病毒学检查，肝脏生物化学指标检测，甲胎蛋白检测，腹部超声检查，肝脏硬度值检测。
b. HBV 相关的肝外表现：肾小球肾炎、血管炎等。
c. HBV 相关失代偿期肝脏硬化患者服用 NAs 期间的随访标准：每 3 个月需检测 1 次，包括血常规、肝功能相关化学指标和肾功能、血氨、病毒学、甲胎蛋白，缺少维生素 K 或拮抗剂诱导蛋白、行腹部超声检查；必要时行增强 CT/MRI 检查。
d. ALT 升高的其他原因：其他病原体感染、药物或毒物服用史、酒精服用史、脂肪代谢紊乱、自身免疫紊乱、肝淤血或血管性疾病、遗传代谢性肝损伤、全身性系统性疾病等。
e. NAs：恩替卡韦，富马酸替诺福韦二吡呋酯片，富马酸丙酚替诺福韦。

图 24 - 1　慢性 HBV 感染抗病毒治疗适应证的选择流程

2. **核苷（酸）类似物（NAs）治疗**

（1）NAs 药物的疗效和安全性。

A. 恩替卡韦（ETV）：使用 ETV 治疗可强效控制 HBV 病毒量，并减少肝炎发生率，安全性较好，长期治疗可恢复乙型肝炎肝硬化患者的组织病理学病变，减少肝脏相关和全因病死率。

B. 富马酸替诺福韦二吡呋酯片（TDF）：采用 TDF 治疗可强效抑制病毒复制，耐药发生率低。

C. 富马酸丙酚替诺福韦（TAF）：TAF 相比 TDF 而言，对肾脏和骨造成损害的概率更低，在全球 Ⅲ 期临床试验中，其 96 周疗效和安全性结果显示，TAF 能维持较好的抑制病毒效果且没有发现耐药。

D. 其他药物：如替比夫定（LdT）虽可改善肾小球滤过率（eGFR），但耐药性较常见；LdT 应用在垂直传播阻断中疗效较好，而且副作用也较小。

（2）NAs 的使用。初治患者推荐首选强效低耐药的抗病毒药物（如 ETV、TDF、TAF）。不建议把阿德福韦酯（ADV）及拉米夫定（LAM）用于慢性 HBV 感染者的治疗。应用 ADV 或 LAM 或 LdT 者，建议换用 ETV、TDF 或 TAF；曾有 ADV 或 LAM 或 LdT 耐药者，换用 TDF 或 TAF；联合 ADV 和 LAM/LdT 治疗者，换用 TDF 或 TAF。

3. **其他治疗**

水飞蓟宾、甘草酸制剂及双环醇等药物有抗氧化、抗炎和保护肝脏细胞等效果，可减少肝脏炎症的损伤。

4. **慢性乙肝患者的监测和随访管理**

（1）慢性 HBV 携带状态的患者均建议其每 6 ～ 12 个月完善血常规、肝功能、HBV DNA 定量、"乙肝两对半"定量、甲胎蛋白（AFP）、肝脏 B 超等检查，若达到抗病毒治疗标准的，推荐尽快启动抗病毒治疗。

（2）应用 NAs 类药物的患者：测定血常规、肝肾功能、凝血功能、HBV DNA、乙肝两对半定量与肝脏纤维化等，须每 3 ～ 6 个月检测 1 次；腹部超声检查和甲胎蛋白等，无肝硬化者须每 6 个月检查 1 次，肝硬化者须每 3 个月检查 1 次；必要时完善增强 CT/MRI，及早发现 HCC。

5. **乙肝肝硬化并发症识别**

（1）肝性脑病：患者往往有便秘、高脂饮食等，通过扑翼样震颤、定向力和计算力、血氨等进行判断。

（2）上消化道出血：是肝硬化的重要并发症之一。常见于扩张的食管胃底静脉破裂、门脉高压性胃病。

（3）继发感染：因为脾功能亢进造成人体的抵抗力减退，因此肝硬化患者容易发生感染。多见于腹腔、肺、消化系统、泌尿系统等的感染。

（4）肝肾综合征：是严重肝脏疾病患者血流动力学的改变及血流量的异常，导致肾脏血流量的减少和滤过率降低所引起。临床上通常表现为小便少、无尿、肌酐异常或氮质血症等，是肝硬化最常见的死亡原因。

（5）肝癌：10% ～ 25% 的肝硬化患者会进展为肝癌。NAs 长期治疗可有效降低肝癌发生率。

6. 转诊指征

对于病情复杂或危重的患者，基层医疗卫生机构应该及时将患者转诊到上一级医疗卫生机构，确保患者得到安全、及时、有效的治疗，包括：①首次发现 HBsAg（＋），无条件检测 HBV DNA 定量者。②新诊断的儿童和青少年（年龄＜18 周岁）HBV 患者。③妊娠或哺乳期妇女者。④进展为重型肝炎者。⑤合并 HIV 患者、推荐使用化学治疗及免疫抑制剂治疗的患者、肾功能损伤患者。⑥慢性乙肝并发症的检查、拟定抗病毒治疗方案及疗效评定在社区卫生医疗机构无法处理者。⑦慢性乙肝并发症进行性发展，导致靶器官严重损害需要紧急救治者，如原发性肝癌、出血、继发感染、肝性脑病、肝肾综合征、HBV 相关肾炎、电解质异常和酸碱平衡紊乱。⑧抗乙肝病毒。

二、丙肝的管理策略

目前，慢性丙肝的治疗日新月异，进展迅速。其治疗目标为：消除丙肝病毒，恢复健康，消除或减少与 HCV 有关的肝功能受损。诊断明确的慢性丙肝感染者，若不存在治疗的禁忌，均推荐进行抗病毒治疗。

干扰素配合利巴韦林（PR）的治疗方式为既往慢性丙肝患者进行抗病毒治疗的主流方案，目前已不推荐。

目前，使用直接抗病毒（DAA）药物治疗，可以让 99% 以上的丙肝患者都能获得治愈，已经成为世界上治疗丙肝的主流方案。主要方案有以索磷布韦为基础的治疗方案，包括索磷布韦维帕他韦、来迪派韦索磷布韦等，尤其是索磷布韦维帕他韦、有非常重要的应用价值，疗程 3～6 个月，治愈后一般不复发，副作用小。

已治愈的丙肝患者每年检测评估一次肝脏纤维化有无进展；对于已经存在肝硬化病变的患者，建议每半年做 1 次腹部超声和 AFP 检查。对于有抗丙肝病毒治疗失败史的，应该分析既往治疗失败的原因和临床类型（包括无应答、复发等），依据药物特点及 DAA 的治疗位点不同使用没有重叠或交叉靶点的 DAA 联合治疗方案。

三、丁肝的管理策略

丁肝的管理策略以护肝等对症治疗为主。α 干扰素（IFN-α）是目前推荐用于治疗慢性丁型肝炎的抗病毒药物，但是其治疗效果不充分。

第六节　管　理　流　程

慢性乙肝的管理流程见图 24 - 2。慢性丙肝和丁肝管理流程大致同慢性乙肝。

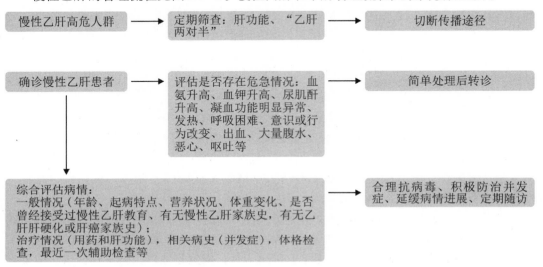

图 24 - 2　慢性乙肝的管理流程

（黄明星　邓丽斯）

参考文献

[1] 葛均波，徐永健，王辰. 内科学 [M]. 北京：人民卫生出版社，2018.

[2] 黄丽萍，常江. 丙型病毒性肝炎治疗进展 [J]. 健康大视野，2019（1）：250 - 251.

[3] 李杰，庄辉. 病毒性肝炎流行病学进展 [J]. 肝脏，2012，17（1）：2 - 5.

[4] 梁晓峰. 我国病毒性肝炎流行特征及对策 [J]. 临床肝胆病杂志，2010，26（6）：561 - 564.

[5] 王宇明，顾长海. 肝功能衰竭 [M]. 北京：人民卫生出版社，2002.

[6] 王宇明，李梦东. 实用传染病学 [M]. 北京：人民卫生出版社，2017.

[7] 中华人民共和国国家卫生和计划生育委员会. 丙型病毒性肝炎筛查及管理 [J]. 传染病信息，2015（1）：1 - 2，22.

[8] 中华医学会感染病学分会，中华医学会肝病学分会. 慢性乙型肝炎防治指南（2019 年版）[J]. 中华传染病杂志，2019，37（12）：711 - 736.

第二十五章

广泛性焦虑障碍

第一节　定义与流行病学

焦虑（anxiety）是一种基本的情绪体验，表现为由于对未知情况产生可能不利预期而导致内心紧张不安、顾虑重重的一种情绪体验，并非完全消极，在某种情况下是具有积极意义的，属于正常人都会存在的一种情绪体验。

病理性焦虑（pathological anxiety）是一种持续存在的、无明确对象和原因而产生的一种紧张不安，常伴有明显的自主神经功能紊乱和运动性不安，给自身造成痛苦体验，导致社会功能受损。

广泛性焦虑障碍（generalized anxiety disorder，GAD）是一种以病理性焦虑为主要临床表现的常见的精神障碍，其核心要点为患者焦虑的特征往往广泛而不固定，缺乏明确对象或几乎涉及生活中的方方面面，尽管能够认识到自己的担忧是过度且不恰当的，但无法自控，同时常伴有显著的自主神经功能紊乱的症状、肌肉紧张及运动性不安等症状。

广泛性焦虑障碍患病率随着年龄呈"U"形分布，儿童青少年患病率高于成人，儿童患病率为3%，青少年为10.8%，普通人群年患病率为1%～4%，终身患病率为6%，随着年龄的增长，患病率在中年达到顶峰，随后逐步降低，女性约是男性的2倍。广泛性焦虑障碍多为慢性病程，识别率低，确诊率和治疗率更低，这类患者常就诊于非精神或心理专科，约72%的患者就诊于内科，不足1/3的患者接受规范治疗。该病共病率较高，约68%的患者至少共病一种其他的精神障碍（如抑郁障碍、睡眠障碍、双相障碍、其他类型的焦虑障碍或物质滥用）。因上述特征，约80%的患者的症状持续数年，症状时轻时重，多转为慢性焦虑障碍，并且由于得不到及时诊治，常常导致患者过度使用医疗资源，患者也因此而感到痛苦不堪，造成患者社会功能受损。

第二节　高危人群的筛查

重点：
● *广泛性焦虑障碍高危人群的特点。*

目前，内科医生对广泛性焦虑障碍的识别仍然不足，治疗率较低，与对该病高危人群的筛查重视不够密切相关。随着研究的深入，对该病高危因素的认识正逐渐提高。

一、遗传

该病有明显家族聚集性，遗传度为 30% ～ 40%。单卵双生子所有焦虑障碍的发病一致性高于双卵双生子。有研究发现，D_2受体、多巴胺转运体受体、5-羟色胺转运体受体等基因的多态性与焦虑障碍的发病率有一定关联，但研究一致性较差，遗传在疾病发生中的作用并不清楚。

二、性别

女性患病率高于男性，尤其是在围生期和围绝经期。

三、童年经历

童年创伤经历被认为是患病的易感因素之一，但证据并不确切。

四、人格因素

焦虑型人格与广泛性焦虑障碍密切相关，但广泛性焦虑障碍并非均来源于焦虑型人格，而并非所有焦虑型人格均会演变为广泛性焦虑障碍。

五、促发因素

广泛性焦虑障碍的发病或加重多与应激事件密切相关，如工作压力、人际关系、经济问题、家庭变故、躯体疾病等。负性生活事件越多，罹患该病的可能性越大。

六、持续时间

负性生活事件若长期、持续存在可导致该病的慢性化，也可以导致症状加重或固化，进而加大治疗难度。

七、心理相关因素

行为主义理论认为，焦虑是一种条件反射，与对某些环境刺激感到恐惧有关。心理动力学理论认为，早年冲突被压抑在潜意识中，这种冲突在成年后由于某些原因而被激活，从而形成了焦虑，因此他们认为焦虑是源于"内在冲突"。也有人认为童年时期不安全的依恋关系、照料者矛盾情感、父母的过度保护、童年被虐待、与养育者过多分离均可能是形成焦虑的原因。

第三节　诊　断　思　路

重点：
- 广泛性焦虑障碍的三大临床表现。
- 广泛性焦虑障碍的诊断标准。
- 广泛性焦虑障碍的鉴别诊断。

一、临床表现

（1）精神性焦虑。焦虑症状的核心是莫名的、缺乏明确对象或对诸多事情过度的紧张、担心。表现在对未来发生概率非常低或根本不会发生的某些事件产生灾难性的担心、害怕或恐惧。患者常不能明确担心的对象或内容，而只是一种提心吊胆、惶恐不安且非常强烈的内心体验，这种病理性焦虑称之为自由浮动型焦虑。有的患者担心的是现实生活中可能将要发生，但概率非常低的事情，并且其担心、紧张、烦恼的程度与现实极不相称，这种焦虑称之为预期焦虑。有部分患者表现为警觉性增高，对外界刺激反应敏感性增高，易于出现惊跳反应、易发脾气；伴有认知功能受损，如注意力难以集中等；伴生物学症状，如睡眠紊乱，以入睡困难最为典型，也可出现浅睡易醒等。

（2）躯体性焦虑。表现为运动性不安与肌肉紧张。患者可出现搓手顿足、不能静坐、来回走动、无目的小动作增多等运动性不安表现。也可表现为主观上感到一组或多组肌肉不舒服的紧张感、绷紧感、无法放松感，严重时出现肌肉酸痛，多见于胸、颈及肩背部肌肉；由于长期的紧张不安，导致易于疲倦；肢体震颤甚至语音发颤也较为常见。

（3）自主神经功能紊乱。可涉及多个系统，如心血管系统、呼吸系统、神经系统、消化系统、内分泌系统、泌尿系统等，具体表现为心慌或心动过速、胸闷气短或呼吸困难、头晕头痛、口干、吞咽梗阻感、胃部不适、恶心、腹痛、腹胀、便秘或腹泻、月经紊乱、性功能障碍（早泄、勃起困难、性欲缺乏）、尿频、尿急等症状。

（4）其他症状。患者常共病抑郁障碍、强迫症、惊恐发作及人格解体等，但这些症状常不是疾病的主要临床症状。

（5）体格检查和神经系统检查往往无明显的阳性体征。

（6）实验室和辅助检查往往无明显的异常。

二、诊断要点

根据《美国精神障碍与统计手册第五版》（DSM-5）诊断标准，广泛性焦虑障碍主要诊断要点是：患者对诸多事情存在过度、不必要的焦虑和担心（预期焦虑），并呈持续性，对患者的日常生活、工作和学习等造成显著的不利影响。

DSM-5 中广泛性焦虑障碍的诊断标准：

（1）对许多事情和活动（如工作或学习）在大多数时间里都呈现出过分的焦虑和担心（预期性焦虑），持续至少 6 个月以上。

（2）担心难以控制。

（3）伴有下列 6 种症状之 3 项或 3 项以上（在过去的 6 个月中，至少有一些症状在大多数时间里存在）（注：儿童只需 1 项）：①感到紧张或坐立不安；②容易疲倦；③注意力难以集中或头脑变得空白；④易激惹；⑤肌肉紧张；⑥睡眠障碍（难以入睡或持续睡眠，睡眠质量不满意）。

（4）这种焦虑和担心或者躯体不适导致患者产生巨大的痛苦或社交、工作及其他重要社会功能的受损。

（5）此障碍并非某种物质（如某种滥用药物、治疗药品）的生理效应，或由于其他躯体疾病（如甲亢）所致。

（6）患者的过度焦虑和担心无法用另一种精神疾病所解释。许多精神障碍有各自不同的担心和焦虑内容，例如，惊恐发作（惊恐障碍）、负面评价（社交焦虑障碍）、担心被污染及其他强迫观念（强迫症）、担心离开依恋对象（分离性焦虑障碍）、担心体重增加（神经性厌食）、多种躯体不适（躯体症状障碍）、体表缺陷（体象障碍），患有严重疾病（疾病焦虑障碍），妄想信念的内容（精神分裂症或妄想性障碍）。

三、鉴别诊断

广泛性焦虑障碍作为功能性疾病，目前是一种排除性诊断，必须将其他以焦虑症状为主要表现的精神障碍或有相似症状的躯体疾病均排除后才能进行诊断。

（1）抑郁障碍。抑郁障碍与广泛性焦虑障碍共病率高，如果患者抑郁症状非常突出且较为严重时，要优先诊断为抑郁障碍，而若焦虑症状也较突出，亦达到诊断标准，可共病诊断。有时伴有激越的抑郁发作会被误诊为广泛性焦虑障碍，因此，需仔细收集病史，对症状进行甄别。

（2）精神分裂症。患者有时会以病理性焦虑为主诉而无明显精神病性症状，仔细询问症状产生的原因，可减少误诊。因精神分裂症患者出现的焦虑症状，常继发于精神病性症状，如因为预感到周围有威胁才会表现得十分焦虑或凭空听到某些声音导致焦虑等。

（3）早老痴呆和老年痴呆。这类患者有时会以焦虑为主诉，并伴随有记忆障碍。因此，当老年患者有焦虑症状时，应进一步评估，主要针对患者认知功能及脑功能进行评估。

（4）物质滥用。焦虑症状可继发于某些物质的不恰当使用，如精神活性物质、酒精的撤药反应或者咖啡因等，如患者隐瞒病史常导致误诊，因此，应与患者建立良好医患关系，并挖掘患者病史。

（5）躯体疾病（如甲状腺功能亢进、低血糖等）。可表现出相似的焦虑症状，但躯体疾病有其自身特点，若检验、检查有异常，可资鉴别。

第四节　防　治　要　点

重点：
- 全病程治疗包括急性期、巩固期、维持期治疗。
- 治疗策略包括药物治疗和心理治疗。

广泛性焦虑障碍是一种慢性、高复发性疾病，建议全病程治疗，即急性期、巩固期和维持期三个阶段的治疗（表 25 - 1）。维持期治疗结束后，根据病情可缓慢减药直至终止治疗，建议每次减少维持剂量的 10% ～ 20%，整个过程需要密切监测复发的早期征象，如失眠、再次出现紧张不安、躯体不适等，一旦有复发的早期征象，应迅速恢复原治疗。

表 25 - 1　广泛性焦虑障碍的全病程治疗

治疗周期	治疗目标	治疗时间
急性期	控制焦虑症状，尽量达到临床治愈	6 ～ 12 周
巩固期	预防复发，促进社会功能的恢复	2 ～ 6 个月
维持期	预防复发，进一步促进社会功能的康复	12 个月以上

一、药物治疗注意事项

（1）治疗需连贯，全病程治疗，不可中断。

（2）治疗过程中，需注意提高患者的治疗依从性。

（3）在判断某药物治疗无效前，务必确定患者整个治疗是在足剂量、足疗程的基础上进行的。

（4）疗效判断。多数抗抑郁药有抗焦虑作用，在治疗 2 周后才能显示抗焦虑疗效，但病情显著改善可能需要 6 ～ 12 周；在接下来的 6 ～ 12 个月里，继续治疗，病情能进一步改善。

（5）如果没有明确的药物副反应、误用、滥用出现，建议长期坚持服药。

（6）苯二氮䓬类药物不建议长期服用。推荐在治疗取得较好疗效后，广泛性焦虑障碍的患者应继续接受 1 年治疗。

（7）心理治疗在广泛性焦虑障碍的整个治疗过程中是有益的。

二、心理治疗

（1）健康教育。健康教育在广泛性焦虑障碍的治疗过程中非常重要，包括疾病的特征，药物治疗的疗程，治疗过程中可能会出现的一些医学问题如药物起效时间、药物副作用、终止治疗时间等方面，这有利于症状控制、依从性的提高、增加患者治疗中的合作，避免私自中断治疗。另外，鼓励患者进行适当的体育锻炼，并坚持正常生活工作，也非常重要。

（2）认知行为治疗。患者常见的两类认知错误：一是以偏概全，患者常片面地预估负性事件出现的可能性，尤其是与自己有关的事件；二是灾难化负性思维，患者常过分戏剧化或灾难化地想象事件的结局，导致过度焦虑。他们对事物的歪曲认知，是导致疾病迁延不愈的重要原因之一。研究认为，认知行为治疗能降低焦虑症状，疗效与抗抑郁药相当，优于无治疗和其他心理治疗，疗效可持续6个月至2年。

三、药物治疗合并心理治疗

CBT 或药物单独治疗对广泛性焦虑障碍均有效，目前缺少联合治疗的系统性研究，仍有待于进一步研究。

四、其他辅助治疗

对部分广泛性焦虑障碍的患者，可考虑使用一些其他的治疗方法，如重复经颅磁刺激（repetive transcranial magnetic stimulation，rTMS）、有氧运动、冥想和瑜伽等。

第五节　管　理　策　略

重点：
- 广泛性焦虑障碍的评估要点。
- 确诊病例和疑似病例的管理策略。
- 了解药物治疗种类及级别。

一、疾病评估

当患者出现失眠、存在3个甚至以上的不同系统的躯体不适、持续的疼痛症状、无法解释的某种躯体不适或患者因某个医学问题反复就医时，医生有必要对患者是否存在焦虑症状等进行全面评估，必要时转诊精神或心理专科进一步诊治。广泛性焦虑自评量表（GAD-7）评估焦虑症状的信效度较高，常用于筛查本病和纵向监测治疗结果。

（1）收集疾病症状与功能影响的详细病史。

（2）明确广泛性焦虑障碍是主要诊断或主要诊断之一。

（3）共病问题的评估：如抑郁症、其他焦虑问题、物质使用障碍、其他躯体疾病的评估。

（4）评估自杀意念、计划和行为。

（5）列出存在的可治疗的躯体疾病，如甲状腺及心血管疾病。

（6）使用广泛性焦虑自评量表或其他合适的评价工具评估疾病严重程度并跟踪

进展。

二、确诊病例或疑似病例的管理

（1）健康教育的开展：既要针对患者又要兼顾其家属进行。

（2）教育患者改变生活方式以减轻症状：①鼓励患者保持良好的睡眠习惯，如保持规律的睡眠作息，避免夜间吸烟，避免睡前饮酒和长时间使用发光屏设备如智能手机、笔记本电脑和电视。②讨论提高睡眠质量和长度的策略。③鼓励规律锻炼，如有氧运动和瑜伽。④鼓励患者尽可能少地摄入咖啡因和酒精，避免使用尼古丁和违禁药物。

（3）监督患者改变生活方式的进度。

（4）经过初步治疗、患者教育和积极监督后无改善，建议进行心理干预、团体治疗等认知行为治疗。

（5）必要时转诊至精神或心理专科。

三、治疗

（一）心理治疗

首先可采用阶梯治疗，初始治疗的选择主要根据患者偏好（大部分患者选择心理治疗），如认知行为治疗、放松训练等。CBT 是 GAD 治疗的一线选择，与药物治疗疗效相仿。基于网络及电脑的 CBT 同样有效。现有证据不建议常规联用 CBT 及药物治疗，只有当患者 CBT 治疗效果欠佳时，可考虑联用药物治疗；当药物治疗效果欠佳时，可考虑联合 CBT 治疗。研究发现，心理治疗的疗效可维持 6 个月至 2 年。

（二）药物治疗

药物治疗是 GAD 治疗的重要手段。药物治疗的选择，应根据患者临床症状特征，从在一线治疗药物中选择的一种更适合患者的药物开始，若患者躯体症状较多，可优先考虑使用 5 - 羟色胺 - 去甲肾上腺素再摄取抑制剂（SNRI）类药物。若最优剂量和效果欠佳，或患者不能耐受，应考虑换用另一种一线药物，如果一线药物效果欠佳，可考虑二线药物。对多种药物/CBT 治疗效果欠佳的患者考虑可能为难治性。针对此类患者应重新搜集病史，进行系统全面评估，明确是否存在共病可能。当患者对单用或联用一线及二线治疗应答不佳时，可选择三线药物、联合治疗及生物/替代治疗等方案。详见表 25 - 2 至表 25 - 5。

表 25 - 2　证据分级标准

分级	内容
1 级证据	至少 2 项随机安慰剂对照研究（RCTs）和（或）系统综述/Meta 分析
2 级证据	至少 1 项 RCT，纳入安慰剂或活性对照
3 级证据	前瞻性非随机对照试验，或病例报告，或回顾性研究
4 级证据	专家建议/共识，或普通综述，或其他指南（指南中无出处的专家建议）

表25-3 推荐分级标准

推荐分级	内容
一线治疗	1 级或 2 级证据 + 疗效及安全性评价平衡
二线治疗	3 级或更高等级的证据 + 疗效和安全性评价平衡
三线治疗	4 级或更高等级的证据 + 疗效和安全性评价不平衡
不推荐	1 级或 2 级证据，认为缺乏疗效

表25-4 不同药物的等级

药物	证据等级	药物	证据等级
选择性 5 - 羟色胺再摄取抑制剂（SSRI）		三环类抗抑郁药（TCAs）	
艾司西酞普兰	1	丙咪嗪	1
帕罗西汀	1	其他抗抑郁药	
舍曲林	1	阿戈美拉汀	1
西酞普兰	3	伏硫西汀	1*
氟西汀	3	曲唑酮	2
帕罗西汀控释剂型	3	米氮平	3
5 - 羟色胺 - 去甲肾上腺素再摄取抑制剂（SNRI）		文拉法辛缓释剂型	1
度洛西汀	1	非典型抗精神病药	
抗焦虑药		喹硫平缓释剂型	1
苯二氮䓬类		联用喹硫平	1*
阿普唑仑	1	联用利培酮	1*
溴西泮	1	联用奥氮平	2
地西泮	1	联用阿立哌唑	3
劳拉西泮	1	联用喹硫平缓释剂型	3
抗惊厥药		联用或单用齐拉西酮	2（-Ve）
普瑞巴林	1	其他	
双丙戊酸盐缓释剂型	2	羟嗪	1
噻加宾	1（-Ve）	普萘洛尔	2（-Ve）
联用普瑞巴林	2	美金刚	4（-Ve）

注：* 表示结果存在冲突，-Ve 表示结果为阴性。

表 25 - 5　药物推荐等级选择

一线治疗	阿戈美拉汀、度洛西汀、文拉法辛缓释剂型、艾司西酞普兰、帕罗西汀、帕罗西汀控释剂型、普瑞巴林、舍曲林
二线治疗	阿普唑仑*、溴西泮*、安非他酮缓释剂型*、丁螺环酮、地西泮*、羟嗪、丙咪嗪、劳拉西泮、喹硫平缓释剂型、伏硫西汀
三线治疗	西酞普兰、双丙戊酸缓释剂型、氟西汀、米氮平、曲唑酮
联合治疗	二线：普瑞巴林
	三线：阿立哌唑、奥氮平、喹硫平、喹硫平缓释剂型、利培酮
	不推荐：齐拉西酮
不推荐	β 受体阻滞剂（普萘洛尔）、噻加宾等

注：* 表示结果存在冲突。

（三）辅助治疗

经颅磁刺激、有氧运动、针灸、冥想、瑜伽等治疗对部分患者有效，但相关研究资料不多或缺乏随机对照研究。

四、转诊指征

全科医师随访患者过程中，若发现以下情况，建议转诊：

（1）广泛性焦虑障碍首发或复发急性期。

（2）合并抑郁障碍，出现自伤、自杀行为者。

（3）合并严重躯体疾病或脑器质性疾病者。

第六节　管理流程

广泛性焦虑障碍的管理流程见图 25 - 1。

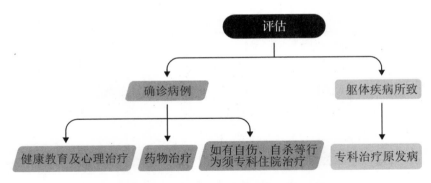

图 25 - 1 　广泛性焦虑障碍的管理流程

（程敏锋　岳计辉）

参考文献

[1] 郝伟. 精神病学 [M]. 北京：人民卫生出版社，2018.

[2] 陆林. 精神病学 [M]. 北京：人民卫生出版社，2017.

[3] 美国精神医学学会. 精神障碍诊断与统计手册 [S]. 5 版. 张道龙，等译. 北京：北京大学出版社，2014.

[4] 世界卫生组织. ICD-10 精神与行为障碍分类临床描述与诊断要点 [S]. 范肖东，等译. 北京：人民卫生出版社，1993.

[5] 吴文源. 焦虑障碍防治指南 [M]. 北京：人民卫生出版社，2010.

[6] 中华医学会精神科分会. 中国精神障碍分类与诊断标准（CCMD-3）[S]. 山东：山东科学技术出版社，2001.

第二十六章

抑 郁 障 碍

第一节　定义与流行病学

抑郁障碍是最常见的精神障碍之一，是指因各种原因引起的以显著而持久的心境低落为主要临床特征的一类心境障碍。临床上主要表现为持续的、与其现实处境不相符的情绪低落，可以从闷闷不乐到悲痛欲绝，患者常体会不到开心的感觉，对任何事情缺乏乐趣和丧失愉悦感，大脑反应迟钝、记忆力下降，注意力难以集中，抉择困难、学习工作效率下降，懒言少语，少动，甚至连日常事务都觉得难以进行，严重者甚至可能发生木僵；自我评价低下，自责、甚至觉得自己犯了重大的罪责，动力缺乏，精力不足，想法悲观消极，对生活失去希望，甚至出现自伤、自杀等行为；部分患者伴有明显的焦虑和运动性激越；部分患者可出现与心境协调或不协调的幻觉、妄想等精神病性症状。抑郁障碍单次发作至少持续 2 周或以上，病程迁延，反复发作。虽然超过 1/2 出现抑郁发作的患者能在半年内症状缓解恢复，并且在 1 年内此比例接近 3/4，但相当大比例（20% ～ 35%）的患者的症状无法缓解而继续发展为慢性难治性抑郁，并且残留症状会增加复燃或复发的风险，最终导致患者的社会功能严重受损，甚至功能残疾。

在整个临床相中，不应该出现符合诊断标准的轻躁狂或躁狂发作，一旦出现轻躁狂或躁狂发作，就应诊断为双相情感障碍。但是值得注意的是，相当一部分患者在随访中出现轻躁狂或躁狂发作，这类抑郁发作，临床称为双相抑郁。研究发现，这类抑郁发作具有某些共同特点：如起病年龄常于 25 岁前，伴有某些不典型症状（如暴饮暴食、嗜睡、体重增加、木僵等），常有产后抑郁的病史，抑郁发作时常伴显著的焦虑特征或精神病性症状，有明确的双相障碍家族史或其他严重精神病家族史，难治性抑郁障碍等。

随着社会的发展，抑郁症患病率呈逐年上升的表现。2017 年，据 WHO 估计全球约有 3 亿多人罹患抑郁障碍，2005—2015 年期间该数据增加了 18% 以上。2003 年，国际精神疾病流行病学调查显示，在美洲、欧洲和亚洲的 10 个国家中，抑郁障碍的终身患病率为 3.0% ～ 16.9%，大多数国家抑郁障碍的终身患病率为 8% ～ 12%，亚太地区为 1.1% ～ 19.9%。2017 年，全球范围内抑郁障碍的 12 个月患病率总体约为 6%，终身患病率为 15% ～ 18%。这意味着，平均 5 ～ 6 个人中有 1 个人在其一生中的某个时间段会遭遇一次抑郁发作。美国调查资料显示，抑郁障碍终身患病率为 13.25% ～ 16.20%，年患病率为 5.28% ～ 6.60%。

根据 2014 年 *Nature* 报道，中国抑郁障碍的患病率为 3.02%。2009 年，费立鹏对 4 省市流行病学调查发现抑郁障碍月患病率为 2.06%。2013 年，Meta 分析显示，我国现患率为 1.6%，终身患病率为 3.3%。2019 年发布的中国精神卫生调查（China Mental Health Survey，CMHS）发现，抑郁障碍加权年患病率为 3.6% 和加权终身患病率为 6.8%，女性高于男性。

抑郁障碍平均起病年龄为 20 ～ 30 岁，但因识别率低，治疗率更低的现状，导致自起病到就医常需 3 年甚至更长时间。经过系统治疗后，仍有约 15% 的患者存留症状；约半数患者缓解后不再复发；但 3 次发作、未接受系统治疗的患者，复发风险几乎是 100%。抑郁障碍因高患病率、高复发率，成为世界首要致残原因，是导致全球疾病负担的一个重大因素。自杀死亡是抑郁障碍最严重的后果，有研究发现抑郁障碍的自杀率为 4.0% ～ 10.6%，终身自杀风险为 6%。一般认为抑郁障碍患者发生自杀与年龄、性别、心理社会应激、病情严重程度等相关。

第二节　高危人群的筛查与管理

重点：
- 抑郁障碍高危人群特点。
- 抑郁障碍发病的危险因素。

抑郁障碍是一种高发病率、高复发率、高致残率的常见精神疾病，但识别率较低，治疗率更低。因此，加大抑郁障碍的识别与治疗势在必行，尤其对高危人群的识别显得非常重要。

一、抑郁障碍的高危人群筛查

抑郁障碍高危人群的筛查主要包括罹患抑郁障碍的高危因素、抑郁障碍自杀高危因素、抑郁障碍迁延和复发的高危因素、抑郁障碍需长期服药的高危因素。（表 26 - 1 至表 26 - 4）

表 26 - 1　罹患抑郁障碍的高危因素

临床因素	症状因素
抑郁障碍病史	无法解释的躯体症状
抑郁障碍家族史	慢性疼痛
社会心理不良事件	疲劳
频繁使用精神医疗服务	失眠

续表 26 - 1

临床因素	症状因素
慢性躯体疾病（尤其是心血管疾病、糖尿病、神经系统疾病或肿瘤）	焦虑 物质滥用
其他精神疾病	
内分泌不稳定（如围生期、围绝经期）	
负性生活事件（如丧偶、离异、婚姻不和谐、事业受挫、家庭成员患重病或病故）	
经济状况差	
社会阶层低下	

表 26 - 2　抑郁障碍自杀高危因素

不可变因素	可变因素
高龄男性 既往自杀未遂 自伤史 自杀家族史 犯罪史	症状及生活事件： 　自杀观念活跃 　无望 　精神病性症状 　焦虑 　冲动 　应激性生活事件，如经济压力（破产）及成为受害者 合并症： 　物质使用障碍（尤其是酒精使用障碍） 　创伤后应激障碍 　人格障碍（尤其是 B 类群人格障碍） 　慢性疼痛性躯体疾病（如偏头痛） 　关节炎 　癌症

表 26 - 3　抑郁障碍迁延或复发高危因素

发病年龄小

既往发作次数多

首次发作严重（症状数量多、自杀观念或精神病性激越）

睡眠 - 觉醒周期紊乱

续表26-3

精神科疾病家族史
存在消极认知
高水平神经质
社会支持不佳
应激性生活事件

表26-4　需长期使用抗抑郁药维持治疗的高危因素

频繁复发
严重发作（精神病性、严重功能受损、木僵、自杀倾向或行为）
慢性发作
存在精神疾病或其他躯体合并症
存残留症状
难治性发作

二、发病机制

对抑郁障碍发病机制的研究已经取得了一定的进展，但截至目前仍没有任何一种模型或假说可以完全合理地解释该疾病。因此，目前的研究认为抑郁障碍发病机制主要与遗传、生物化学、社会心理文化等多种因素相关。

（一）遗传-环境因素

遗传因素对抑郁障碍的发病有着重要的作用，家系、双生子或寄养子研究证实，一级亲属中有抑郁障碍的，患抑郁障碍的风险是一般人群的2～10倍。虽然研究发现抑郁障碍具有明显的家族聚集性，但并未发现某一种基因与抑郁障碍直接相关。因此，目前认为抑郁障碍属于多基因遗传性疾病。认为是多个基因连锁和环境的相互作用进而导致抑郁障碍的发生和发展，也即具有较高遗传易感性的个体遭遇到社会环境中相关风险影响时更容易引发疾病，而环境也是基因表达的重要因素。在面对应激性事件、遭受家庭和周围环境冲突时，个体遗传变异度随之会增加抑郁障碍的发病风险。

（二）神经生化研究

（1）脑内5-羟色胺（5-HT）：该神经递质是抑郁障碍发病及治疗的重要神经递质。研究发现，中枢神经系统中5-羟色胺功能低下与抑郁障碍的发生、发展及临床表现密切相关。5-羟色胺中枢位于中缝核，其情绪相关的脑区主要包括前额页皮质、前扣带回、杏仁核及基底节等。5-羟色胺能神经纤维与这些脑区广泛的突触联系参与了情绪的调节。多数抗抑郁药物参与调节5-羟色胺浓度分布，从而起到抗抑郁作用。

（2）血浆或脑内去甲肾上腺素（NE）：大脑NE水平降低是抑郁障碍发病的又一重要的机制。

（3）多巴胺（DA）：有证据表明抑郁障碍患者脑内 DA 相对不足。

（4）谷氨酸系统：研究发现谷氨酸系统也与抑郁障碍的发生密切相关。

（5）其他神经递质：如褪黑素、氨基丁酸、P 物质等。

（三）神经影像学研究

目前越来越多的研究证实，抑郁障碍存在大脑结构和功能异常。主要研究工具有 PET、SPECT、fMRI 等。众多研究表明，抑郁障碍患者杏仁核增大，且与抑郁的严重程度相关，推测杏仁核增大可能是抑郁障碍的早期生物学标记，这将有助于抑郁障碍病程及疗效的判断。抑郁障碍患者双侧边缘系统尤其是海马体积缩小，海马体积小、遭遇生活事件者也更容易患抑郁障碍。

（四）心理社会因素

主要指心理应激，主要是负性生活事件如离婚、丧偶、婚姻不协调、家庭关系不和谐、家暴、失业、严重躯体疾病或长期慢性躯体或神经系统疾病、慢性疼痛、家庭成员重病或突然病故或突然遭受意外等，是抑郁障碍发生的主要危险因素。研究发现，抑郁障碍与较差的经济状况和较低的社会阶层有关。影响抑郁障碍发生、发展及预后的一个重要因素是社会支持系统。当遭遇应激性生活事件时，社会支持系统良好是抑郁障碍发生的保护性因素，如来自包括父母、亲戚、朋友、同学等给予的精神上或者物质上的支持和帮助，可以显著减轻或消除应激事件对其造成的不良影响，避免抑郁障碍的发生、发展。即使已经发生抑郁障碍，如果拥有良好的社会支持系统，对抑郁障碍的康复也会起到促进作用，并能够在一定程度上防止复发。

第三节　诊　断　思　路

> **重点：**
> ● 抑郁障碍的临床表现。
> ● 抑郁障碍的诊断标准及鉴别诊断。

抑郁障碍临床表现复杂多样，甚至有些患者症状隐袭，不易鉴别，而早诊断、早治疗对抑郁障碍的预后非常关键，而若要改善抑郁障碍的预后，提高对抑郁障碍的早期识别显得至关重要。

一、抑郁障碍的临床表现

（一）心境和情感

抑郁障碍的基本特征是心境低落、兴趣减退、乐趣丧失。患者表现为在面对正常的活动时普遍失去兴趣、动力和愉悦感，即使在面对本来感兴趣的事情时也提不起兴趣，并缺乏相应的体验，同时感到精力不济、易疲乏、无力。人们会用各种各样的词语来描述抑郁体验：情绪低落、心情差、悲伤、伤心、绝望、沮丧、阴郁、忧郁、无趣、郁闷或沉闷等。

（二）思维认知

抑郁障碍的思维：负性思维为主或增加，如想法悲观、消极、厌世；易纠结、犹豫不定、抉择困难；自我评价下降、自我厌恶；内疚、羞耻；自觉犯了很多错误，甚至觉得自己的罪恶无法被原谅；对未来感到没有希望，对生活感到没有意义，前途渺茫；反复出现自伤、自杀的想法。

（三）精神运动活动

精神运动迟缓：包括思维或者行动上缓慢，也可同时出现。

精神运动性激越：患者主要表现为异常的烦躁、坐立不安、易怒等，常伴有活动增多的表现。

（四）认知症状

认知症状有患者自感注意力下降和记忆力减退，执行功能下降，反应变慢，理解困难，甚至感到头脑空白无法思考。

（五）躯体症状

饮食及体重：食欲不振或进食增多，出现体重下降或增加。

睡眠问题：抑郁障碍常出现睡眠节律的紊乱，其中早醒最为典型，如比平时早醒1～2个小时。另外，入睡困难、浅睡易醒、白天思睡等情况也较多见。

性欲：大部分抑郁障碍的患者表现为性欲减退或丧失，偶有患者出现性欲亢进，但极为少见。

疲乏：患者常感疲乏无力，整日无精打采。

疼痛：疼痛为抑郁障碍常见的临床表现，常表现为头痛、肌肉酸痛、胸痛、腹痛、关节疼痛等，有些患者感到难以描述的疼痛不适症状。

其他躯体不适：常伴有头晕、心慌、胸闷、呼吸困难、咽部异物感、恶心、呕吐、腹部不适等。

晨重暮轻：患者常表现为晨重暮轻，即早上抑郁症状较重，晚上减轻。

二、抑郁障碍的诊断标准

抑郁障碍的诊断目前主要参照《国际疾病与分类第10版（ICD-10）》和《美国精神障碍诊断与统计手册第五版（DSM-5）》。因两者有极大的相似之处，因此，本书主要介绍ICD-10关于抑郁症的诊断标准。

抑郁发作是指抑郁障碍首次发作或复发性抑郁障碍。其核心症状标准为：①持续的心境低落；②兴趣和快感丧失；③精力不济或疲乏。

其他常见的症状是：①注意力难以集中；②自我评价降低；③无价值感和自责、自罪观念；④认为前途暗淡而悲观；⑤自伤或自杀的观念或行为；⑥睡眠障碍；⑦食欲下降。

合并症状：①妄想；②幻觉；③抑郁性木僵。

病程持续至少 2 周。

按照严重程度可分为轻度、中度和重度。

轻度抑郁发作："2＋2"标准，即至少具有 2 条核心症状和 2 条其他症状，且患者的生活、工作、社交等社会功能有一定困难，但仍能坚持。

中度抑郁发作："2＋3"标准，即至少具有 2 条核心症状 ＋3 条其他症状，且患者生活、工作、社交等社会功能受到相当影响。

重度抑郁发作："3＋4"标准，即同时存有 3 条核心症状 ＋4 条或以上其他症状或任意 1 条合并症状，社会功能严重受损，除了在极有限的范围内，几乎丧失社交、工作或家务活动。

其他类型：复发性抑郁发作（轻度、中度、重度）、持续性心境障碍、环性心境障碍、恶劣心境等。

应排除器质性精神障碍，或精神活性物质和非成瘾性物质所致的精神障碍。

三、鉴别诊断

（一）继发性抑郁障碍

进行抑郁发作的诊断，仍需要谨慎排除继发性抑郁障碍。如脑器质性疾病、躯体疾病、服用某些药物和精神活性物质等均可出现抑郁发作的表现。

鉴别要点：①是否有明确器质性疾病病史，或者是服用某种药物或精神活性物质如酒精、毒品等病史；②查体是否可及阳性体征，相关检验检查结果有相应指标改变；③是否存在意识障碍、记忆障碍、智能障碍的改变；④是否随着原发疾病病情的变化而波动变化，原发疾病好转或停用相关药物和精神活性物质后，抑郁症状会随之好转。

因此，详细询问病史、系统的体格检查和神经系统检查、对病情演变的细致观察等对抑郁障碍的鉴别诊断非常重要。

（二）精神分裂症

抑郁发作时可伴有精神病性症状，也可表现为木僵状态，因此，这时需要注意与精神分裂症或紧张症进行鉴别。

鉴别要点：①抑郁发作时伴有的精神病性症状，以情绪症状为原发症状，精神病性症状与情绪症状息息相关，如继发于患者的自卑、自责、自罪等相关的自罪妄想或虚无妄想；精神分裂症则是以认知、情感、意志行为活动的不协调为原发症状，表现出荒谬、离奇或不可理解的特点，其情绪症状多继发于精神病性症状。②抑郁障碍患者的认知、情感、意志活动之间是协调的。③抑郁发作病程表现为反复发作性病程，多可自发缓解，有明确的间歇期，且在缓解期基本正常，社会功能基本完整；精神分裂症呈慢性持续性病程，无间歇期或间歇期仍有残留症状或持续存有阴性症状表现，社会功能较差。④抑郁发作和精神分裂症病的前性格、体征、家族遗传史等多不相同。

（三）双相情感障碍

目前以抑郁发作为主要特征，但患者既往曾有过一次或以上躁狂或者轻躁狂发作史者，则应考虑双相抑郁。但有些抑郁发作患者无法提供明确的躁狂或者轻躁狂发作史，尤其是当患者出现轻躁狂症状表现时，多数患者认为这是一种正常的积极向上的情绪，进而不会重视及就医。

如出现以下情况，应警惕双相障碍可能：①25 岁或更早起病；②存有双相障碍家族史；③起病呈急性或亚急性，抑郁发作突然；④抑郁发作次数多，可高达 5 次以上；⑤即使在缓解期也可表现出情绪起伏变化大、心境不稳定；⑥更易出现愤怒、冲动、敌对和攻击行为；⑦暴饮暴食，同时存有进食障碍；⑧体重增加；⑨睡眠增多。

（四）焦虑障碍

焦虑障碍常与抑郁障碍同时存在，尤其在更年期和老年患者中，尤其是当抑郁障碍患者伴有头痛、头晕、乏力、疼痛等症状时，容易误诊或被忽略。

鉴别要点：抑郁障碍以心境低落为主要临床表现，伴有兴趣减退，愉悦感丧失，自我评价下降，想法悲观、负面消极等症状，显被动消极，因动力不足可能求治意愿不强甚至抗拒就医治疗，少语、少动。焦虑障碍患者更多以莫名紧张、不安、恐慌、害怕、担心、着急、无法放松、身体肌肉紧绷等症状为主，患者自知力较为完整，常有主动求治愿望。

（五）创伤后应激障碍

创伤后应激障碍常伴有抑郁症状，两者的鉴别在于抑郁障碍患者所遭受的心理应激或创伤较轻微或并不严重，甚至对于大多数人并不显著；而创伤后应激障碍其心理创伤来自对于严重的、灾难性的、异乎寻常的、难以承受的创伤性事件，情感症状以易激惹、痛苦、焦虑为主，情绪波动大，常责骂他人，而很少自责，同时伴有与创伤相关的警觉性增高、闯入性回忆等特点。

第四节 防 治 要 点

重点：
- 抑郁障碍的治疗目标。
- 抑郁障碍的治疗原则。
- 抑郁障碍的治疗。

一、治疗目标

根据《中国抑郁障碍防治指南（第二版）》，抑郁发作的治疗在尽可能早诊断、早治疗、规范治疗的前提下，要达到以下目标：

（1）彻底消除临床症状，尽可能提高临床治愈率，最大限度减少病残率和自杀率。

（2）提高生存质量，恢复社会功能。

（3）预防复发。

二、治疗原则

（1）个体化治疗。

（2）小剂量开始，以最小有效量控制症状，尽量减少不良反应，尽可能提高治疗依从性。

（3）足剂量、足疗程治疗。

（4）单一药物治疗为主，在足剂量、足疗程的基础上，如疗效不佳再考虑换药治疗、增效治疗或联合治疗。

（5）治疗前需告知患者药物治疗受益、可能的副作用及可能的治疗维持时间。

（6）治疗期间密切监测药物不良反应，发现并及时处理，其中包括近期和远期并发症，尤其是合并躯体疾病较多的患者。

（7）积极使用物理治疗、心理治疗（包括认知行为治疗和家庭治疗）、康复训练等。

（8）积极治疗合并症，如物质依赖、焦虑障碍等。

三、药物治疗

抗抑郁药自20世纪用于抑郁障碍的治疗之后，有了非常大的进步，发展至今已经有几十种抗抑郁药运用于临床，而药物治疗是目前抑郁障碍治疗的重要手段之一，尤其对于中度或重度抑郁发作患者来说，是主要的治疗措施，治疗有效率大于50%。

（一）A级推荐药物

A级推荐药物主要包括选择性5-羟色胺再摄取抑制剂（SSRI）、5-羟色胺-去甲肾上腺素再摄取抑制剂（SNRI）和其他新型抗抑郁药物，包括5类共12种药物。

（1）SSRI：代表药物有氟西汀、帕罗西汀、舍曲林、氟伏沙明、西酞普兰和艾司西酞普兰。

（2）SNRI：代表药物有文拉法辛、度洛西汀和米那普伦。

（3）去甲肾上腺素和特异性5-羟色胺能抗抑郁制剂（NaSSA）：代表药物有米氮平。

（4）去甲肾上腺素和特异性5-羟色胺能抗抑郁制剂（NDRI）：代表药物有安非他酮。

（5）褪黑素受体激动剂和5-羟色胺2c受体拮抗剂：代表药物有阿戈美拉汀。

（二）B级推荐药物

B级推荐药物主要包括三环类药物和四环类药物，主要受其耐受性和安全性限制，包括阿米替林、氯米帕明、丙米嗪、米安色林、马普替林、多塞平和曲唑酮。

（三）C 级推荐药物

C 级推荐药物为单胺氧化酶抑制剂，现国内仅有吗氯贝胺与三环类药物疗效相当。

（四）其他药物

其他药物有氟哌噻吨美利曲辛，其属于复方制剂，主要成分为一种经典抗抑郁药物和一种经典的抗精神病药物，但因疗效不持久、撤药反应大、可能导致迟发性运动障碍等严重不良反应，不推荐作为治疗抑郁障碍的常规药物。

（五）中草药制剂

中草药制剂主要用于治疗轻中度抑郁发作，包括圣约翰草提取物（有效成分为贯叶金丝桃素和贯叶连翘）、疏肝解郁胶囊（有效成分为贯叶金丝桃素和刺五加）。

（六）氯胺酮

氯胺酮是一种 N－甲基－天冬氨酸（N-methyl-D-aspartate，NMDA）谷氨酸受体拮抗剂。研究表明，氯胺酮具有快速抗抑郁效应。但由于氯胺酮本身作为一种致幻剂，反复使用具有成瘾性，因此，如何合理使用氯胺酮是目前的研究热点。

四、药物治疗不良反应

抑郁障碍的药物治疗常见药物不良反应包括：

（1）心血管系统：心慌、胸闷、T波改变、血压升高或降低、直立性低血压。

（2）消化系统：口干、便秘、恶心、反胃、呕吐、肝功能损害、胃肠道出血。

（3）泌尿生殖系统：勃起障碍、性高潮障碍、异常勃起、排尿困难。

（4）神经精神系统：头痛、乏力、肌肉阵挛、癫痫、静坐不能、失眠、过度镇静，严重者可出现谵妄。

（5）其他：代谢紊乱、体重增加、视力模糊、多汗、骨质疏松。

（6）5－羟色胺综合征：是5－羟色胺功能亢进引起的一组以精神状态和行为改变、神经肌肉异常和自主神经功能紊乱为表现的临床三联征，属于抗抑郁药的严重不良反应，有可能危及生命，早期识别和治疗极为关键。其主要临床表现包括：①精神状态和行为改变：意识模糊、定向障碍、烦躁或激越。②神经肌肉功能改变：肌阵挛、肌强直、震颤、反射亢进、踝阵挛、共济失调。③自主神经功能紊乱：高热、寒战、恶心、腹泻、头痛、脸红、出汗、心动过速、呼吸急促、血压改变、瞳孔散大。

五、心理治疗

抑郁障碍常与心理社会因素有关，在药物治疗的同时合并心理治疗极为重要，而且对于轻中度抑郁发作的患者可尝试单独使用心理治疗，但对于重度抑郁发作的患者不建议单独使用心理治疗。

目前，具有较多循证医学证据、疗效肯定的心理治疗方法包括认知行为治疗、人际心理治疗和行为心理治疗，其他的心理治疗方法包括婚姻和家庭治疗、精神动力学治疗、团体心理治疗等。

六、物理治疗

抑郁障碍的物理治疗包括改良电抽搐治疗（modified electra convulsive therapy, MECT）、重复经颅磁刺激（rTMS）治疗。

目前临床研究和观察显示，MECT 是一种有效且安全的治疗方法，对于伴有精神病性症状的重度抑郁发作、抑郁性木僵、反复自残自杀的患者，需要快速控制症状的、多种药物治疗效果欠佳的患者，MECT 能使病情迅速得到缓解，疗效显著，有效率高达 70% ～ 90%。

rTMS 是一种无创的电生理技术，对抑郁症状有一定的缓解作用，主要适用于轻中度的抑郁发作。

七、其他治疗

其他治疗包括光照疗法、运动治疗、针灸治疗等。

第五节　管 理 策 略

重点：
- 建立良好的医患关系和治疗联盟。
- 进行健康教育。
- 抑郁障碍的全面评估要点。
- 抑郁障碍的全病程评估要点。
- 提高患者依从性。

一、良好的医患关系和治疗联盟

（1）要求医生充分理解和支持抑郁障碍患者，鼓励患者正确看待外界和自我、积极接受治疗。

（2）正确地处理移情和反移情。

（3）与患者和家属讨论治疗的目标和原则，一起制订治疗计划，鼓励患者和家属表达顾虑和担心，讨论在治疗过程中可能出现的问题及应对的方法。

（4）营造一种理解、支持、包容、信任的治疗环境。

二、健康教育（包括患者和家属）

（1）介绍抑郁障碍的特点，鼓励积极应对和治疗。

（2）对患者及家属介绍治疗过程中症状改善的规律和治疗过程中可能出现的不良反应及应对策略。

（3）告知抑郁障碍可能复发及其相关治疗，了解复发的早期症状表现，告知如何预防复发，学会早期发现和识别复发。

（4）鼓励健康规律的作息和生活方式：保证良好的睡眠习惯、远离烟酒、适当运动、参加社区活动等。

三、全面评估

抑郁障碍的发生与生物、心理、社会等因素密切相关，因此针对这三方面进行全面、全程的评估对诊断和治疗尤为关键。

（一）病史评估

病史评估包括：现病史和目前症状；是否有自杀的想法、计划和行为；病史中是否出现过躁狂或轻躁狂发作的表现，是否伴随幻觉、妄想等精神病性症状；既往的治疗情况及疗效、住院次数；有无使用咖啡、烟、酒精、毒品或其他精神活性物质来缓解症状；童年时期的生活创伤；生活环境变化；是否合并有躯体疾病，以及合并使用的药物种类和剂量；患者一般状况，如家庭关系、人际关系、工作状况、家庭经济状况等；患者是否存在阳性家族史，如两系三代有无精神疾病、物质滥用或遗传性疾病史等。

（二）精神检查

（1）一般情况：意识清晰程度、定向力（时间、地点、人物定向）、接触主动还是被动、衣着外貌是否整齐、日常生活自理情况等。

（2）认知功能：感觉、知觉、思维、注意力、记忆力、判断、智能等。

（3）情感活动。

（4）意志行为活动。

（5）自知力。

（6）共病评估：共病导致抑郁障碍治疗难度增大，因此评估与其他精神障碍如焦虑障碍、物质依赖、创伤后应激障碍等的共病情况也很重要。

（7）危险评估：主要包括自杀风险，这是抑郁障碍患者评估的重要环节。

（三）评估工具

1. 自评量表

（1）9条目简易患者健康问卷（patient health questionnaire，PHQ-9）。

（2）Zung抑郁自评量表（self-rating depression scale，SDS）。

（3）Beck抑郁问卷（beck depression inventory，BDI）。

（4）快速抑郁症症状自评问卷（quick inventory of depressive symptomatology self-rated，QIDS-SR）。

2. 他评量表

专科医生在临床工作中使用的汉密顿抑郁量表（hamilton depression scale，HAMD）和蒙哥马利抑郁量表（montgomery depression rating scale，MADRS）可以较为全面、准确地评价患者的抑郁症状。

四、全程评估

抑郁障碍治疗的终极目标是促进患者社会功能和生活质量的全面恢复，但临床症状的缓解是前提，因此，对抑郁障碍的评估应该贯穿治疗的整个过程，应该是全程的。

（一）全程评估

（1）目前疾病的严重程度，是否有残留症状，目前的社会功能及生活质量问题。

（2）是否存有自残、自杀企图，有无冲动、伤人行为。

（3）治疗过程中是否出现轻躁狂发作迹象。

（4）是否共病其他精神障碍，包括焦虑障碍、物质依赖等。

（5）共存的躯体疾病情况及相关治疗。

（6）对抗抑郁治疗的反应及药物不良反应、治疗的依从性、社会支持情况等。

（二）不同治疗周期的治疗目标和时间

1. 急性期

治疗目的：尽可能地控制症状，尽量达到临床治愈，最大限度减少病残率、自杀率，功能恢复到病前水平，提高生活质量。

治疗时间：一般 8 ～ 12 周。

评估要点：治疗后患者抑郁症状的严重程度和变化，患者自伤、自杀风险，药物治疗不良反应。

2. 巩固期

治疗目的：维持治疗，继续使用急性期治疗有效的药物，治疗方案、药物剂量和使用方法保持不变。

治疗时间：4 ～ 9 个月。

评估要点：系统评估患者当前的症状、药物治疗反应、治疗依从性、社会功能恢复情况、复发可能性等。

3. 维持治疗期

治疗目的：防止复发。抑郁障碍属于高复发性疾病，而持续、规范的治疗可降低复发率。维持治疗结束后，若病情稳定，药物可缓慢减量直至终止治疗；在终止治疗之前，应告知患者抑郁症状复发的潜在危险，并应确定复发后寻求治疗的计划。停药后仍应对患者进行数月的监督随访，但减药期间需要密切观察病情变化，一旦发现有复发征象，应尽快恢复原治疗方案。

治疗时间：首次发作 2 ～ 3 年，多次复发（超过 3 次）建议长期维持治疗。

评估要点：在维持治疗期应当定期、系统地对患者整体状况进行系统评估，特别是起病年龄小、反复多次发作、经治疗后仍存有残留症状、持续存在的心理－社会应激、有精神疾病家族史等的患者。

五、提高治疗依从性

依从性差是抑郁障碍患者复发的重要原因，依从性是指患者服药治疗、饮食和作息时间、生活方式等与医学建议或健康教育一致的程度。注意以下事项有助于提高患者的治疗依从性：

（1）全面的健康教育。

（2）良好的医患关系和治疗同盟。

（3）详细说明治疗的必要性并与患者及其家属进行讨论，向患者及其家属介绍疾病的发生发展因素、如何正确看待疾病，告知相关的治疗方法和治疗过程中可能出现的问题及应对方式。①具体说明何时用药、如何用药、用药期间应注意的情况，告知药物起效时间、可能的药物不良反应及如何处理、不良反应持续的时间等。②建议设置提醒服药的闹钟、将药物摆放在显眼的地方，必要时家属监督服药。③不断强调维持治疗的必要性和重要性，即使症状改善仍需要坚持用药。④简化用药方案，尽可能单一用药。⑤降低治疗费用等。

六、转诊指征

全科医师随访患者过程中，若发现以下情况，建议转诊：

（1）抑郁障碍首发或复发急性期。

（2）出现自伤、自杀及伤人表现。

（3）出现严重药物不良反应，如粒细胞减少、肝肾功能损害、严重心脏损害等。

（4）社会功能严重受损，生活无法自理。

（5）合并严重躯体及脑器质性疾病。

第六节　管　理　流　程

抑郁障碍的管理流程见图 26－1。

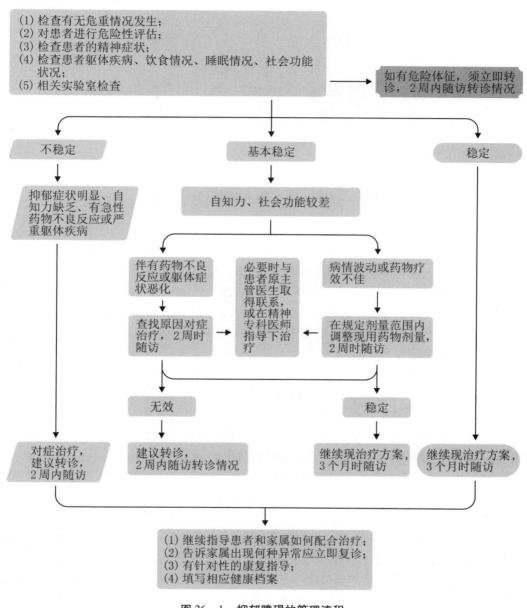

图 26 - 1 抑郁障碍的管理流程

（程敏锋 岳计辉 王宏）

参考文献

[1] 江开达. 精神病学 [M]. 北京：人民卫生出版社，2009.

[2] 李凌江，马辛. 中国抑郁症防治指南 [M]. 2 版. 北京：中华医学电子音像出版社，2015.

[3] 陆林. 沈渔邨精神病学 [M]. 6 版. 北京：人民卫生出版社，2017.

[4] MALHI G S, MANN J J. Depression [J]. Lancet, 2018, 392 (10161): 2299 - 2312.

第二十七章

精神分裂症

第一节 定义与流行病学

精神分裂症（schizophrenia）是一组病因未明，常起病于青壮年，起病隐袭，部分患者有心理社会因素，以精神活动的不协调为主要表现的严重的精神障碍，大多数患者对疾病缺乏认识能力，社会功能严重受损。患者一般无意识障碍和明显智能损害，病程迁延，且有反复加重或恶化的趋势，大多数患者最终出现衰退和精神残疾。目前认为该病是一种脑功能失调的神经发育性障碍，与遗传、生物、环境、社会等因素密切相关。

精神分裂症是传统上被认为的"精神病"，因社会对"精神病"人的歧视，患者及家属存在非常严重的"病耻感"，导致患者及时就诊率和治疗率比较低，坚持系统治疗率更低，因此，常导致患者病情迁延不愈，多反复发作和慢性化，约有一半以上的出现精神残疾。而随着目前治疗手段的进步，新型抗精神病药的出现，患者若治疗及时，且坚持治疗，大部分患者能够保持比较好的社会功能。

按照 2013 年美国发布的 DSM-5 精神障碍分类与标准中，精神疾病首次以谱系障碍进行分类，精神分裂症属于精神分裂谱系及其他精神病性障碍。其高发年龄一般是 15 ～ 45 岁。

根据 WHO 估计，目前全球终身患病率为 3.8‰ ～ 8.4‰，且发病率有上升的趋势，如患病人数从 1990 年的 1 310 万增加至 2016 年的 2 090 万，且约 70% 患者处于 25 ～ 54 岁。不同国家和地区之间精神分裂症年发病率有很大差异，东亚和南亚地区的患者数量最多，大洋洲的患者最少，如美国某地为 1.1%，但瑞典北部高达 11%。究其原因可能与以下因素有关：①采用的诊断标准不同；②人口迁移的影响；③调查者自身水平问题。同时，由该病导致的伤残相关寿命损失年（disability-adjusted life year，DALY）也非常惊人，在 2016 年为 1 340 万人，占全部 YLDs 的 1.7%，并且中低收入国家更为严重，约为发达国家的 4 倍。

据我国 1982 年 12 个地区精神疾病流行病学调查，精神分裂症的终身患病率为 5.69‰，1994 年上升为 6.55‰，且城市高于农村，男女之间发病没有明显的差异。最近，中国四省（自治区、直辖市）（广西、北京、天津、海南）的流行病学调查报道精神分裂症的时点患病率为 0.8%。据此估算，我国目前有 700 万 ～ 800 万名精神分裂症患者，由此每年所造成的医疗费用支出、患者本人及家属的生产力损失巨大。该病的预后较差，约 2/3 的患者长期存在明显的阴性症状和认知缺陷症状，社会功能严重受损，病残率高。全国残疾人流行病学调查数据显示精神分裂症患者约占精神残疾人数的70%，是导致精神残疾的最主要疾病。

第二节　高危人群的筛查与管理

重点：
- 精神分裂症的高危和超高危人群。
- 精神分裂症的高危人群的早期干预。

目前，在全球多个国家和地区（如美国、英国、德国、澳大利亚、新加坡、加拿大及中国香港等）已经开始针对首发患者进行早期干预，包括早期识别、早期整合干预，取得了可喜的结果，如与接受常规干预的患者比较，接受早期干预的患者依从性更好、症状缓解更显著、生活质量更高、社会功能保持得更完善。

早期识别越早开始越好，最好从疾病前驱期开始，处于这一时期的人群属于精神病高危人群。这一时期作为疾病早期阶段，常会表现出如猜疑、奇怪的想法、睡眠问题、记忆障碍、注意力集中困难、焦虑抑郁等非特异性症状，具有以上症状的人群称为精神病临床高危（clinical high risk for psychosis，CHR）人群或精神病超高危（ultra-high risk for psychosis，UHR）人群或精神分裂症的前驱期（prodromalstage）人群。这类人群最终发展为精神分裂症的可能性较大，并呈逐年升高的趋势，如第 1 年转化率约为 22%，第 2 年约为 29%，第 3 年约为 36%。

精神病未治疗期（duration of untreated psychosis，DUP）是指从精神病性症状出现到接受正规的抗精神病药物的时期。DUP 是患者预后的重要预测指标，DUP 长短与阴性症状及认知损害严重程度相关越明显，而 DUP 越短，疗效越好，患者预后越好。因此，对精神分裂症的早期识别是早期干预的前提，一旦确定精神病发作就要尽早开始治疗，WHO 建议最好在 3 个月内。因此，对高危人群的筛查，对预防精神分裂症的发生有积极意义，并能够改善其结局。

UHR 人群主要通过高危因素法和基本症状法来进行识别。以下为常用的临床识别工具：①危险精神状态综合评价（comprehensive assessment of at risk mental states，CAARMS）；②前驱症状定式问卷（structured interview for prodromal symptoms，SIPS），该问卷已成为目前国际最常用的精神病早期识别工具；③波恩基本症状评定量表（Bonn scale for the assessment of basic symptoms，BSABS）；④精神分裂症预测工具——成人版（schizophrenia prediction instrument-adult version，SPI-A）。其中前两种方法采用的是高危因素法，后两种方法采用的是基本症状法。对 UHR 人群早期识别，并对其动态随访，及时发现 UHR 是否达到精神病发作标准，是精神分裂症早期识别的有效方法。

另外，为实现早期识别，对精神分裂症早期干预的科普宣传也非常有意义，这样可提高早期精神病症状的识别。此外，对于全科医师，加强社区对消除精神病的污名宣传非常重要，可有效降低患者及其家庭的病耻感，使患者或家庭成员及时发现自己或身边的亲友出现精神分裂症症状后，能够尽快且主动就医。同时，精神专科或专科医院与社区协同建设，开展绿色通道和快速转介机制，以保证精神病高危人群得到更专业的指导，首发患者得到更及时的干预。

患者的早期症状出现后，应尽早、尽快根据患者的病情特点，采取有针对性的干预策略。一般来说，早期干预可分为两种情况：一是针对 CHR 或 UHR 人群进行早期干预，二是对首发患者进行的早期干预。

一、精神病临床高危个体可能通过早期干预降低转化风险

加强对精神病高危人群的识别和早期干预尤为重要，甚至可延迟或阻断疾病发生的效果。预防疾病发生是 CHR 人群干预的重要目标，但需要同时考虑最大化干预效果和最小化损伤效应。通过循证医学证据的研究发现，营养支持、心理治疗、认知训练等措施是早期干预的主要手段。①营养支持：以补充不饱和脂肪酸（是鱼油成分）为代表的营养补充方案，是一种安全性较高的早期干预方案，虽仍有待于进一步研究，但已有研究显示对一部分 CHR 人群具有潜在预防效果。②心理治疗：研究最多的是认知行为治疗，该治疗方法有一定的证据表明可降低精神病高危人群的转化率。③第二代抗精神病药：研究仍有一定冲突，但有证据支持小剂量抗精神病药物的短期使用可能有效，长期效果需进一步研究。另外，很多前驱期患者处于儿童及青少年时期，小剂量抗精神病药的使用可能会产生某些副作用，如内分泌紊乱、代谢综合征等，对成长发育产生不利影响。因此，需要在充分权衡风险 - 效益比的前提下对精神病高危人群进行药物干预。

二、早期开展整合干预可有效改善首发精神分裂症患者的结局

成年早期或前期是精神分裂症起病的高峰年龄，个体心理发展处于高速变化的时期，处于性格形成的关键时期，这一阶段的人容易受同龄人对其心理的影响；生活中的应激源相对较多，但个体应对能力尚未成熟；另外，家庭方面，由于第一次应对这突发状况，家庭成员多会被恐慌、困惑、拒绝、愤怒、悲观、绝望等负性情绪所笼罩。

因此，对于首次发作的患者及家庭，应尽早给予富有针对性的早期整合干预。对于首发患者来说，药物的选择非常重要，这类患者往往对药物疗效和副作用均较敏感。一般从小剂量开始，尽量以最低剂量（慢性患者使用常规剂量的 50% ～ 60%）的规范化的药物治疗为主，同时还应充分考虑患者及其家属的情况及心理特点，选择对患者及家属更有针对性的非药物干预方法。

整合干预疗程：需要根据脑损害的特点及所投入的成本来确定。目前，各国早期干预项目一般是 2 年，个别延长到 3 ～ 5 年。早期干预的效果往往在 1 年后才能看到，并具有可持续性；但也有研究发现，2 年的早期干预成效到第 5 年时消失了。因此，早期干预对精神分裂症患者来说有重要意义，但具体干预措施及长期疗效仍需要进一步研究。

第三节　诊　断　思　路

一、精神分裂症的临床表现、诊断标准

按照 ICD-10 诊断标准进行诊断，其诊断标准涉及症状标准、病程标准和排除标准等多个维度。

（一）临床表现

临床表现主要包括感知觉障碍、思维障碍、情感障碍、意志行为障碍。

1. 感知觉障碍

幻觉是精神分裂症常见症状，是一种虚幻的知觉体验，是在缺乏客观刺激的情况下产生的知觉体验，以言语性幻听最为常见；而精神分裂症的幻听以议论性幻听、命令性幻听最常见；还包括幻视、幻触、幻味和幻嗅等。精神分裂症的幻觉体验常会对患者的思维、行为带来显著的影响，如冲动伤人或自伤等行为。

2. 思维障碍

思维障碍是精神分裂症的核心症状。

（1）思维联想障碍：主要包括思维散漫、思维破裂。思维散漫主要表现为患者无论是口头还是书面表达，各内容间及段落间均缺乏必然的逻辑联系，好似"东拉西扯"，让人找不到中心思想，不理解他（她）到底想要向别人表达什么信息。而思维破裂较思维散漫的逻辑性更差，甚至患者讲话和书写内容每个句子之间均可缺乏逻辑联系，杂乱无章，旁人完全不能理解。有些患者还表现为思维云集（pressure of thought）、思维中断（thought block）、思维插入（thought insertion）、思维被夺走（thought withdrawal）等。精神分裂症单纯型或慢性患者常表现为思维贫乏，患者体验到头脑中很空洞，没有什么可想的，患者的言语非常少，内容极其单调，在回答问题时多为"是""否"等简单言语。

（2）思维逻辑障碍：常见的有病理性象征性思维、语词新作等。

（3）妄想：原发性妄想对诊断精神分裂症最具特征性，是指直接产生于大脑的某种病理变化，突然出现，找不到心理学原因来解释，也与既往经历和当时的现实处境无关，并非继发于意识障碍或心境障碍。最常见的妄想有被害妄想、关系妄想、嫉妒妄想、夸大妄想、非血统妄想等。具有重要诊断意义的妄想有影响妄想或被控制感、被洞悉感、思维被广播等。

3. 情感障碍

情感障碍主要表现为情感迟钝或平淡，对人冷淡，缺乏正常人的关怀与交流。情感淡漠是指对外界刺激缺乏相应的情感反应，表现为对亲友淡漠，对周围事物漠不关心，缺乏相应的内心体验和面部表情。

4. 意志与行为障碍

意志与行为障碍主要表现为意志减弱或缺乏、紧张症。意志缺乏是指活动的减少或缺乏，患者行为既无动机也无目的，甚至缺乏生活的基本需求。紧张症包括紧张性木僵和紧张性兴奋两种状态，两种状态可交替出现，是精神分裂症紧张型的典型表现。

（二）病程标准

病程标准要求满足上述症状标准和严重程度标准至少大于1个月的时间。

（三）排除标准

患者症状不能归因于某些物质（如酒精、毒品、药物等）使用的生理效应或其他疾病所致。

二、神经系统体征

精神分裂症患者一般体格检查无异常，有些患者可出现神经系统的非定位体征，如患者有实体觉、本体觉、平衡觉异常等，这种异常往往提示患者中枢神经系统整合功能的障碍。

三、实验室检查

精神分裂症患者在实验室检查方面无特征性异常，无明确的参考价值。

四、鉴别诊断

（1）心境障碍。躁狂或抑郁发作均可出现幻觉、妄想等精神病性症状，但这些精神病性症状多与患者的情感体验或周围环境有着密切的联系，而精神分裂症的"幻觉""妄想"往往没有相应的情感体验，患者常表现出荒谬、离奇、不可理解的特点。

（2）躯体疾病所致精神障碍。某些躯体疾病在急性期常出现精神病性症状，如幻觉、妄想或紧张症等，甚至有些躯体疾病还会先表现为某些精神病性症状，然后再出本病的特征性表现。鉴别的关键：①应该建立辩证的临床思维，精神疾病一定是建立在排除诊断的基础之上的，存在精神病性症状，首先应排除躯体疾病可能。②躯体疾病往往有相应的特征性症状、体征或实验室检查等方面的证据。③根据躯体疾病某些特定的起病形式和病程特点来鉴别。④躯体症状和精神症状密切相关，经常随躯体疾病的加重而加重，随躯体疾病的缓解而缓解。

（3）脑器质性精神障碍。许多中枢神经系统病变表现为精神分裂症样症状。鉴别的要点：①脑器质性疾病多存在特定的症状（如意识障碍、记忆力障碍、智能障碍等）和神经系统定位体征。②脑器质性疾病在实验室检验和检查（如头颅CT、磁共振或脑电图）等方面有较为特征性的异常。③精神症状随着中枢神经系统病变的加重而加重，随着疾病的缓解而缓解。

（4）急性应激障碍。急性应激障碍发病主要是由于急剧、严重的心理应激所致，受刺激后立刻发病，主要表现为精神运动性兴奋或木僵，行为有一定的盲目性，部分患者伴有轻度意识模糊，症状一般持续1周，常不超过1个月，可自行缓解。部分精神分裂症患者虽然可以在精神创伤的影响下发病，但一般没有意识障碍，病程常迁延，症状表现多有不愿暴露、荒谬离奇、不可理解等特点。

第四节　防治要点

精神分裂症的治疗需要在足剂量、足疗程的基础上进行全病程治疗。首次发病需要高度重视，这时抗精神病药的治疗反应最好，所需剂量也少；若能获得及时、有效的治疗，患者康复的机会最大，长期预后最好。因此，这一关键时期的正确、合理治疗至关重要。

第五节　管理策略

重点：
- 精神分裂症的评估要点。
- 精神分裂症的药物治疗原则及方法。
- 抗精神病药常见不良反应及处理。
- 精神分裂症的心理治疗。
- 预防复发的方法。

一、评估

精神评估如同内科监测血压一样重要，其目的是更加精准地了解患者病情，针对不同症状，采取有针对性的治疗措施；准确评估患者病情是衡量社区精神病管理的主要指标；患者病情评估贯穿于每一次门诊或随访。做好每一位患者的病情评估是社区精神病例管理成功与否的重要标志。评估的目的在于确认相关症状的存在，掌握发病情况、持续时间、病程特点、危害性，了解疾病对患者社会功能的影响，探索可能的危险因素。评估步骤为：

（1）检查危险体征。患者是否存在兴奋或冲动？是否存在进食困难或言语不清？是否存在肢体僵硬？是否存在呼吸困难、心慌气短？是否存在嗜睡或昏迷？是否存在抽搐？是否存在高热伴肌肉强直？有这些症状紧急转诊至综合医院或精神专科医院。

（2）症状检查。阳性症状的评估，如幻觉、妄想的特征、频率，对患者行为的影响等；阴性症状的评估，如意志缺乏，对生活、工作的影响等。

（3）自知力的检查。自知力存在与否与疾病严重程度及预后密切相关。自知力缺失通常表现为否认自己有病，更不愿意接受治疗，甚至抵制治疗。

（4）风险评估。风险评估对于精神疾病的管理非常重要，若患者曾有兴奋、冲动、毁物和伤人行为时，常提示患者会发生暴烈的攻击性行为，需要尽快采取强制治疗的手段；如患者有自杀观念和行为时，需评估患者自杀观念是由于精神病性症状所致，还是由于抑郁情绪所致，这也提示了患者可能发生自杀风险，需要针对不同的情况进行处理。

（5）合并躯体疾病。因长期服药，常合并诸多躯体疾病，如高血压、高血脂、冠心病、糖尿病、脑梗死等，此时需要做出更加细致的躯体状况评估，进行综合管理，才能使患者得到更加全面的治疗和干预。

二、药物治疗

根据精神分裂症临床综合征的表现、患者特点、经济状况等因素进行综合评定，选择用药方案，首发患者推荐选择一种第二代药物，尽量避免使用第一代药物。从小剂量开始，并逐渐加量，直至有效推荐量，加量速度视药物特性、患者病情及耐受性而定。治疗期间，密切监测药物的不良反应。若单药疗效仍不满意，考虑两药合用，推荐以药物作用机制不尽相同的药物联用，待达到预期治疗目标后，仍以单一用药为宜。

（一）药物治疗分期与措施

药物治疗的分期可分为急性期治疗、巩固期治疗、维持期治疗三个阶段。

（1）急性期治疗目标：①尽快控制主要症状，包括阳性症状、阴性症状、激越敌对等。②预防自杀及防止危害自身或他人的冲动行为的发生。急性期治疗疗程为 6 ～ 12 周。

（2）巩固期治疗目标：①防止已缓解的症状复燃或波动；②巩固疗效；③控制和预防精神分裂症后抑郁，预防自杀；④促进社会功能的恢复；⑤控制和预防长期用药带来的常见药物不良反应的发生，如迟发性运动障碍、内分泌紊乱、体重增加、糖脂代谢异常等。巩固期治疗的药物剂量原则上维持急性期的药物剂量，疗程一般持续 3 ～ 6 个月。

（3）维持期治疗目标：以预防和延缓精神症状复发，改善患者的功能状态为目的。药物剂量在疗效稳定的基础上可以减量。减量宜慢，以减至原巩固剂量的 1/3 ～ 1/2 为参考。其疗程主要根据患者的具体病情决定，一般不少于 2 ～ 5 年。对病情较重，如有严重自杀企图、暴力行为和攻击性行为病史的患者，建议维持期的治疗时间应适当延长。

（二）常用抗精神病药物

目前治疗精神分裂症以第二代抗精神病药物治疗为主（表 27 - 1）。

表 27 - 1　常用抗精神病药

药物名称	常规剂量/(mg/d)	起始剂量/(mg/d)	最高剂量/(mg/d)
奥氮平	5～20	5～10	30
利培酮	2～6	1	8
喹硫平	300～750	50～100	750
齐拉西酮	40～160	20～40	160
阿立哌唑	10～30	5～10	30
氨磺必利	400～800	100	1 200
帕立哌酮	3～12	6	12
氯氮平	300～600	25	600
奋乃静	20～60	4～6	60
舒必利	200～1 000	100	1 200
氟哌啶醇	6～20	1～2	20
氯丙嗪	200～600	25～50	600

（三）抗精神病药物常见不良反应和处理

（1）锥体外系反应：是传统抗精神病药物治疗过程中最常见的神经系统副作用（表 27 - 2）。

表 27 - 2　传统抗精神病药物锥体外系反应

不良反应	出现时间	临床表现	处理
急性肌张力障碍	1 周内	表现为不自主、奇特的表现，包括眼上翻、斜颈、面部怪相、扭曲、伸舌、张口困难、角弓反张和脊柱侧弯等	肌内注射东莨菪碱 0.3 mg 或异丙嗪 25 mg
静坐不能	1～2 周	无法控制的激越不安、不能静坐、反复走动或原地踏步	苯二氮䓬类药物和 β 受体阻滞剂如普萘洛尔
类帕金森症	1～2 个月	运动不能、肌张力高、震颤和自主神经功能紊乱	抗胆碱能药物盐酸苯海索
迟发性运动障碍	多见于用药几年后	以不自主的、有节律的刻板式运动为特征，最早出现的体征是口 - 舌 - 颊三联征	a. 预防使用最低有效剂量或换用锥体外系反应低的药物；b. 异丙嗪或银杏叶提取物

（2）恶性综合征。恶性综合征是一种少见的、严重的不良反应。其临床特征是意识障碍、肌肉强直、高热和自主神经功能不稳定。最常见于氟哌啶醇、氯丙嗪等传统抗精神病药物治疗时，加量过快、用量过高、脱水、营养不足、合并躯体疾病及气候炎热

等因素，可能与恶性综合征的发生、发展有关。处理：停用抗精神病药物，给予具有中枢多巴胺功能的溴隐亭，以及对症支持性治疗。

（3）代谢综合征。体重增加及糖脂代谢异常等代谢综合征是第二代抗精神病药物常见的不良反应，在目前药物治疗中成为越来越受到重视的问题，其不仅增加了罹患心血管疾病和糖尿病的风险，还严重影响了患者的依从性。超过50%的患者服用氯氮平或奥氮平后出现糖脂代谢异常。

（4）内分泌紊乱。内分泌紊乱可引起高泌乳素血症、月经紊乱、性激素水平异常及性功能异常。处理：可使用乌鸡白凤丸、溴隐亭、二甲双胍等。

（5）其他常见副作用。其他常见副作用有镇静作用、抗胆碱能不良反应、心血管系统不良反应、肝功能损害、诱发癫痫、血液系统改变、肾功能损害等。

三、心理治疗

心理治疗对于精神分裂症患者来说非常必要，尤其对康复期患者来说，有助于解决患者的心理需要和心理问题，全面提高社会功能，获得临床治愈。因此，心理治疗是精神分裂症治疗的重要组成部分。

急性期：患者精神病性症状较丰富，受精神症状的影响，部分患者会有恐惧、紧张、焦虑及不安全感，对住院环境有陌生感与不适应，因此，心理干预的关键是在精神上给予患者一定的尊重、同情、理解、帮助和安慰，主要以支持性心理治疗为主。

恢复期：患者精神病性症状基本消失，自知力逐步恢复，社会功能逐步恢复。这时患者需要解决的问题包括：了解疾病、提高对疾病的识别能力、提高治疗依从性和生活质量、提高心理素质、学会应对外界不良应激的知识和技巧、加强人际关系、回归社会等。针对上述患者种种需要，可以采用集体心理治疗、认知行为疗法和家庭治疗等。

慢性期：患者常残留有精神症状，自知力不完整，部分患者长期住院治疗，社会接触少。为避免精神衰退过早出现，更需要有针对性地加强行为治疗（代币疗法）、支持性心理治疗、工娱治疗和音乐治疗等。

四、预防复发

30%～40%的患者会在出院后的1年内复发。因此，预防复发仍是目前精神分裂症治疗需要解决的主要问题之一。坚持药物治疗是预防复发最重要的治疗方法，但仅靠药物治疗是不够的，常需要结合必要的非药物治疗手段预防复发。

（一）社会心理康复

大部分精神分裂症患者在接受药物治疗后仍存在一定程度的社会功能不良的问题，甚至有些患者还残留部分阳性症状或阴性症状，因此，接受精神康复方面的治疗和训练有助于患者的预后及社会功能的恢复。心理社会干预（psychosocial intervention）成为治疗精神分裂症重要的康复手段，现就比较常用且效果较为肯定的几种心理社会干预方法进行介绍。

（1）家庭干预（family intervention）。30%～60%的精神分裂症患者与家庭成员生活在一起，但家庭成员并不能理解精神分裂症的病态表现，常对患者有过高或过低的标准要求，因此，对精神分裂症患者家庭给予教育指导和支持显得非常重要，有助于改善患者的社会功能，预防复发。

（2）社会技能训练（social skill training）。主要应用学习的理论，改善精神分裂症患者阴性症状所致的社会功能、工作能力等方面的障碍，纠正患者在日常生活、就业、休闲、交往等方面的问题，提高或使其重获社会技能，促进他们尽可能回归社会。

（3）职业康复训练（vocational rehabilitation）。由于社会歧视和功能损害等原因，精神分裂症患者拥有稳定的社会工作的概率不超过20%。通过职业康复模式（训练与安置模式）可以促进患者适应庇护工厂的工作，在一定程度上可以提高患者社会稳定工作的就业率，但意义并不是特别显著。

（4）认知矫正治疗（cognitive remediation）。认知功能障碍是精神分裂症的核心症状，常见的是记忆、注意、问题解决与执行功能的障碍。认知功能的改善与患者生活质量、功能结局密切相关，也可以增加其他心理社会干预的效果。精神分裂症的认知矫正治疗包括：①认知增强治疗；②神经认知增强治疗；③个体执行功能训练；④其他一些认知康复技术。

（5）积极性社区治疗。积极性社区治疗（assertive community training）是由精神病学家、护士、社会工作者和职业治疗师等组成的多学科的团队，提供治疗、康复和支持性活动，具有以下特点：治疗在社区进行，强调团队服务，提供用药、居住、生活费用及其他与个人生活有关的全面的整体服务。

（6）多元化干预。多元化干预（multi-element interventions）是为首发或复发患者提供专业化的住院或门诊综合干预服务，干预重点是症状的控制与功能恢复。

（二）预后及影响因素

精神分裂症的结局符合"三分之一原则"：经过治疗后，三分之一彻底的缓解；三分之一部分控制，残留部分症状，社会功能受到部分损害；三分之一病情恶化，走向衰退和精神残疾。根据各方面的观察，精神分裂症患者的预后可能与以下因素有关：

（1）以急性起病者预后明显好于缓慢起病者。

（2）病程短者预后好于病程较长者。

（3）初次发病者预后好于反复发作者。

（4）情感症状：伴有焦虑或抑郁等情感症状者预后好于情感平淡者。

（5）起病年龄：起病年龄越小，预后越差。

（6）幻觉、妄想为主者预后好于阴性症状为主者。

（7）治疗方面：接受治疗，依从性良好者预后较好。

（8）病前人格相对完好者预后好。

（9）家庭因素：家庭和睦，婚姻关系良好者预后好于家庭破裂者和独身者。

（10）从社会因素方面看，病前有良好工作，社会关系保持良好者预后好于没有工作和社会关系差的患者。

五、转诊指征

全科医师随访患者过程中，若发现以下情况，建议转诊：

（1）精神分裂症首发或复发急性期者。

（2）持续幻觉妄想状态者。

（3）出现暴力自伤、自杀及伤人行为者。

（4）社会功能严重退缩，生活无法自理者。

（5）出现严重药物副作用者，如恶性综合征、迟发性运动障碍、严重肝肾损害、粒细胞缺乏症等。

（6）合并严重器质性疾病者。

第六节　管　理　流　程

精神分裂症的管理流程见图 27 - 1。

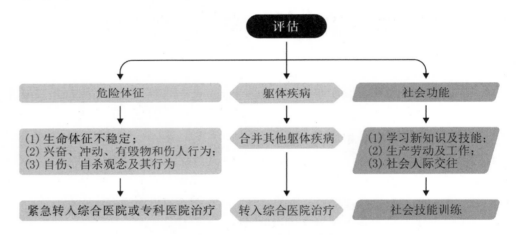

图 27 - 1　精神分裂症的管理流程

（程敏锋　岳计辉）

参考文献

[1] 江开达. 精神病学 ［M］. 北京：人民卫生出版社，2005.

[2] 江开达. 精神病学 ［M］. 北京：人民卫生出版社，2009.

[3] 江开达. 精神药理学 ［M］. 北京：人民卫生出版社，2007.

[4] 陆林. 沈渔邨精神病学 ［M］. 6 版. 北京：人民卫生出版社，2017.

[5] 孙学礼. 精神病学 ［M］. 北京：人民卫生出版社，2008.

[6] 张亚林. 高级精神病学 ［M］. 长沙：中南大学出版社，2007.

[7] 赵靖平. 精神药物治疗学 ［M］. 北京：人民军医出版社，2006.

附录 中英文名词对照表

英文缩写	英文全称	中文全称
ACEI	angiotensin converting enzyme inhibitor	血管紧张素转化酶受体拮抗剂
ACR	albumin to creatinine ratio	白蛋白肌酐比
ACS	acute coronary syndrome	急性冠状动脉综合征
ACT	asthma control test	哮喘控制测试问卷
AD	Alzheimer's disease	阿尔茨海默病
ADL	activity of daily living scale	日常生活能力量表
AECOPD	acute exacerbation of COPD	慢阻肺急性加重
AER	albumin excretion rate	白蛋白排泄率
Apo	apolipoprotein	载脂蛋白
ARB	angiotensin receptor blocker	血管紧张素 Ⅱ 受体拮抗剂
ARNI	angiotensin receptor neprilysin inhibitor	血管紧张素受体脑啡肽酶抑制剂
AS	ankylosing spondylitis	强直性脊柱炎
ASAS	the assessment of spondylo arthritis international society	国际脊椎关节炎评估协会
ASCVD	Arteriosclerotic cardiovascular disease	动脉粥样硬化性心血管疾病
BDI	Beck depression inventory	贝克抑郁问卷
BMI	body mass index	体重指数
BNP	B-type natriuretic peptide	B 型心房利钠肽
BSABS	Bonn scale for the assessment of basic symptoms	波恩基本症状评定量表
CAA	cerebral amyloid angiopathy	脑淀粉样血管变性
CAARMS	comprehensive assessment of at risk mental states	危险精神状态综合评价
CABG	coronary artery bypass grafting	冠状动脉旁路移植术
CAPD	continuous ambulatory peritoneal dialysis	持续非卧床腹膜透析
CAS	carotid artery stenting	颈动脉支架置入术
CAT	COPD assessment test	慢阻肺评估测试
CBT	cognitive behavior treatment	认知行为治疗

续上表

英文缩写	英文全称	中文全称
CCB	calcium antagonist	钙通道阻滞剂
Ccr	creatinine clearance rate	肌酐清除率
CCS	chronic coronary syndrome	慢性冠状动脉综合征
CD	Crohn's disease	克罗恩病
CDAI	clinical disease activity score	临床病情活动性评分
CDR	clinical dementia rating	临床痴呆评定量表
CEA	carotid endarterectomy	颈动脉剥脱术
CHB	chronic hepatitis B	慢性乙型肝炎
CHF	chronic heart failure	慢性心力衰竭
CHR	clinical high risk for psychosis	精神病临床高危人群
CKD	chronic kidney disease	慢性肾脏病
CKD-MBD	chronic kidney disease-mineral and bone disorder	CKD 矿物质和骨异常
COPD	chronic obstructive pulmonary disease	慢性阻塞性肺疾病
COX	cyclooxygenase	环氧化酶
COX-2	cyclooxygenase-2	环氧化酶 - 2
CPAP	continuous positive airway pressure	持续气道正压通气
CRP	C-reactive protein	C 反应蛋白
CRRT	continuous renal replacement therapy	连续性肾脏替代治疗
CRT	cardiac resynchronization therapy	心脏再同步化治疗
Cua	clearance rate of uric acid	尿酸清除率
CVA	cerebral vascular accident	脑血管意外
CVD	cerebral vascular disease	脑血管疾病
DAS	disease activity score	疾病活动评分
DBP	diastolic pressure	舒张压
DIC	disseminated intravascular coagulation	弥漫性血管内凝血
DKA	diabetic ketoacidosis	糖尿病酮症酸中毒
DKD	diabetes kidney disease	糖尿病肾脏病变
DLB	dementia with lewy body	路易体痴呆
DM	diabetes mellitus	糖尿病
DR	diabetic retinopathy	糖尿病视网膜病变

续上表

英文缩写	英文全称	中文全称
DSM-Ⅳ-R	diagnostic and statistical manual of mental disorders, 4th edition, revised	《精神疾病诊断与统计手册》第4版修订版
DU	duodenal ulcer	十二指肠溃疡
DUP	duration of untreated psychosis	精神病未治疗期
DXA	dualenergy X-ray absorptiometry	双能X线吸收法
EE	erosive esophagitis	糜烂性食管炎
EEG	electroencephalography	脑电图
eGFR	estimated glomerular filtration rate	估算肾小球滤过率
EPO	hemopoietin	促红细胞生成素
ESAs	erythropoiesis-stimulating agents	红细胞生成刺激剂
ESR	erythrocyte sedimentation rate	红细胞沉降率
ESRD	end stage renal disease	终末期肾病
FEV$_1$	forced expiratory volume in one second	第一秒用力呼气容积
FFR	fraction flow reserve	血流储备分数
FH	familial hypercholesterolemia	家族性高胆固醇血症
FPG	fasting plasma glucose	空腹血浆葡萄糖
FVC	forced vital capacity	用力肺活量
GAD	generalized anxiety disorder	广泛性焦虑障碍
GADA	glutamic acid decarboxylase antibody	谷氨酸脱羧酶抗体
GDM	gestational diabetes mellitus	妊娠糖尿病
GDS	global deterioration scale	总体衰退量表
GERD	gastroesophageal reflux disease	胃食管反流病
GFR	glomerular filtration rate	肾小球滤过率
GOLD	global initiative for chronic obstructive lung disease	慢性阻塞性肺疾病全球倡议
GU	gastric ulcer	胃溃疡
HA	haemolytic anaemia	溶血性贫血
HAMD	hamilton depression scale	汉密顿抑郁量表
Hb	hemoglobin	血红蛋白
HbA1c	hemoglobin A1c	糖化血红蛋白
HBV	hepatitis B virus	乙型肝炎病毒
HCV	hepatitis C virus	丙型肝炎病毒

续上表

英文缩写	英文全称	中文全称
HDL-C	high-density lipoprotein cholesterol	高密度脂蛋白胆固醇
HHS	hyperglycemia and hypertonic syndrome	高血糖高渗综合征
HLA-B27	human leukocyte antigen B27	人类白细胞抗原 B27
HMG-CoA	3-hydroxy-3-methylglutaryl-coenzyme A	3－羟基－3－甲基戊二酰辅酶 A
HP	H. pylori	幽门螺杆菌
HUA	hyperuricemia	高尿酸血症
IA-2A	islet antigen-2 antibody	人胰岛细胞抗原 2 抗体
IBD	inflammatory bowel disease	炎症性肠病
ICA	islet cell antibody	胰岛细胞抗体
ICD-10	international classification of diseases, 10th edition	《国际疾病分类》第 10 版
ICH	intracerebral hemorrhage	脑出血
ICS	inhaled corticosteroid	吸入糖皮质激素
IDA	iron deficiency anemia	缺铁性贫血
IL-6	interleukin 6	白介素 6
IM	intestinal metaplasia	肠上皮化生
IFG	impaired fasting glucose	空腹血糖受损
IGT	impaired glucose tolerance	糖耐量异常
ILAE	international league against epilepsy	国际抗癫痫联盟
IR	insulin resistance	胰岛素抵抗
iw-FR	instantaneous wave-free ratio	瞬时无波比值
KDIGO	kidney disease: improving global outcomes	改善全球肾脏病预后
KDOQI	kidney disease outcome quality initiative	肾脏病预后质量倡议
LABA	long-acting beta agonists	长效 β_2 受体激动剂
LAMA	long-acting muscarinic antagonist	长效抗胆碱能药物
LDL-C	low-density lipoprotein cholesterol	低密度脂蛋白胆固醇
LES	lower esophageal sphincter	食管下括约肌
LPL	lipoprotein lipase	脂蛋白脂肪酶
LPR	laryngo-pharyngeal reflux	咽喉反流
LTRA	leukotriene receptor antagonist	白三烯调节剂
LVEF	left ventricular ejection fraction	左室射血分数
MADRS	Montgomery-Asberg depression rating scale	蒙哥马利－艾森贝格抑郁量表

续上表

英文缩写	英文全称	中文全称
MBI	modified Barthel index	改良 Barthel 指数
MI	miocardial infarction	心肌梗死
mMRC	modified medical research council	改良版英国医学研究委员会问卷
MMSE	mini-mental state examination	简易智力状况检查法
mRS	modified Rankin scale	改良 Rankin 量表
MRS	magnetic resonance spectroscopy	磁共振波谱成像
MoCA	Montreal cognitive assessment	蒙特利尔认知评估量表
MS	metabolic syndrome	代谢综合征
NCCP	non-cardiac chest pain	非心源性胸痛
NERD	non-erosive gastroesophageal reflux disease	非糜烂性胃食管反流病
NIHSS	national institutes of health stroke scale	国立卫生研究院卒中量表
NIV	noninvasive mechanical ventilation	无创正压通气
NCDs	non-infectious chronic diseases	慢性非传染性疾病
non-HDL-C	non-high-density lipoprotein cholesterol	非高密度脂蛋白胆固醇
NSAIDs	nonsteroidal anti-inflammation drugs	非甾体抗炎药
OA	osteoarthritis	骨关节炎
OGTT	oral glucose tolerance test	口服葡萄糖耐量试验
OSAS	obstructive sleep apnea hypopnea syndrome	阻塞性睡眠呼吸暂停低通气综合征
PCOS	polycystic ovarian syndrome	多囊卵巢综合征
PCSK9	proprotein convertase subtilisin/kexin type 9	前蛋白转化酶枯草溶菌素 9 型
PD	Parkinson disease	帕金森病
PDD	parkinson disease with dementia	帕金森病痴呆
PDE-4	phosphodiesterase-4	磷酸二酯酶 – 4
PET	position emission tomography	正电子发射计算机断层
PHQ-9	patient health questionnaire	患者健康问卷
PLMS	periodic leg movement in sleep	睡眠周期性肢体运动
PPARα	peroxisome proliferator activated receptor-α	过氧化物酶体增殖物激活受体 α
PPI	proton pump inhibitor	质子泵抑制剂
PSP	progressive supranuclear palsy	进行性核上性麻痹
PTH	parathyroid hormone	甲状旁腺激素
PTP	pretest probability	临床验前概率

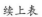

续上表

英文缩写	英文全称	中文全称
PU	peptic ulcer	消化性溃疡
QCT	quantitative computed tomography	定量计算机断层照相术
QIDS-SR	quick inventory of depressive symptomatology self-rated	快速抑郁症症状自评问卷
RA	rheumatoid arthritis	类风湿关节炎
RASS	renin-angiotensin-aldosterone system	肾素－血管紧张素－醛固酮系统
RBD	rapid eye movement behavior disorder	快速眼动期睡眠期行为异常
RE	reflux esophagitis	反流性食管炎
SABA	short-acting beta agonists	短效 β_2 受体激动剂
SAMA	short-acting muscarinic antagonists	短效抗胆碱能药物
SAH	subarachnoid hemorrhage	蛛网膜下腔出血
SBP	systolic pressure	收缩压
SDAI	simple disease activity index	简化的病情活动性指数
SDS	self-rating depression scale	抑郁自评量表
SIPS	structured interview for prodromal symptoms	前驱症状定式问卷
SLE	systemic lupus erythematosus	系统性红斑狼疮
SpA	spinal arthritis	中轴脊柱关节炎
SPECT	single photon emission computed tomography	单光子发射计算机断层
SPI-A	schizophrenia prediction instrument-adult version	精神分裂症预测工具——成人版
SUA	serum uric acid	血清尿酸
TC	total cholesterol	总胆固醇
T2DM	type 2 diabetes	2 型糖尿病
TG	triglyceride	甘油三酯
TIA	transient ischemic attack	短暂性脑缺血发作
UACR	urinary albumin-to-creatinine ratio	尿白蛋白/肌酐比值
UC	ulcerative colitis	溃疡性结肠炎
UHR	ultra-high risk for psychosis	精神病超高危人群
VaD	vascular dementia	血管性痴呆
WHO	World Health Organization	世界卫生组织
WHR	waist/hip ratio	腰围/臀围比
ZnT8Ab	Zinc transporter 8 antibody	锌转运体 8 抗体